Manfred Spitzer

Aufklärung 2.0

Gehirnforschung als Selbsterkenntnis

Schattauer

Prof. Dr. Dr. Manfred Spitzer
Universität Ulm
Psychiatrische Klinik
Leimgrubenweg 12–14
89075 Ulm

Bibliografische Information der Deutschen Nationalbibliothek
Die Deutsche Nationalbibliothek verzeichnet diese Publikation in der Deutschen Nationalbibliografie; detaillierte bibliografische Daten sind im Internet über http://dnb.d-nb.de abrufbar.

E-Mail: info@schattauer.de
Internet: http://www.schattauer.de
Printed in Germany

Umschlagabbildung: Eugène Delacroix, „Die Freiheit führt das Volk“, 1830
Satz: am-productions GmbH, Wiesloch
Druck und Einband: CPI–Ebner & Spiegel, Ulm

ISBN 978-3-7945-2742-7

Vorwort

War der geheime Titel der meisten früheren Sammlungen meiner jährlichen Beiträge für die Zeitschrift für Nervenheilkunde im Grunde immer „Vermischtes und Versprengtes aus dem weiten Gebiet der Gehirnforschung und Psychologie“, so fällt das elfte Büchlein dieser Art dadurch auf, dass es so etwas wie einen roten Faden tatsächlich gibt. Man braucht ihn weder im Nachhinein aufzusetzen oder zu konstruieren, noch an den Haaren herbeizuziehen – ohnehin bei einem Faden entweder schwierig oder lächerlich! Nein, er war mit Aufklärung 2.0, dem ersten Editorial vom Januar 2009 vorgegeben und hat, ohne dass ich dies zunächst so recht gemerkt hätte, meine Gedanken in diesem Jahr heftig in Anspruch genommen. Was sollen wir tun? Was sollen wir denken? Was ist richtig, was ist falsch? Was ist moralisch geboten, was sollten wir besser bleiben lassen? Woher nehmen wir die Richtschnur für unser Tun? „Gott“, so lautete die Antwort bis vor etwa 200 Jahren; „der Markt“, so lautete sie bis vor einem Jahr. Beide funktionieren heute nicht mehr und viele fangen in dieser Situation tatsächlich wieder an, selber zu denken. Geht es Ihnen auch so? – Dann ist dieses Buch auch für Sie geschrieben.

Und weil Neugierde die erste Voraussetzung für das eigene Nachdenken ist, und ich Gehirnforschung heute als Selbsterkenntnis verstehe, schließt sich das Kapitel Neugier zwanglos an. Wer hätte noch vor wenigen Jahren gedacht, dass man diese vielleicht menschlichste aller Geistestätigkeiten heute so scharf mit den Methoden der Neurobiologie in den Blick nehmen kann? – Ich sicherlich nicht, aber ich bin froh, dass ich hier falsch lag und der Fortschritt meine Skepsis Lügen straft. Neugier ist – rein neuroanatomisch betrachtet, sehr eng verwandt mit anderen positiven Emotionen wie Freude und Glück sowie mit Bewegung und sie hat besseres Lernen zur Folge. Wenn ich neugierig bin, freue ich mich, etwas zu lernen und lerne es nachhaltiger. Und was ich mag, da will ich hin – eigentlich alles ganz einfach! Aber dass das so klar im Scanner herauskommt, freut einen dann doch.

„Das ist aber nicht werteneutral, Herr Professor“, werden jetzt manche Skeptiker einwenden. Und damit haben sie recht: Ich schreibe nämlich nicht einfach wahllos irgendwelche Ergebnisse aus der Gehirnforschung zusammen; nein, ich wähle Ergebnisse aus, die ich erstens für wichtig und zweitens für vertretbar bzw. vertretenswert halte. Lassen Sie mich das an zwei Beispielen erläutern:

(1) Irgendwann im Laufe des Jahres kam mein Kollege Georg und berichtete mir von der Möglichkeit einen unmöglichen „Marathon“ neurowissenschaftlich zu begleiten. Da gibt es tatsächlich Leute, die in ein paar Wochen von Afrika ans Nordkap laufen, sich dabei völlig verausgaben und nichts dagegen haben, noch dazu als Versuchspersonen herzuhalten, deren Muskeln und Gelenke begleitend von Orthopäden mittels eines auf einem Lastwagen montierten Magnetresonanztomographen untersucht werden. Nun seien die Radiologen auf uns zugekommen, ob wir Zeit und Lust hätten, nicht auch noch das Gehirn dieser Leute gewissermaßen auf Herz und Nieren zu überprüfen. – So eine Gelegenheit kommt nicht alle Tage, reizt jeden neugierigen Menschen und klingt sehr verlockend. Aber fünf Minuten gemeinsame Überlegung führten dazu, dass wir uns beide entschieden, nicht mit zu forschen. Warum? – Nun, man kann beim Forschen in unterschiedlicher Weise nachdenken. Eine eher selten verwendete Art solchen Denkens besteht darin, dass man von hinten anfängt: „Nehmen wir an, es kommt etwas dabei heraus, was dann?“ – Uns beiden Hobbyläufern war klar, dass die Leute durch den wochenlangen Dauerlaufstress kaum zu mentalen Höchstleistungen auflaufen würden – eher im Gegenteil. Und dann würden wir am Ende „wissenschaftlich“ festgestellt haben, dass Sport dumm macht. „Wollen wir das wirklich?“ – Nein wir wollten nicht und so fuhren die Radiologen eben allein mit dem Scanner quer durch Europa.

(2) Britische Wissenschaftler aus Plymouth haben sich solche Gedanken nicht gemacht und eine Studie publiziert, die Georg und ich weder so durchgeführt noch publiziert hätten (Schnall et al. 2008). Unter dem Titel „A hidden cost of happiness in children“ publizierten sie zwei Experimente, die beide zeigten, dass glückliche Kinder in entsprechenden Tests etwas weniger auf Details

achten als traurige bzw. unglückliche. Dies ist bei Erwachsenen längst nachgewiesen und zeigt lediglich, dass Emotionen die Art unserer Informationsverarbeitung beeinflussen. Gefahr, Angst und schlechte Stimmung verstärken unseren Blick auf Kleinigkeiten (den Depressiven stört ja buchstäblich die Mücke an der Wand), was mich beim Reisen per Flugzeug immer zur Hoffnung veranlasst, der Fluglotse möge sich doch bitte gerade in mindestens subdepressiver Stimmungslage befinden. Er wird dann die am Radarschirm dargestellte Situation besser im Griff haben als der „Happy-go-lucky"-Optimist, der mit den Füßen auf dem Tisch und einem Lächeln auf den Lippen seinen gelegentlichen Blick auf den Radarschirm nur mit „passt schon" respondiert. Als Fluglotse ist der Depressive eindeutig dem gut gelaunten Menschen vorzuziehen, als Werbetexter jedoch wird er versagen. Und als Wissenschaftler wird er neidisch auf die Ideen anderer sein und selbst keine haben. Lernen, das hat die Gehirnforschung der letzten Jahre klar gezeigt, hat sehr viel mit positiven Emotionen zu tun und wird durch negative Emotionen behindert. Daher ist auch die Schlussfolgerung der Autoren, dass die Maxime der heutigen Pädagogik, Kinder sollten glücklich beim Lernen sein, kritisch zu überdenken sei (Motto: Nur der trauig-zerknirschte Schüler ist ein genauer und damit ein guter Schüler) völliger Unsinn. Pädagogen sind sich nämlich einig darin, dass Kreativität im Unterricht gefördert (und keineswegs behindert) werden sollte, denn kreatives Problemlösen werden unsere Kinder in jedem Fall beherrschen müssen, um die Zukunft erfolgreich zu meistern. Kurz: mir ist schleierhaft, wie man als verantwortungsvoller Wissenschaftler ein solches Experiment planen, durchführen und publizieren kann.

Das antagonistische Verhältnis von Genauigkeit einerseits und Kreativität andererseits ist auch bei den Farben des Denkens Thema, zeigt sich doch ein Zusammenhang zwischen Rot und Detailgenauigkeit sowie zwischen Blau und kreativer Vogelperspektive. Ob wir also lauter Bäume sehen oder den Wald, hängt nicht zuletzt davon ab, ob wir gerade eine rote oder eine blaue Brille tragen.

„Aber die Wahrheit ist in der Wissenschaft doch eben einfach so, wie sie ist. Für eine schlechte Interpretation guter (d. h. methodisch sauber gewonnener) Daten kann doch der Wissenschaftler nichts", höre ich nun schon fast laut den Einwand des Skeptikers. Der Einwand übersieht, dass es auch dem neutralsten Wissenschaftler nicht egal sein darf, womit er sich beschäftigt, und dass er zumindest darüber nachdenken sollte, wer seine Ergebnisse wie missverstehen und fehlinterpretieren könnte.

Wollen wir also publizieren, dass Sport und Freude dumm machen, sogar bei Kindern? – Nein, das wollen wir nicht! Ganz einfach deswegen, weil es nicht zutrifft. Und Experimente, die das vermeintlich zu zeigen scheinen, wollen wir weder durchführen noch publizieren. Auch das gehört für mich zur Verantwortung in der Wissenschaft.

Umgekehrt halte ich es für mindestens genau so wichtig, dass man weitergehende Schlüsse aus vorliegenden Daten nicht nur bedenkt, sondern auch laut ausspricht, sofern sie relevant sind. Ein Beispiel hierfür liefert das Kapitel Kindertheater. Es beginnt mit einer Studie zur kortikalen Plastizität, die den schönen Titel „Erfahrung hinterlässt eine überdauernde strukturelle Spur in Schaltkreisen der Gehirnrinde" trägt (Hofer et al. 2009) und geht der einfachen Frage nach: Wenn das so ist, was folgt? Denkt man ein bisschen hierüber nach, dann kommt jeder schon von ganz alleine zu der Einsicht, dass wir unseren Kindern in Kindergärten und Schulen nicht unbedingt nur die richtigen Erfahrungen angedeihen lassen.

Wie schädlich Frust und mangelndes Selbstvertrauen beim Lernen sind und wie wichtig umgekehrt eigene Ziele und eine positive Einstellung zu sich selbst sein können, zeigen die Kapitel über Stolz und über das Motto des amerikanischen Präsidenten Obama Ja, ich kann. Wer stolz auf sich ist, bleibt 60% länger an der ihm gestellten Aufgabe dran, und wer ein selbst gestecktes positives Ziel verfolgt, wird besser: nicht nur im Hinblick auf das Ziel, sondern ganz allgemein und – nicht zuletzt – in der Schule. Was bei dieser wichtigen Selbstkontrolle im Gehirn geschieht und welche Auswirkungen dies noch hat, bis hin zu Gesundheit und einem langen Leben, zeigen die beiden nachfolgenden Kapitel (Schlau, verlässlich und – gesund; Seid nett zu den Alten!).

Zum aufgeklärten Dasein gehört auch, dass man die vielen automatisch in uns ablaufenden Prozesse gut kennt. Denn nur wer sein Unbewusstes durchschaut, wird nicht von ihm beherrscht, sondern hat es seinerseits im Griff. Wie rasch es arbeitet, zeigt nicht zuletzt die Studie zum (kaum für möglich gehaltenen) sehr raschen moralischen Bewerten (Moral in Millisekunden). Hat man sich aber einmal verdeutlicht, was es bedeutet, dass das Gehirn plastisch ist und modular aufgebaut, dann wundert einen schon deutlich weniger, dass sogar das Erleben von Natur unsere Bewertungen beeinflussen kann (Natur und Gemeinschaft); dass zahlenmäßige Größen auch einfachste kleine Bewegungen verändern können (Geist in Bewegung); dass gelernte pantomimische Handlungen auch in Allgemeinwissen eingehen (Werkzeuge des Geistes); dass Orientierung in Sanskritschulen besser gelernt wird als hierzulande; und dass Geld bei Schmerzen tatsächlich helfen kann. Diese Liste von Beispielen der wunderbaren Funktionalität unseres Geistes ließe sich sehr deutlich verlängern (und der Leser kann davon ausgehen, dass der Autor daran künftig weiterarbeitet). Zuweilen jedoch sorgt diese Funktionalität aber auch für unser Scheitern, indem wir genau das tun, was wir nicht tun wollten und ins Fettnäpfchen treten. Zudem wurde gezeigt, dass unsere Neigung, soziale Normen einzuhalten, durch unsere Wahrnehmung dessen, was andere diesbezüglich tun, stark beeinflusst wird – auch dann, wenn es um ganz andere soziale Normen geht: Wir sehen Unordnung und schließen unbewusst, dass man hier auch stehlen darf. Der Zusammenhang gilt jedoch nicht nur für Normverletzungen, sondern auch für das Einhalten von Normen: Wenn wir Vertrauen haben, neigen wir selbst angesichts lebensbedrohlicher Situationen wie einer Pandemie eher dazu, das Richtige – d.h. für die Gemeinschaft Förderliche – zu tun.

Ganz schlimm ist es, wenn wir uns und vor allem unseren Kindern das Falsche richtiggehend antrainieren, oder wenn uns jemand das Falsche antrainiert, nur um damit Geld zu verdienen. Wer glaubt, dass dies in unserer doch so „aufgeklärten" Gemeinschaft nicht vorkomme, der irrt, wie der durchschnittlich mehrere Stunden täglich erfolgende mediale Umgang mit Gewalt und dessen Folgen sehr eindrücklich zeigen. Entsprechende Studien zeigen: Wer Gewalt konsumiert, der stumpft ab, wird gemütlich dumpf, kümmert sich nicht mehr um andere Menschen und deren Leid. Und noch etwas konnte die Forschung klar zeigen: Wer glaubt, dass die Nutzung mehrerer Medien zur gleichen Zeit – das viel beschworene Multitasking – Vorteile bringt oder gar den souveränen kontrollierten Aufgabenwechsel trainiert, der irrt. Was durch diese Art des Gebrauchs des eigenen Geistes trainiert wird, ist Oberflächlichkeit sowie Kontrollverlust im Hinblick auf irrelevante äußere Reize und irrelevante Gedächtnisinhalte. Wer also noch keine Aufmerksamkeitsstörung hat, der kann sich eine durch entsprechende mediale Gewohnheiten antrainieren. Wollen wir das? Wollen wir das als staatlich gefördertes Bildungsziel, wie uns manche Medienpädagogen glauben machen wollen? – Es ist an der Zeit, dass wir unser diesbezügliches Handeln auf Wissen basieren und nicht auf Ideologien und unbegründeten Meinungen. Das Jahrzehnt des Geistes (2010–2020) dämmert herauf (Spitzer 2007, Schultz 2009) und mit ihm die Hoffnung, dass wir Menschen uns besser verstehen und sich dies auf unsere Lebensbedingungen positiv auswirkt, wenn aus diesem Wissen Handlung wird. Gehirnforschung ist Selbstverständnis, und damit Aufklärung, im besten Sinne des Wortes. Und wer meint, dass derjenige, der dies dächte, sich hinterm Monde befände, der täuscht sich.

Aus solchem Wissen ist nun wieder ein Buch geworden (dieses Mal in der neuen von Wulf Bertram herausgegebenen Taschenbuchreihe Wissen & Leben) – und so wird daraus auf indirektem Wege vielleicht auch Handlung. Für diese Transformation von Gedanken in gedruckte Worte in einem Outfit, das dem Lesevergnügen gut tut, möchte ich den Mitarbeitern des Schattauer-Verlags und den Kollegen in der Nervenheilkunde auf allen Ebenen danken: Den Verlegern Herrn Dieter Bergemann und Dr. Wulf Bertram, Frau Ruth Becker, Frau Dr. Anja Borchers, Frau Dr. Dagmar Brummer, Frau Birgit Heyny, Frau Dr. Andrea Schürg, Frau Franziska Sokollik sowie meinem Schriftleiterkollegen bei der Nervenheilkunde Herrn Prof. Dr. Dieter Soyka.

Man erlebt in diesen schwierigen Zeiten auch im schönsten Beruf Höhen und Tiefen. Jeden Morgen gehe ich gerne in die Klinik, freue mich auf die Aufgaben, die Herausforderungen und vor allem die Begegnungen. Am wichtigsten sind mir dabei meine Freunde und Mitarbeiter, die für meine Arbeit so wichtig sind wie die Luft zum Atmen. In der offenen und konstruktiven Atmosphäre, in wechselseitigen Kommentaren, Anregungen, Ratschlägen oder Kritik gleichsam den ganzen Tag miteinander zu baden, erscheint mir als großes Privileg, für das ich meinen Mitarbeitern sehr dankbar bin, zugleich hoffend, dass sie unsere gemeinsame Zeit ähnlich konstruktiv und positiv erleben. Schade nur, dass man dauernd das Gefühl hat, auf einer kleinen Insel zu sein, inmitten der permanenten Bedrohung von überall her, dass diese Atmosphäre des Wachstums, der Kreativität und der Gesundheit gegen nahezu täglich auftretende Angriffe verteidigt werden muss. Schade um die viele Zeit, die man mit solchem Unfug verbringen muss. Noch nagt das Ganze nicht so sehr, dass man schon das Handtuch werfen möchte. Aber manchmal erschrickt man über entsprechende Phantasien.

Spätestens dann ist man reif für die Insel und sollte ein paar Tage Urlaub machen. Dann sehnt man sich fast schon wieder nach dem Morgenplausch im Café Trögele oder Ferreau ...

Mönchgut auf Rügen, am 1. Oktober 2009 Manfred Spitzer

Literatur

Hofer SB, Mrsic-Flogel TD, Bonhoeffer T, Hübener M. Experience leaves a lasting structural trace in cortical circuits. Nature 2009; 457: 313–317.

Schnall S, Jaswal VK, Rowe C. A hidden cost of happiness in children. Developmental Science 2008; 11: F25–F30.

Schultz N. Primed to have learning in mind. New Scientist 2009; 203 (2726): 8–9.

Spitzer M. Jahrzehnt des Geistes. Nervenheilkunde 2007; 26: 957–964.

Für Markus

Dieses Buch ist meinem jüngsten Sohn Markus gewidmet, der in diesem Jahr 18 und damit offiziell erwachsen wurde. Er erlebt, dass Aufklärung – zu wissen und zu bestimmen, wo es lang geht – die Aufgabe eines jeden Einzelnen ist, die er nur selbst erledigen kann. Er erlebt die Freude an Selbsterkenntnis und Selbstwirksamkeit, an dem, was er sich jeweils ganz allein (auch in einer Gruppe) erarbeitet hat. Den Vater macht das stolz und glücklich; und daran ist gar nichts auszusetzen oder verkehrt.

Inhalt

1 Aufklärung 2.0

Gott, der Markt, die Gehirnforschung und Denken in der Krise

Mit dem Begriff „Aufklärung" wird ganz allgemein das Bestreben benannt, selbst zu denken anstatt es anderen zu überlassen. Der Prozess läuft zunächst einmal im Denken jedes einzelnen Menschen ab. Ebenso wie Freiheit zunächst den Einzelnen betrifft, man aber auch von einer freien Gesellschaft spricht, kann auch die Aufklärung eine ganze Gesellschaft betreffen, die dann als deren Subjekt zu verstehen ist. So spricht man vom Zeitalter der Aufklärung und meint damit Mitteleuropa um 1800 herum.

Alle Autoritäten, bis hin zur höchsten, wurden in Frage gestellt. Gott lässt sich nicht beweisen (aber auch nicht widerlegen), die Kaiserkrone wurde Napoleon nicht – wie seit über tausend Jahren üblich – vom Papst aufgesetzt; nein, er setzte sie sich selber auf.

Aufklärung, also selbst zu denken und damit die eigene Vernunft in all ihrer – klar erkannten (2) – Begrenztheit als letzte Instanz der Erkenntnis von Welt und unserer Stellung in ihr zu denken, ist seither ein integraler Bestandteil unserer westlichen Kultur, die daher auch als „aufgeklärte" bezeichnet wird.

Ebenso wie es in freien Gesellschaften Zwänge (seien sie selbst auferlegt oder pathologisch bedingt) gibt, so ist auch nicht jedes Mitglied einer aufgeklärten Gesellschaft aufgeklärt. Mancher kann nicht und manch anderer will nicht selber denken. Dennoch können solche Gesellschaften „frei" und „aufgeklärt" genannt werden, etwa so wie man einem Sportverein auch nicht gleich seinen Namen aberkennt, wenn ein Dicker eintritt. Es scheint sogar zum Wesen von Kultur allgemein zu gehören, dass die meisten Menschen sie zwar tragen, weitaus weniger jedoch über sie, und damit über die Grundlagen der Gemeinschaft in der sie leben, nachdenken.

Kulturen implementierten und legitimierten sich seit Jahrtausenden über Traditionen und Rituale, Mythen und Mächte, Geister und Götter (12, 13). Diesen ist der Einzelne unterworfen, ob er dies will oder nicht. Betrachten wir als Beispiel die Muttersprache.

Sie gehört zu den Traditionen im besten Sinne des Wortes, denn sie wird tradiert, das heißt, weitergegeben, zumeist völlig ohne darüber nachzudenken. Die Älteren plappern mit den Jüngeren, wie ihnen der Schnabel gewachsen ist, ohne nachzudenken, dass genau hierdurch die Jüngeren den ganzen Apparat der Sprache, ihre vielfältigen Formen und ihre Inhalte (die Bedeutungen der Wörter, und damit letztlich die Welt, wie sie gelebt wird) in sich aufnehmen. All dies geschieht völlig gedankenlos, so könnte man sagen, denn die Muttersprache lernt man weder durch das Memorieren grammatischer Regeln noch durch das Pauken von Einzelheiten und Kategorien, Namen und Eigenschaften. Viel später denken manche über Sprache nach, erkennen deren Regeln und hinterfragen die durch sie nahegelegte Systematik der Welt.

Nicht anders steht es um die Werte (6). Auch sie nehmen wir nicht durch Predigten auf, sondern dadurch, dass wir miteinander leben und handeln: Essen verteilen und andere Bedürfnisse befriedigen sowie gegenseitige Ansprüche ausgleichen, Streit schlichten, Vertrauen entwickeln und selber vertrauenswürdig sind. Ebenso wie wir beim Nachdenken über Sätze erkennen, dass Subjekte, Prädikate, Objekte und Eigenschaften zu ihren allgemeinen formalen Bestandteilen zählen, erkennen wir beim Nachdenken über unser Tun, dass Freiheit, Gleichheit und Gerechtigkeit zu den allgemeinen formalen Bestimmungen unseres Handelns zählen. Und ebenso, wie wir beim Nachdenken über Sprache an Grenzen und auf Paradoxien stoßen (wie steht es um die Wahrheit des Satzes „ich lüge jetzt gerade“?; ist „Existenz“ ein Prädikat?; passt die Sprache auf die Welt?; und wie kann ich sinnvoll daran zweifeln?), geht es uns beim Nachdenken über die Werte (wie ist in einer freien und gerechten Welt Gleichheit – auf Dauer – möglich?; wieso bestrafen wir Mord und sogar die bloße Androhung von Folter zur Rettung unschuldigen Lebens und bedauern zugleich das Scheitern des Grafen von Stauffenberg?; warum sind diejenigen, die gegen die Todesstrafe sind, meist auch für Abtreibung, und umgekehrt?).

Gerade weil das Nachdenken so schwierig und dessen Resultate im Einzelfall schwer vorhersehbar sind, waren die angeführten Legitimationen von Kultur, die Mythen und Mächte, Geister und

Götter von so großer Bedeutung. „Auch wenn Du es nicht verstehst, der Herrscher/die Macht der Mächtigen/der Naturgeist/Gott verstehen es und tun das Richtige" – so oder so ähnlich lautete die tradierte und keineswegs notwendig reflektierte Formel der (Legitimation von) Kultur. Man hätte auch sagen können „das haben wir schon immer so gemacht und daher machen wir es jetzt auch so", aber das klingt schon deutlich schwächer; nicht so kraftvoll und überzeugend wie „Du sollst ..."

Ganz offensichtlich ist eine der Wurzeln von Kultur, die Fähigkeit des menschlichen Geistes, „irrationale" Ideen – und damit auch Kultur – hervorzubringen. Evolutionsbiologen und Anthropologen diskutieren dies als wichtigen Meilenstein der Menschwerdung, neben Feuer, Sprache und großen Gemeinschaften. Gerade aus evolutionsbiologischer Sicht ist Irrationalität ein Problem: Gehirne entwickelten sich schließlich zunächst dahingehend, die Natur um den Organismus herum immer besser zu erkennen: Wer den Ast, auf den er springen möchte, oder die Frucht, die er essen möchte, falsch erkannte, gehörte nicht zu unseren Vorfahren (8)! Wie konnten also Gehirne entstehen, die den Glauben an etwas hervorbringen, das jenseits der (erkennbaren) Realität liegt (4)?

Die Antwort der Evolutionsbiologen lautet kurz: weil Gehirne nicht zum Erkennen da sind, sondern zum Überleben. Und wenn eine Gemeinschaft von Menschen, die an „irrationale" Ideen, Geister und Götter, Mythen und Märchen glaubt, überlebensfähiger ist als eine Gemeinschaft „rationaler" Wesen, dann wird es langfristig solche Gemeinschaften geben. Und damit auch Kultur – möchten wir an dieser Stelle ergänzen. Entsprechend war das Vertrauen in diese Ideen und Institutionen seit Jahrtausenden ein wichtiger Bestandteil jeder Kultur. Zweifler wurden verb(r)annt! „Gott wird es schon richten" – so lässt sich der Gedanke des religiösen Urvertrauens beschreiben. Es entsteht im Denken eines Menschen, der über sich und die Welt nachdenkt und seine eigene Kleinheit angesichts der Komplexität des Großen und des Ganzen überdeutlich und erdrückend erkennt. Und Gott spricht zu uns über (vermeintlich) von ihm legitimierte Autoritäten, die wir daher nicht anzuzweifeln brauchen.

Erst mit der Aufklärung, also zunächst nur in Europa und auch erst seit gut zweihundert Jahren, wird dies anders: *Selber denken* heißt nun der kulturelle Leitsatz, den man als zarte Pflanze betrachten kann, die dauernd davon bedroht ist, zertrampelt zu werden: Nicht nur von Königen und Kriegern, Predigern und Priestern, sondern vor allem von uns selbst, die wir ängstlich werden, wenn man uns gleichsam den Boden unter den Füßen hinwegzieht. Wer Angst hat, denkt gar nicht oder schlecht. Glaube mindert Angst.

Auch wer sein Leben wirklich selbst zu bestimmen versucht, wird daher zuweilen Sehnsucht haben nach etwas, das größer ist als er selbst, was ihn trägt und hält, was bleibt, wenn er nicht mehr ist. Wenn es gut geht, denkt er dann besser. Wenn der Glaube dogmatisch wird, geht der Schuss nach hinten los!

Vielleicht aus diesem Grunde führte die Aufklärung nicht zur Abschaffung der Religion (der christlichen, innerhalb derer die Aufklärung faktisch hervortrat und möglicherweise nur hat hervortreten können), sondern zu deren Veränderung: Wir leben nicht im Zeitalter des Atheismus, sondern im Zeitalter des aufgeklärten Christentums.

Zugleich ist es eine Tatsache, dass heute kaum noch jemand zur Kirche geht. Sie gibt zwar – im starken Fall – vielen Menschen noch Halt bei Extrem- oder Grenzsituationen wie Geburt, Hochzeit oder Tod (oder bildet dafür – schwach gewendet – nichts weiter als eine weitgehend akzeptierte Kulisse). Im Alltag spielen Gott und unsere Gedanken an ihn jedoch kaum eine Rolle. Wie der an der Harvard Universität lehrende Theologe Harvey Cox sehr anschaulich dargestellt hat, trat der Markt an seine Stelle (1): Der Markt weiß es besser, regelt alles zum Besten, ist überall und beherrscht alle Aspekte unseres Daseins. Allmacht, Allwissenheit und Allgegenwart kennzeichnen ihn ebenso wie die Tatsche, dass wir ihm blind vertrauen und dieses Vertrauen auch noch dadurch rechtfertigen, dass wir ihn nicht verstehen. *Credo quia absurdum est* (ich glaube [es], weil es widersinnig ist) sagte der frühchristliche Theologe Tertullian (ca. 150 bis 230 nach Christus). Er meinte die Entstehung des unschätzbaren Leibes des Herrn aus bloßem Brot und Wein. Bis Herbst 2008 war dies ganz offensichtlich auch das Leitmotiv der Manager und

Banker (und leider auch von vielen Kleinanlegern): An Kapitalmärkten entstand dauernd unschätzbarer Reichtum aus Nichts (8). Sie verstanden es nicht, glaubten jedoch *genau deswegen* umso fester daran.

Der Markt hatte im vergangenen Jahrhundert schleichend die Systemstelle von Gott eingenommen. Er legte fest, was uns wie viel wert ist, nicht nur im Hinblick auf Autos oder Kartoffeln, sondern auch im Hinblick auf Bereiche, wo er traditionell nicht zuständig war. Land und Luft, Wasser und Rohstoffe, Sauberkeit und Sicherheit, Bildung und Schadstoffe, Jugend und Alter, Gesundheit und Keuschheit, Freundschaft und Konkurrenz, Organe in uns und die ganze Erde um uns: Alles hat (s)einen Preis. Wer dies nicht glaubt, nehme drei Beispiele zur Kenntnis:

- Was Keuschheit kostet, wissen muslimische Frauen, die vor der Hochzeit ihre Jungfernschaft chirurgisch wiederherstellen lassen.
- Was ein Jahr menschliches Leben wert ist, wurde seitens der Weltgesundheitsorganisation und der Vereinten Nationen kontrovers diskutiert. WHO und UN müssen jedoch immer dann einen Preis annehmen, wenn es darum geht, gesundheitspolitische Entscheidungen rational zu treffen (wie viel bringt die Maßnahme, die soundsoviel kostet?) und zu rechtfertigen. Als die Amerikaner 100 000 Dollar für einen Amerikaner und 10 000 Dollar für einen Inder in die Gleichungen einsetzen wollten, gab es nicht nur heftige Diskussionen – auch die Fragwürdigkeit des ganzen Unterfangens wurde deutlich.
- Auch der Marktwert des Ökosystems der gesamten Erde wurde bereits berechnet.

Spätestens hier jedoch wird deutlich, dass sich das System ad absurdum führt. Was bedeutet es, dass saubere Luft soundsoviel kostet? Was geschieht, wenn wir den Preis nicht bezahlen können? Ist es denkbar, dass wir den Preis des Ökosystems Erde für zu hoch halten und es aus diesem Grunde nicht kaufen?

Die Analogie von Gott und Markt geht noch weiter: Es gibt für beide Propheten, die Botschaften verkünden und des Lobes voll sind. Und ebenso wie im Gottesdienst durch unseren gottvertrauenden Glauben aus profanem Brot und Wein der unschätzbare Leib Gottes entsteht, entstehen an der Börse aus Gedanken und Hoffnungen unschätzbare Werte. Wie sehr diese beiden Prozesse sich ähneln, zeigt gerade der jüngst im deutschen Sprachschatz aufgetauchte Begriff der Realwirtschaft. Er bezeichnet die wirkliche Welt, in der echte Menschen in wirklichen Unternehmen real arbeiten – ganz im Gegensatz zu dem, was am Kapitalmarkt geschieht. Dieser Markt ist wie Gott: allgegenwärtig, allmächtig, allwissend und nicht real!

Wenn wir uns nun im Hinblick auf die Steuerung unserer Geschicke seit zwei Jahrhunderten zunehmend an den Gedanken gewöhnt haben, dass es Gott nicht richten wird, und wenn wir seit Herbst 2008 wissen, dass es der Markt auch nicht richtet, stellt sich unausweichlich und dringend die Frage: Wer dann?

Wir selbst! So lautet die Antwort der Aufklärung nach wie vor. Anders als noch zur Zeit der Aufklärung *wissen* wir jedoch heute mehr, nicht nur über die Welt, sondern vor allem über uns selbst. Und dies liegt nicht zuletzt daran, dass die Gehirnforschung dabei ist, sehr viele Erkenntnisse über die Funktion unseres Geistes – und damit über uns selbst – zu Tage zu fördern. Ich möchte dies in aller Kürze an einigen wenigen Beispielen erläutern. – Aber geht das nicht zu weit? Wird hier nicht die „Deutungsmacht der Biologie" maßlos überzogen? Weil dieser Einwand wahrscheinlich an dieser Stelle vielen Lesern auf der Zunge liegt, sei er zuvor kurz diskutiert.

Wenn bei Ihnen der Abfluss verstopft ist, wer hat dann die Deutungsmacht über Ihr Problem? Ich nehme an, Ihr Klempner. Nicht etwa, weil Ihr Klempner ganz allgemein eine besonders große Deutungsmacht hat, sondern weil er sich mit verstopften Rohren gut auskennt. Neurowissenschaftler kennen sich mit Lernen, Denken und Handeln zunehmend besser aus. Und wenn es daher darum geht, wie wir besser Lernen, Denken und Handeln könnten, ist es sinnvoll, wenn sich Neurowissenschaftler einmischen. Dass dies nicht all denen gefällt, die sich traditionell für auserkoren und befähigt halten, über diese Dinge nachzudenken, ist eine andere Sache. Aber statt zu schimpfen, über Deutungsmacht und Reduktionismus, sei allen Kritikern empfohlen, sich die Argumente anzusehen und über die Dinge selbst zu reden. Wenn jemand einen besseren Vorschlag hat, bin ich der erste, der seine Meinung ändert. Denn wenn sich die Daten ändern, ändere ich als Wissenschaftler meine Meinung! Interessant ist, dass dies nach meinen (zugegebenermaßen privaten und begrenzten) Beobachtungen bei vielen, die sich mit Stolz „Geistes"-Wissenschaftler nennen, nicht der Fall ist. Wenn sich bei ihnen die Fakten ändern – umso schlimmer für die Fakten. Das geht so weit, dass mancher von ihnen die Existenz von Fakten überhaupt leugnet. Nach meiner Erfahrung geht das immer nur solange gut, wie es um nichts geht. „Gibt's noch etwas zu essen?", „Stürzt das Flugzeug ab?", „Ist sie schwanger?", „Ist es Krebs?" – Plötzlich sind die Fakten ganz wichtig, nicht mehr relativ, und die Antwort besteht nicht in einem wortreichen Traktat sondern lautet „Ja" oder „Nein".

Betrachten wir also ganz ruhig und gelassen ein paar Beispiele für mögliche Beiträge der Neurowissenschaft zu einer neuen Aufklärung, die aus meiner Sicht den Namen „Aufklärung 2.0" durchaus verdienen könnte.

1. Wie entsteht Vertrauen?

Die Literatur zum Thema Vertrauen ist kompliziert und dies scheint dem Gegenstand nur zu angemessen. Geht es doch schließlich bei Vertrauen um ein komplexes soziales Geschehen, um Wechselwirkungen zwischen Individuen, deren Charaktere und Hoffnungen, Motive und Wünsche, Bildungsstand sowie kulturell-emotionalen und psycho-sozialen Hintergrund. All dies trifft sicherlich zu, ebenso wie ein Magengeschwür bei psychosozialen Problemen und Krisen (und in unterschiedlichen Kulturen mit unterschiedlicher Häufigkeit) entsteht, obwohl es durch nichts weiter als ein Bakterium verursacht wird. Entsprechend behandelt man es heute ganz einfach mit einem Antibiotikum.

Vertrauen entsteht, wenn die Wahrscheinlichkeit des Erfolgs einer Handlung steigt, für deren gutes Ausgehen ein anderer Mensch wesentlich mitverantwortlich ist. Weiß ich im Vorhinein, wie er sich verhalten wird, kann ich ihm vertrauen und mein Handeln auf ihm (auf seinem vorhersehbaren Handeln) aufbauen. Der „Mechanismus“ der Entstehung von Vertrauen ist damit letztlich ganz einfach, auch neuronal, wie entsprechende Studien gezeigt haben. Hierzu passt der Befund, dass Vertrauen durch ein ganz einfaches kleines Molekül beeinflusst (auch: hergestellt) werden kann: Das aus gerade einmal neun Aminosäuren bestehende Hormon Oxytocin, als Nasenspray verabreicht, führt im placebokontrollierten doppelblinden Experiment zu einer signifikanten Zunahme des Vertrauens von Investoren in ihre Schuldner, selbst wenn die Investoren wissen, dass sie gerade unter dem Einfluss von Oxytocin stehen (3). Dies zeigt sich im Verhalten: Sie investieren mehr!

Was folgt in der Krise? Das Versprühen von Oxytocin in den Schalterräumen und vor allem den Chefetagen von Banken ... wirklich nur im äußersten Notfall! Mittel- und langfristig sei allen gesagt, die sich fragen, wie Vertrauen entsteht: Seien Sie vertrauenswürdig! Dies bedeutet letztlich: Verhalten Sie sich konsistent, also vorhersehbar für andere; und in dem Maße, in dem Sie dies tun, wird man Ihnen Vertrauen entgegenbringen.

2. Wie finden wir den richtigen Mix aus Freiheit, Gleichheit und Gerechtigkeit (Fairness)?

Die Geschichte dieser Frage ist so alt wie die Kulturgeschichte menschlicher Gemeinschaften (5, 9, 11). Was aber war über die Jahrtausende hinweg der Motor kultureller Veränderung? Die Antwort ist nicht berauschend: Kriege, Mord und Totschlag! Die einen eroberten die anderen, töteten oder versklavten Männer und Kinder, schwängerten die Frauen und verbreiteten so ihre (in der Schlacht erfolgreichere) Kultur. Dass auf diese Weise nur der Aggressivere gewinnen kann, ist offensichtlich! Was wir bei allem Wohlstand – selbst in der Krise hungert und friert in Westeuropa niemand! – gerne vergessen, ist das Resultat dieser Entwicklung: Die Menschheit verfügt über ein militärisches Zerstörungspotenzial, das es erlaubt, den Globus gleich mehrfach als Lebensraum für höhere Arten (manche Insekten kommen vielleicht durch) zu zerstören. Man könnte einwenden, dass seit einigen Jahrhunderten der Krieg zumindest teilweise durch die Wirtschaft ersetzt wurde: Man kämpft um Märkte und der ökonomisch Stärkere gewinnt und drückt dem anderen seine Kultur auf. So geschehen im vergangenen Jahrzehnt, als auch jenseits des fallenden Eisernen Vorhangs klar zu werden schien, dass nur der relativ ungezügelte Kapitalismus – also ein Mix aus viel Freiheit und wenig Gleichheit (mit einem Anteil an Gerechtigkeit, der stark von deren Definition abhängt) – zum Gewinn ökonomischer Schlachten führt. (Was geschehen wäre, wenn die gegenwärtige Krise 30 Jahre früher gekommen wäre, ist ein sehr interessantes Gedankenspiel für lange Winterabende unter Freunden!) Solange der Gewinn von Schlachten – seien sie militärisch oder ökonomisch – den Motor kulturellen Fortschritts darstellt, zieht nicht nur zwangsläufig die Ökologie, sondern auch das friedliche Zusammenleben der Menschen den Kürzeren. Was könnte man tun? – Nachdenken! Ich glaube daran, dass es möglich sein muss, auch mittels eines wissenschaftlich begründeten Grundverständnisses menschlicher Lebensbedingungen dieses Problem besser zu lösen, man ist fast versucht zu sagen: professioneller als durch Krieg.

3. Wie setzen wir Menschen gemäß ihren Begabungen, ihrem Alter, ihrem Geschlecht richtig ein?

Mit anderen Worten: Wie fördern wir Lernprozesse bei allen Menschen und zu allen Zeiten richtig (7)? – Dieses Problem ist mit dem gerade angesprochenen nicht unverwandt! Denn nur dann, wenn wir unsere Begabungen einsetzen, werden wir für beide zu Lösungen kommen. Bildung ist ganz sicher eine wichtige und vielleicht sogar die wichtigste Voraussetzung für Stabilität und Nachhaltigkeit. Wer das Ökosystem wirklich versteht, der handelt auch entsprechend. Und wer die Menschen wirklich versteht (und seine Mitmenschen mag), der auch! Wie Menschen lernen, ist keine Frage der Ideologie (auch wenn unser föderales Bildungssystem dies nahezulegen scheint), sondern eine Frage der Wissenschaft. Es wird höchste Zeit, dass wir diesen Gedanken ernst nehmen!

4. Wie werden wir glücklich?

Gewiss nicht als Unfreie in einer ungerechten Gesellschaft. Die Neurobiologie des Lernens und des Belohnungssystems hat in den vergangenen fünf Jahren sehr deutlich gezeigt, wie eng Glück mit Lernen zusammenhängt. Damit ist auch klar: In einem schlechten Bildungssystem kann niemand glücklich sein! Und wieder wird klar: Die Probleme hängen erstens zusammen und zweitens sind sie wissenschaftlich, um genau zu sein: neurowissenschaftlich, angehbar.

„O Schreck, jetzt wird nicht mal mehr vor dem Heiligsten, dem Menschlichsten Halt gemacht und Spitzer will uns erklären, wo es bei kulturellen Leistungen im Gehirn leuchtet und (schlimmer noch!) was wir aufgrund dieser Erkenntnisse alles anders machen sollten" – so oder so ähnlich mag mancher Leser jetzt vielleicht noch immer denken. Aber es geht mir weder um das Leuchten im Gehirn (das für sich gar nichts sagt), noch um den ständig erhobenen Zeigefinger, den mir manche Kritiker zuweilen vorwerfen. Keiner weiß besser als ein Wissenschaftler, dass Hypothesen und Vorschläge eben nichts weiter sind als genau das: Hypothesen und Vorschläge, die es zu testen gilt. Und keiner ist offener für bessere Vorschläge als die Wissenschaft! Dass dies für manchen Wissenschaftler nicht zutrifft und manche Theorien nicht widerlegt werden, sondern durch Aussterben ihrer Vertreter verschwinden, sollte keinen Grund für allzu große diesbezügliche Skepsis darstellen, wie die Geschichte des wissenschaftlichen Fortschritts (vielleicht des einzigen wirklichen Fortschritts, den die Menschheit bislang zu Stande gebracht hat) zeigt. So ist es auch das Anliegen meiner kurz skizzierten Diagnosen und Therapievorschläge, eine Diskussion darüber in Gang zu bringen, wer oder was wir Menschen sind und wie wir in Zukunft leben wollen (10). Wir müssen darüber nachdenken, denn eines können wir uns – wie die jüngste Vergangenheit gezeigt hat, im wahrsten Sinn des Wortes – nicht leisten: nicht nachzudenken!

Literatur

1. Cox H. The market as God. Living in the new dispensation. The atlantic monthly 1999; 283: 18–23.
2. Kant I. Kritik der reinen Vernunft. Hamburg: Meiner 1976.
3. Baumgartner T et al. Oxytocin shapes the neural circuitry of trust and trust adaptation in humans. Neuron 2008; 58: 639–650.
4. Spitzer M. Leben ist lebensgefährlich. Nervenheilkunde 2008; 27: 609–612.
5. Spitzer M. Freiheit – eine gute Idee. Nervenheilkunde 2008; 27: 339–341.
6. Spitzer M. Das Wahre Schöne Gute. Nervenheilkunde 2008; 27: 243–249.
7. Spitzer M. Altern im Betrieb. Nervenheilkunde 2008; 27: 871–874.
8. Spitzer M. Überbieten. Nervenheilkunde 2008; 27: 975–979.
9. Spitzer M. Fairness und Serotonin. Nervenheilkunde 2008; 27: 950–951.
10. Spitzer M. Jahrzehnt des Geistes. Nervenheilkunde 2007; 26: 957–964.
11. Spitzer M. Gleichheit. Nervenheilkunde 2007; 26: 453–457.
12. Spitzer M. Mord und Moral im Namen Gottes? Nervenheilkunde 2007; 26: 545–552.
13. Spitzer M. Beobachtet werden. Nervenheilkunde 2007; 26: 847–852.

2 Neugier und Lernen

Neugierde bezeichnet das Streben des Menschen, Grenzen auszuloten und zu überschreiten (Abb. 2-1), in Erfahrung zu bringen, was er noch nicht kennt, zu Denken, was er noch nicht gedacht hat. Es ist eine ganz allgemeine Eigenschaft, im Hinblick auf die sich Menschen unterscheiden. Wie es große oder kleine Menschen gibt, so gibt es auch neugierige und weniger neugierige. Und wie bei der Größe sind auch bei der Neugierde die Unterschiede sowohl genetisch bedingt als auch durch die Umwelt verursacht: Hat man große

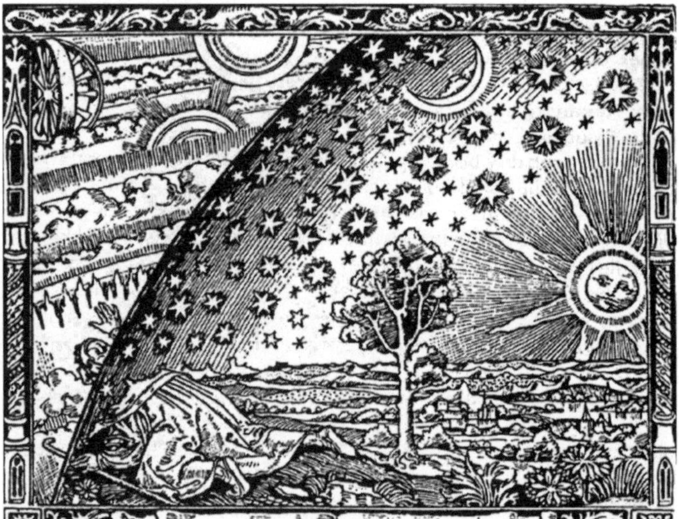

Abb. 2-1 Dieses sehr bekannte Bild zur menschlichen Neugier ist kein Holzschnitt aus der frühen Renaissance, auch wenn sich die Datierung „um 1530" häufig findet, was besonders im Hinblick auf Reproduktionen in vielen Schulbüchern für den Geschichts- und Deutschunterricht mehr als peinlich ist (sollen diese doch den kritischen Umgang mit Quellen lehren!). Das Bild wurde vielmehr 1888 in einem Buch über die Atmosphäre von Camille Flammarion erstmals veröffentlicht (2).

Eltern, ist man selber auch eher groß; trinkt man mehr Milch als andere, dann auch, weil das Kalzium in der Milch gut ist für das Knochenwachstum. Wenn beispielsweise die Deutschen in den letzten Jahrzehnten immer größer geworden sind, dann liegt das nicht an ihren Genen, sondern an ihrer Ernährung. Nicht anders ist es mit der Neugier. Sie ist ein Charakterzug (trait), also eine Eigenschaft, die Menschen mehr oder weniger stark aufweisen und die eine biologische Grundlage hat, welche letztlich genetisch verankert ist. Es gibt also „von Natur aus" mehr oder weniger neugierige Menschen; und zudem bewirkt die Umgebung eine mehr oder weniger starke Förderung dessen, was genetisch schon da ist. Denken wir nur an die flächendeckenden Demotivationskampagnen deutscher Schulen – von schlechten Noten bis zur Aussortierung der Hauptschüler im 3. und 4. Schuljahr. „Du kannst nicht" erstickt kindliche Neugier (s. Kap. 5 Ja, ich kann!, S. 44). Dies alles macht überdeutlich, dass es – trotz gegenteiliger Lippenbekenntnisse – nicht weit her ist mit dem Ernstnehmen der kindlichen Neugier in der gegenwärtigen Pädagogik. Die neurobiologische Grundlagenforschung zur Neugier ist nicht zuletzt aus diesem Grund wichtig, könnte sie doch Ausgangspunkt für den Transfer in die Praxis und damit für eine Renaissance der Neugier in unseren Schulen werden.

Neugier ist nicht immer und automatisch mit Freude und einem langen Leben verknüpft. Nach der griechischen Mythologie öffnet Pandora, die erste auf Befehl von Zeus aus Lehm geschaffene Frau, aus Neugier ein Fass, in dem Zeus die Plagen der Menschheit aufbewahrte, und bringt so vielerlei Übel in die Welt. Der kühne Odysseus wird für seine Unruhe und Neugier von den Göttern hart bestraft; und auch Adam und Eva wurden nach der biblischen Überlieferung aufgrund ihrer Neugierde aus dem Paradies vertrieben. So mancher Polar-, Dschungel- oder Höhlenforscher bezahlte für seine Neugier mit dem Leben. Nicht anders geht es manchem heutigen „Sensationssucher" (der im Englischen gebräuchliche Terminus „sensation seeker" hat noch keine anerkannte deutsche Übersetzung), der im Eis-Wasserfall klettert, am Gleitschirm hängt oder auf dem 200-PS-Motorrad seinen Kick im Ausloten der Grenzbereiche von Schwerkraft und Zentrifugalkraft neugierig sucht. Und weil es immer einen noch schwierigeren Eisbruch, eine noch höhere Flugbahn und ein noch schnelleres Motorrad bzw. eine noch engere Kurve gibt, wird die potenziell tödliche Neugier nie gesättigt. Auch aus diesem Grund ist es wichtig, sie besser zu verstehen. Man könnte dann vielleicht medizinische Indikationen für oder wider bestimmte Freizeitverhaltensweisen etablieren und den explodierenden Gesundheitskosten entgegenwirken: Wer zum Substanzmissbrauch neigt, der darf keine Substanzen mit Suchtpotenzial konsumieren; wer ein offenes Foramen ovale hat, der darf nicht tauchen, und wer mit einer Extradosis Neugier genetisch „gesegnet" ist, muss Wissenschaftler werden und bekommt keinen Motorradführerschein.

Was aber ist eigentlich Neugier? Der Philosoph könnte beispielsweise mit seinem Kollegen Martin Heidegger sagen, dass die Antwort auf diese Frage nicht zuletzt darin liegt, die Frage besser zu verstehen. Denn die Frage nach der Neugier ist ja selbst eine neugierige Frage. Mit der Neugier ist es also wie mit dem Denken: Man hat immer schon angefangen. Denken und Neugier sind auf einen Inhalt gerichtet, haben also intentionale Struktur; sind nicht statisch, sondern in Bewegung; auf etwas hin, das ich noch nicht kenne. Dieses Auf-etwas-gerichtet-sein, das zugleich wesensmäßig noch nicht gekannt ist – ja, das gehört zur Neugier. Und die Freude daran, die mich treibt, das Erkenntnisinteresse, gehört auch zu ihr.

Und genau dieses Erkenntnisinteresse treibt mich dazu, auch die Neugier zu untersuchen. Wie jedoch jeder weiß, ist es mit der Neugier nicht so einfach wie mit roten Dreiecken und blauen Quadraten, die sich als Stimuli für Studien zur visuellen Wahrnehmung oder zu Aufmerksamkeitsprozessen so wunderbar eignen. Wie stimuliert man aber im funktionellen MRT, wenn man Neugierde untersuchen möchte? – „Ist doch klar: Man legt eine Versuchsperson in den Scanner und sagt: Nun sei doch mal neugierig!" Dann macht man ein Bild vom Gehirn und – voilà – schon hat man ein buntes Bildchen der Neugier im Gehirn.

Dass es so nicht geht, weiß der aufmerksame Leser längst. Wie geht es aber dann? Wie die philosophische Analyse zeigt, geht es bei der Neugier darum, dass man etwas nicht weiß und es wissen will.

Man ist also mehr oder weniger unsicher und will etwas mehr oder weniger stark wissen. Oder anders: Wenn ich nicht unsicher bin, bin ich nicht neugierig; und wenn ich etwas nicht wissen will, auch nicht. Unsicherheit und Wissenwollen sind damit zwei Aspekte der Neugier und beide lassen sich erfassen.

Der Kontext, in dem Neugierde damit steht, ist nicht der Gleitschirm und auch nicht das Motorrad, sondern – und das wird manchen überraschen – die Schule. Geht es doch bei der Neugierde um nichts weniger als um die Triebfeder dessen, was der Mensch von allen Lebewesen auf der Erde am besten kann, womit er deswegen auch seine meiste Zeit verbringt und was er ohnehin am liebsten macht: Lernen!

In der schönen Arbeit „Der Docht in der Kerze des Lernens" (ja, so können wissenschaftliche Originalarbeiten zur funktionellen Magnetresonanztomografie betitelt sein!) zum Zusammenhang von Neugier und Lernen wird beschrieben, wie es geht (1). 19 Studenten liegen im MR-Tomografen und sehen jeweils eine von 40 mehr oder weniger interessanten Fragen zur Allgemeinbildung: „Welches Musikinstrument wurde entwickelt, um wie die menschliche Singstimme zu klingen?" oder „Wie heißt die Galaxie in der unsere Erde liegt?" Dann sollen sie zunächst auf einer Skala von eins bis sieben angeben, wie neugierig sie auf die Antwort sind. Danach sollen sie angeben, wie sicher sie die Antwort wissen – von 0% (weiß gar nichts) bis 100% (weiß es sicher). Daran anschließend wird ihnen die Frage noch einmal gezeigt und dann sehen sie die Antwort. Nach dem Scannen sollen sie noch ihre jeweils vorher vermuteten Antworten auf die Fragen aufschreiben.

In einem zweiten Experiment mit 16 anderen Studenten wird das Ganze noch einmal gemacht, diesmal ohne Scanner aber mit einem Messgerät zur Pupillenweite zur Bestimmung der Aktivierung des vegetativen Nervensystems. Diese Studenten werden nach der ganzen Prozedur mit der Bitte überrascht, in ein bis zwei Wochen noch einmal ins Labor zu kommen. An diesem Termin werden ihnen dann alle Fragen noch einmal gestellt und sie erhalten 25 Cent für jede korrekte Antwort. Man misst also die Gedächtnisleistung.

Ein drittes Experiment an insgesamt 30 anderen Studenten untersucht den Zusammenhang zwischen Neugierde und Belohnung. Wieder ist alles wie gehabt, aber zehn der Studenten bekommen vor Beginn des Experiments halb so viele Münzen wie sie anschließend Fragen gestellt bekommen. Damit können sie das Anzeigen der richtigen Antworten (nachdem sie zunächst raten mussten) bezahlen. Die anderen 20 Studenten bekommen keine Münzen, sondern müssen entweder auf die Anzeige der richtigen Antwort 5 bis 25 Sekunden warten oder sie können die Antwort überspringen und die nächste Frage abrufen. Die Idee dahinter: Wenn die Probanden neugierig sind, bezahlen die Münzbesitzer für die Anzeige der Antwort bzw. die der anderen Gruppe warten darauf. Wenn sie nicht neugierig sind, bezahlen oder warten sie nicht. In beiden Fällen wird also gemessen, wie neugierig die Probanden auf die Antwort wirklich sind.

Was kommt heraus? Zunächst zu den funktionellen Gehirnbildern: Man gruppiert sie nach der Neugier (Bilder von Durchgängen mit überdurchschnittlich viel Neugier versus Bilder von Durchgängen mit unterdurchschnittlicher Neugier) und findet auf diese Weise Bereiche im Gehirn, die mit Neugier in Zusammenhang stehen: Beim *Stellen der Frage* sind der linke Nucleus caudatus, der inferiore präfrontale Kortex beidseits und der parahippocampale Kortex beidseits aktiver, wenn man auf die Antwort neugierig ist als wenn man das nicht ist. Bei der *Anzeige der Antwort* sind Bereiche des Gehirns, die für Lernen und Gedächtnis zuständig sind, viel stärker aktiviert, wenn die Probanden zuvor *falsch* geraten hatten. Dieser Effekt wiederum war von der Neugierde moduliert: Der inferiore frontale und der parahippocampale Kortex sowie der Hippocampus sind umso aktiver, je neugieriger man gerade auf die Antwort ist. Hatten die Probanden zuvor die Antwort richtig geraten, zeigte sich kein Zusammenhang der Aktivierung dieser Areale mit der Neugier.

Es ist eine Sache zu zeigen, dass durch Neugier Bereiche des Gehirns aktiviert werden, die mit Lernen und Gedächtnis in Zusammenhang stehen und eine andere, dass Neugier tatsächlich zu besserem Lernen führt. Hierzu diente das zweite Experiment, bei dessen Auswertung nachgewiesen wurde, dass größere Neugier tatsächlich zu besserem Behalten führt: Man teilte die Fragen je nach Ausmaß der von den Probanden berichteten Neugier in drei Gruppen mit geringer, mittlerer und hoher Neugier ein. Der Anteil der korrekt behaltenen richtigen Antworten betrug 37, 52 bzw. 66% und war damit signifikant verschieden: je neugieriger man war, desto mehr blieb hängen. Zudem wurde gezeigt, dass Neugierde mit einer Vergrößerung der Pupille bereits vor der richtigen Antwort (und auch danach) einhergeht. Eine Pupillenvergrößerung zeigt neben erwarteter Belohnung auch vegetative Aktivierung, Aufmerksamkeit, Interesse und kognitiven Aufwand an – also Prozesse, die Lernen beschleunigen.

Das dritte Experiment zeigte schließlich, dass Neugier einen direkten belohnenden Effekt hat: Je neugieriger die Probanden waren, desto eher bezahlten sie für bzw. desto länger warteten sie auf die Antwort.

Insgesamt ergibt sich damit ein neurobiologisches Bild der Neugierde, das sie in einen klaren Zusammenhang mit Lernen, Erwartung und Belohnung stellt: Ereignisse der Umgebung (Fragen) triggern in unterschiedlichem Ausmaß die Neugier, das heißt, die Suche nach Information. Diese Information hat belohnenden Charakter, und dieser Belohnungsaspekt ist in den Basalganglien repräsentiert. Diese wiederum versorgen das Arbeitsgedächtnis im Frontalhirn mit dopaminergem Input, sodass es die zu befragende Umgebung besser online halten kann. Eine stärkere Repräsentation (durch einen stärkeren Input vom Belohnungssystem) der Frage bewirkt eine bessere Einspeicherung der Antwort und sichert damit ihr besseres langfristiges Behalten. Das ganze trifft vor allem dann zu, wenn die erwartete Antwort nicht eintritt, sondern eine neue, andere Antwort von der Umgebung als Input geliefert wird. *Dann wird gelernt!*

Literatur

1. Kang MJ, Hsu M, Krajbich IM, Loewenstein G, McClure SM, Wang JT, Camerer CF. The wick in the candle of learning. Epistemic curiosity activates reward circuitry and enhances memory. Psychological Science 2009; 20: 963–973.
2. Peez G. Zum Beispiel: Anonymer und undatierter Holzschnitt. Zur Verbildlichung einer „kreativen Grenzerfahrung". Kunst + Unterricht 2002; 261: 54–56.

3 Kindertheater

Kreativität, Vorstellungen und Gehirnforschung

Kinder spielen gerne Theater. Sie tun dies spontan, nehmen beim Spiel miteinander Rollen ein, Mutter, Vater, Kind, Hexe, Räuber oder Prinzessin ... Seit Jahrhunderten geschieht das Theaterspielen von Kindern auch unter Anleitung. Der Pädagoge und Schulrektor Christian Gryphius lebte von 1649 bis 1706 (Abb. 3-1), er war der Sohn des Dichters Andreas Gryphius (1616–1664) und gilt als der erste deutsche Schuldramatiker. Heute sind es ganz unterschiedliche Berufsgruppen, die Theater mit Kindern und Jugendlichen „machen“: Theaterpädagogen, Lehrer, Theaterwissenschaftler, professionelle Regisseure, Schauspieler und Sozialarbeiter. Bekannt wurde Kindertheater durch Natalie Saz (1903–1993), die 1918 (also

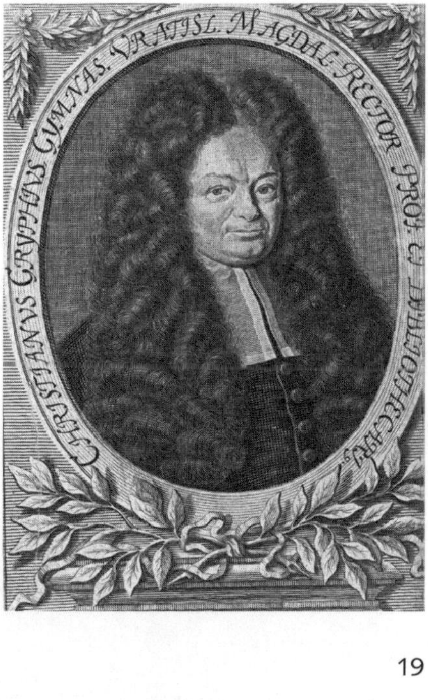

Abb. 3-1 Christian Gryphius, Rektor eines Breslauer Gymnasiums.

als 15-Jährige!) zur Leiterin des Moskauer Kindertheaters ernannt wurde und die eine sehr schillernde Person gewesen sein muss: Unter Josef Stalin im Gefängnis und mit Albert Einstein musizierend hatte sie unter anderem Sergei Prokofjew überredet, das Stück *Peter und der Wolf* zu schreiben, um Kinder mit den Instrumenten des Symphonieorchesters vertraut zu machen (Uraufführung am 2. Mai 1936 in ihrem Theater mit ihr als Sprecherin).

Wichtige Orte in der Entwicklung des Kinder- und Jugendtheaters in Deutschland sind Berlin, im Westen mit dem GRIPS-Theater (ab 1966), im Osten mit dem Theater an der Parkaue (gegründet 1948 auf Anordnung der sowjetischen Militäradministration; Abb. 3-2) sowie Hamburg, wo seit 1968 im Theater für Kinder Stücke von Astrid Lindgren, Michael Ende, Otfried Preußler, Paul Maar u.a. uraufgeführt sowie klassische Stücke für Kinder aufbereitet und mit großem Erfolg aufgeführt werden.

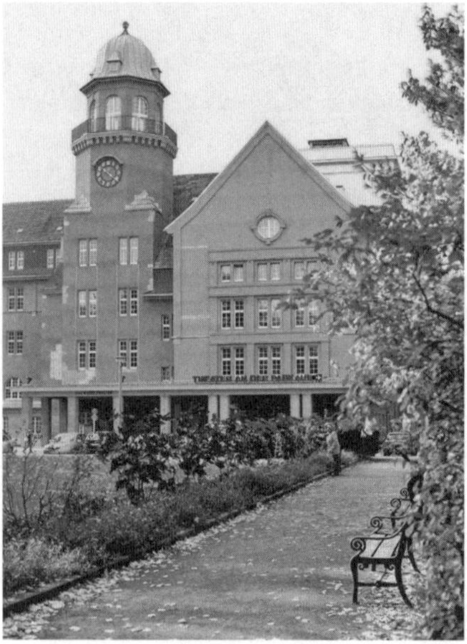

Abb. 3-2 Theater an der Parkaue in Berlin Lichtenberg, Hausfassade (Quelle: C. Brachwitz, ©wikipedia.de).

Kindertheater ist jedoch vor allem Theater mit Kindern. Indem sie Theater spielen, lernen Kinder und Jugendliche nicht nur, Texte zu memorieren, sich zu konzentrieren, auf andere einzugehen und deutlich artikuliert zu sprechen. Sie lernen auch, sich in der Gruppe einerseits einzufügen und andererseits der Gruppe gelegentlich ein Solo entgegenzusetzen. Sie entwickeln ein Gespür für Sprache und soziale Situationen, spielen emotionale Verhaltensweisen durch, trainieren Bewegungen und entwickeln Selbstbewusstsein, Kreativität und Fantasie sowie ein differenziertes Körpergefühl. Sie müssen sich über längere Zeiträume konzentrieren, ihre Aufmerksamkeit fokussieren und ein Projekt mit Ernsthaftigkeit zu einem gelingenden Abschluss bringen. Erwachsene, die mit jungen Menschen Theater spielen, haben daher immer wieder erfahren, dass es im Grunde kaum etwas Besseres für die gesunde körperliche, seelische und geistige Entwicklung des Menschen gibt, als Theater zu spielen. Kurz: Theaterspielen scheint einen sehr positiven Effekt auf intellektuelle, emotionale und soziale Komponenten der Persönlichkeit zu haben.

Szenenwechsel. Erfahrungen und Beobachtungen beteiligter Personen sind eine Sache, der konkrete *Nachweis* solcher positiven Effekte eine ganz andere. Ein solcher Nachweis der Wirksamkeit einer Maßnahme (sei das ein pädagogisches Programm wie die Ganzheitsmethode des Lesenlernens oder das Theaterspielen, eine Psychotherapie, ein Medikament oder eine Operation) bedarf einer Kontrollgruppe, bei der die Maßnahme nicht erfolgt bzw. (besser noch) eine andere Maßnahme erfolgt. Denn wenn ein Mensch mit einem anderen Menschen irgendetwas tut (das berühmte „Handauflegen“ in der Medizin), dann geht es dem anderen oft hinterher besser. Will man wissen, ob eine bestimmte Maßnahme wirklich einen spezifischen Effekt hat, braucht man mehr als nur Erfahrungen beim Einzelnen. Man braucht eine Gruppe und notwendig auch eine *Kontrollgruppe*.

Zweitens ist wichtig: Die Zuweisung zur Kontrolle oder zur zu überprüfenden Maßnahme muss unbedingt zufällig (z.B. Losverfahren) erfolgen. Man spricht auch von Randomisierung (engl. random: Zufall). Nur so kann verhindert werden, dass „die Guten“

in die eine und „die Schlechten" in die andere Gruppe kommen und so das Ergebnis durch die Selektion der Teilnehmer bereits vorgezeichnet ist. Werden in der Medizin beispielsweise die leichter Erkrankten medikamentös behandelt und die schwerer Erkrankten operiert und versterben dann mehr aus der Gruppe der schwerer Erkrankten, dann sagt dies gar nichts über die Wirksamkeit der beiden Therapieverfahren. Oder stellt man beispielsweise fest, dass Adoptivkinder intelligenter sind als Heimkinder, so sagt dies zunächst nur darüber etwas aus, nach welchen Gesichtspunkten sich Eltern Kinder aus Heimen aussuchen, um sie mit nach Hause zu nehmen (5).

Als Drittes ist ein Vorher-nachher-Design, das heißt, Messungen vor und nach der Maßnahme erforderlich, weil man nur so Veränderungen messen kann, die durch die Maßnahme verursacht wurden. Das genannte methodische Vorgehen – man spricht von einem kontrollierten, randomisierten experimentellen Design mit Wiederholungsmessung – ist im medizinischen Bereich seit Langem Standard, wenn es um die Frage geht, was eine bestimmte Maßnahme ganz konkret bringt. Im pädagogischen Bereich (in dem dieses Vorgehen genauso schwierig wie möglich ist wie in der Medizin!) setzt es sich jedoch erst langsam durch.

Nehmen wir als Beispiel die Mengenlehre in der ersten Klasse. Die Idee, Mathematik in der Reihenfolge zu unterrichten wie man sie systematisch begründen kann, wurde nicht etwa zunächst als Hypothese betrachtet, die man durch methodisch saubere Studien an einigen Schulen testen muss. Nein, sie wurde flächendeckend beispielsweise in Hessen umgesetzt, um nach etwa einem Jahrzehnt festzustellen, dass sie nichts taugt. Das ist etwa so, als würde man Aspirin dem Trinkwasser beigeben, um die Menschen vor Herzinfarkten zu schützen, um nach zehn Jahren festzustellen, dass Magengeschwüre und andere Nebenwirkungen die vielleicht vorhandenen positiven Effekte zunichte machen und man das Trinkwasser besser medikamentenfrei belässt. Was als methodisches Vorgehen in der Medizin lächerlich wirkt, geschieht seit Jahrzehnten flächendeckend in der Pädagogik: Eine „Reform" jagt die nächste, vorherige Studien jedoch zu dem, womit man Schüler (und Lehrer) flächendeckend „beglückt", sucht man vergebens.

Der Stellenwert individueller Erfahrungen durch den Praktiker sei durch all diese Überlegungen keineswegs geschmälert. Wovon sollte man ausgehen, wenn nicht von eigenen Beobachtungen und Erfahrungen? „Eine Paste aus schimmeligem Brot ist gut gegen eine eitrige Wunde" – wusste man schon im Mittelalter, rein aus entsprechenden Beobachtungen bei der praktischen Anwendung volksmedizinischer Rezepte. Aber man wusste weder, wie viel Schimmel (und welchen) es braucht, noch wusste man, warum das so ist. „Immer wenn meine Petrischalen verschimmelt sind, wachsen die Bakterien schlecht." Diese Beobachtung machte der Entdecker des Penizillins, der spätere Nobelpreisträger Alexander Flemming. Es war dabei mit dieser Beobachtung keineswegs getan. Vielmehr war es ein langer, sehr arbeitsreicher Weg bis zum heutigen klinischen Alltag mit routinemäßiger Anwendung verschiedener Antibiotika (in verschiedenen Dosierungen) bei den verschiedensten Infektionskrankheiten.

Zweierlei war wichtig für diesen Weg: Zum einen wurde durch Wissensfortschritt in den Grundlagen der Biochemie immer klarer, welche Mechanismen der Wirkung von Antibiotika auf Bakterien zugrunde liegen. Und zum Zweiten folgten auf unzählige einzelne Beobachtungen vieler Ärzte an vielen Patienten hypothesengeleitete kontrollierte randomisierte Studien an noch mehr Patienten, durch die geklärt wurde: Bei Blasenentzündung mit dem Keim X genügt die Einmalgabe von Medikament A in der Dosierung von a Milligramm; bei Lungentuberkulose mit dem Bakterienstamm Y braucht es ein halbes Jahr die Medikamente B und C in der Tagesdosis von b und c Milligramm. Kurz: Aus Erfahrung wurde Wissen.

Zurück zur Kindertheater-Szene. Wie ist hier die Datenlage? Über die positiven Wirkungen des Theaterspielens mit Kindern wird von Praktikern, den Workshopleitern und Theaterverantwortlichen immer wieder berichtet. „Das Medium Theater bietet viele Möglichkeiten, sich zu erfahren, sich kennenzulernen, sich auszudrücken, sich in Szene zu setzen, zu spielen. Allerdings immer unter dem Gesichtspunkt und dem Ziel, am Ende ein Produkt zu zeigen: Eine Theateraufführung", schreiben Walter und Lau (7) in ihrem Buch *Lichtblicke*, das subjektive Erfahrungen und Ergebnisse sehr anschaulich vermittelt. Die Autorinnen berichten unter anderem von einem Jungen, der zunächst „verstockt und gehemmt" wirkte, aufmerksamkeitsgestört war, nichts zustande brachte und „in die Gruppe kaum tragbar" war. Eine einzige Woche Theaterarbeit bewirkte, dass er offen und zugänglich wurde. Im Laufe weiterer Theaterwochen konnte er offensichtlich mit neuem Verhalten spielen, es erproben und davon sehr profitieren, nicht nur beim Theater, sondern im Leben: „Er hat guten Kontakt zu den anderen Kindern. Und dies nicht nur in der Theaterwoche, sondern inzwischen auch in seinem häuslichen Umfeld." Der positive Effekt *generalisiert* also auf andere Lebensbereiche, was ganz wesentlich für die Beurteilung des positiven Einflusses von Kindertheater auf Kinder zu bewerten ist.

So eindrucksvoll solche Beobachtungen auch sind, und so bedeutsam sie vor allem für Überlegungen dazu sind, was am Kindertheater wie wirkt (und was nicht), was man also konkret tun sollte (und was nicht), so reichen sie hierfür keineswegs aus. Hat man erst einmal viele Beobachtungen gemacht, würde man gerne genauer sagen können, wie groß die Auswirkungen sind, zumal es letztlich ja auch darum geht, beispielsweise öffentliche Ausgaben für Projekte zu rechtfertigen. Wer in der Medizin beispielsweise will, dass die Kassen seine Therapie bezahlen, der muss nachweisen, dass sie wirkt. „Die Patienten fühlten sich wohl und haben gelächelt" reicht hierzu nicht! – Und das ist auch gut so, denn sonst würden wir alle viel Geld für jede Menge Unsinn zahlen. Wer privat zu einem Quacksalber geht und viel Geld für unwirksame Therapien ausgibt, der kann dies tun. Öffentliche Mittel jedoch sollten nicht leichtfertig ausgegeben werden.

Daher ist es sehr verdienstvoll, wenn sich Menschen die Arbeit machen, größere Studien durchzuführen, wie dies beispielsweise am Wiener Kindertheater der Fall war (1). In den Monaten März, April und Mai 2008 wurde zweimal wöchentlich jeweils ein zweistündiger Theaterworkshop mit 126 Kindern aus fünf dritten Volksschulklassen (an zwei Schulen) durchgeführt. Zuvor waren die Kinder im Februar einzeln im Hinblick auf Aufmerksamkeit, Wahrnehmung und Gedächtnis sowie Persönlichkeitsfaktoren wie

Selbstbewusstsein, Kontaktfähigkeit, Selbstsicherheit und Aggressionsbereitschaft psychologisch getestet worden. Die Tests wurden dann im Juni 2008, also nach Abschluss der Theaterworkshops, wiederholt, wobei signifikante Verbesserungen in den Bereichen Merkfähigkeit, Körperwahrnehmung Aufmerksamkeit sowie in den Bereichen der visuellen und akustischen Wahrnehmung und des Selbstwerts innerhalb der Familie gefunden wurden. Keine Veränderungen zeigten sich in den Bereichen Leistungsbereitschaft, Urvertrauen und Aggressionsbereitschaft. Die Studie legt damit nahe, dass Theaterspielen wichtige und ganz allgemeine Bildungsfunktionen übernehmen kann und zu deutlichen Verbesserungen in für das Lernen wesentlichen psychologischen Funktionen beiträgt.

Kritisch könnte man einwenden, dass sich Kinder innerhalb eines knappen halben Jahres auch spontan in vielen kognitiven und affektiven Bereichen verbessern können. Auch könnte man einwenden, dass bei Durchführung derselben Tests Lerneffekte auftreten können, die zu einer Verbesserung der Leistung führen. Es ist allerdings eher unwahrscheinlich, dass die beobachteten deutlichen Verbesserungen um bis zu 50% allein auf das Konto von Zeit und Übung gehen. Zudem steht die Studie nicht für sich allein, sondern muss in Beziehung gesetzt werden zu anderen Studien zu den Auswirkungen des Theaterspielens.

Wieder ist die Sache wie in der Medizin, wo es beispielsweise auch Studien gibt, die keine Kontrollgruppe enthalten oder keine Zufallszuweisung oder keinen Vorher-nachher-Vergleich und deren Ergebnisse daher die behaupteten Wirkungen nicht zweifelsfrei beweisen können. Andererseits gilt jedoch, dass solche offenen Studien durchaus einen Wert haben können, nämlich dann, wenn ihre Ergebnisse in die gleiche Richtung weisen und mit anderen Studien, die kontrolliert erfolgten, übereinstimmen oder zumindest ähnlich sind.

Von besonderer Bedeutung für die Frage nach positiven Auswirkungen des Kindertheaters ist daher eine Studie des Kanadiers Glenn Schellenberg im Rahmen einer kontrollierten randomisierten Untersuchung mit 144 Kindern im Alter von sechs Jahren, die entweder Klavier- bzw. Gesangsunterricht erhielten oder Theater spielten. Die Theatergruppe war als Kontrollgruppe gedacht, und eine weitere Kontrollgruppe tat gar nichts, sodass sich in der Studie auch das Theaterspielen mit dieser zweiten Kontrollgruppe vergleichen ließ (4). Obwohl bei dieser Arbeit die Aufmerksamkeit auf Musikerziehung lag, hebt der Autor hervor, dass in der Theatergruppe ebenfalls deutliche Verbesserungen zu verzeichnen waren, die sich auf das Sozialverhalten der Kinder bezogen. Im Hinblick auf intellektuelle Fähigkeiten kam es in der Theatergruppe – im Unterschied zur Wiener Studie – nicht zu signifikanten Verbesserungen im Vergleich zur Kontrollgruppe. Dies mag darauf zurückzuführen sein, dass die Kinder jünger waren und auch in der Kontrollgruppe (Nichtstun) deutliche Verbesserungen der intellektuellen Fähigkeiten (wahrscheinlich entwicklungsbedingt) verzeichnet wurden. Rein numerisch waren die intellektuellen Fähigkeiten in der Theatergruppe etwas besser als in der Gruppe, die keiner Intervention zugeführt worden war.

Insgesamt zeigt sich also hier die Notwendigkeit von weiteren Studien zu diesem Thema sehr deutlich. Andererseits zeigt sich vor allem aber auch, dass bei methodisch sauberer Arbeit wertvolle Ergebnisse zu erzielen sind und dass es aufgrund der vorliegenden Daten mit fast an Sicherheit grenzender Wahrscheinlichkeit der Fall ist, dass Theaterspielen Kindern und Jugendlichen guttut. Wir brauchen mehr solcher Untersuchungen, um die Effekte klarer zu sehen und vor allem auch besser beurteilen zu können, welche Wirkfaktoren eine Rolle spielen und worauf das Augenmerk bei der Intervention in erster Linie gerichtet sein sollte. Und wir brauchen kreative Vorstellungen.

Szenenwechsel. Seit Jahrzehnten weiß man, dass der Gebrauch des Gehirns dieses verändert. Vor zehn Jahren konnte man erstmals elektronenmikroskopische Bilder von Synapsen machen, die zuvor gebraucht oder nicht gebraucht worden waren (Abb. 3-3), und so die Vergrößerung von Synapsen durch deren Gebrauch nachweisen (8). Damit ist nachgewiesen, dass im Gehirn gebrauchsabhängige Spuren entstehen, „Trampelpfade für Informationen", auf denen die Impulse immer besser automatisch entlang

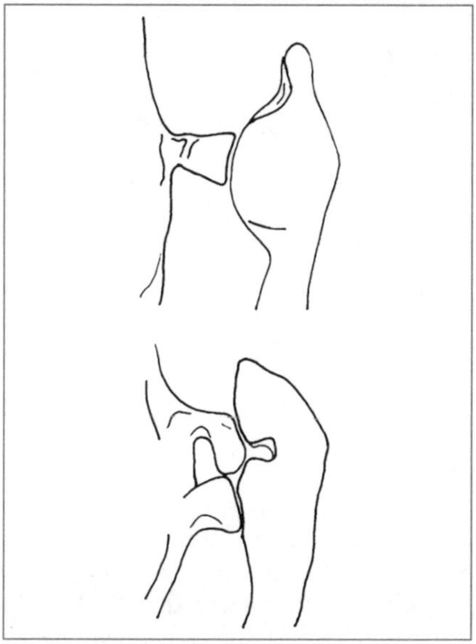

Abb. 3-3 Sich ändernde Synapsen durch Lernen (gezeichnet nach 8). Oben ist eine Synapse dargestellt (rechts präsynaptischer Endknopf, links postsynaptischer dendritischer Dorn) an der zuvor wenig Aktionspotenziale übertragen worden waren. Entsprechend ist sie eher klein. Über die untere Synapse liefen zuvor recht viele Impulse, daher ist sie deutlich sichtbar gewachsen.

laufen und damit dafür sorgen, dass auf bestimmte Erlebnisse in bestimmter Weise reagiert (man könnte auch sagen: vernünftig gehandelt) wird.

Wissenschaftler am Institut für Neurobiologie in Martinsried bei München haben kürzlich eine Arbeit mit dem Titel *Erfahrung hinterlässt eine überdauernde strukturelle Spur in kortikalen Schaltkreisen* publiziert (3; Übersetzung des Titels durch den Autor). In dieser Arbeit konnten sie sehr eindrücklich zeigen, wie visuelle Erfahrungen zu lang dauernden strukturellen Veränderungen im Sinne von Spuren in Schaltkreisen der Gehirnrinde führen. Sie untersuchten durch den wiederholten Verschluss jeweils eines Auges verursachte Veränderungen von Synapsen im visuellen Kortex von Mäusen. Durch Verschluss eines Auges kam es zunächst zu einem ganz deutlichen Remodellierungseffekt: Synapsen wurden auf- und abgebaut, je nachdem, ob Verbindungen stärker oder schwächer (oder gar nicht mehr) verwendet wurden (Abb. 3-4). Entsprechend

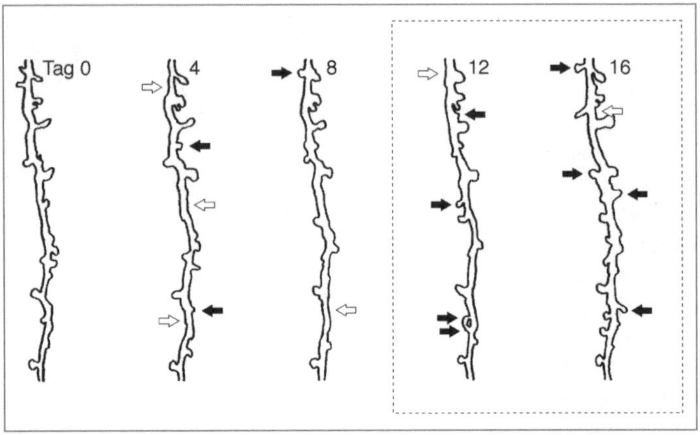

Abb. 3-4 Entstehung neuer Synapsen durch neue Erfahrungen im Zeitraum von Tagen (gezeichnet nach 3). Man sieht zunächst den ganz normalen Turnover, das heißt, es werden neue Synapsen gebildet (schwarze Pfeile) und alte abgebaut (weiße Pfeile). Findet Lernen statt (ab Tag 8), so werden vermehrt neue Synapsen gebildet (Auswirkungen im gestrichelten Kasten, Tage 12 und 16).

änderte sich auch das Verhalten der Tiere auf visuelle Reize. Nach dem Rückgängigmachen des Augenverschlusses änderte sich zwar das Verhalten wieder (die Tiere reagierten wie zuvor auf visuelle Reize), von den neu gebildeten Synapsen blieb jedoch ein nicht geringer Teil übrig, das heißt, viele durch das Umlernen nach Augenverschluss verursachte Synapsen blieben erhalten. Ein erneuter Augenverschluss beim gleichen Auge wie zuvor führte nun interessanterweise *nicht* zum erneuten Wachstum von Synapsen, wenn sich auch das Verhalten (rascher als beim ersten Mal) wieder änderte. Mit anderen Worten: Die durch neue Erfahrungen verursachten strukturellen Veränderungen im Gehirn bleiben bestehen und bilden die Grundlage für späteres rasches erneutes Erlernen ähnlicher Erfahrungen.

Um zu verstehen, was das Ganze mit Kindertheater zu tun hat, braucht man nichts weiter als ein paar bekannte Fakten sowie ein paar Vorstellungen. Der visuelle Kortex entwickelt sich beim Menschen nach der Geburt durch Seheindrücke innerhalb der ersten Lebensjahre, was bei Bereichen der Gehirnrinde, die für Denken, Planen, Bewerten und (soziales) Handeln zuständig sind, wesentlich länger dauert. Auch diese Areale brauchen zu ihrer Entwicklung „Eindrücke", die je nach Funktion der Areale aus Gedanken, Gefühlen, Plänen und (sozialen) Handlungen bestehen. Erst durch das Verarbeiten vieler solcher Eindrücke entstehen in diesen Bereichen des Gehirns Spuren, entlang derer später die Eindrücke laufen, sodass deren Verarbeitung „geleitet" und recht automatisch funktioniert. Wie beim Sprechen: Nur weil die Sprachzentren während der Sprachentwicklung Hunderttausende von Spracheindrücken in lebendigem Kontext erhielten, bildeten sich Spuren (Laute, Silben, Wörter, Bedeutungen, Grammatik), mit deren Hilfe jeder seine Gedanken mühelos und fast vollautomatisch in Sprachhandlungen umsetzen kann. So müssen auch die Zentren für vernünftiges Denken, zielgerichtetes Planen, vergleichendes Bewerten und sinnvolles Handeln viele Eindrücke erhalten (und das geschieht bei jedem aktiven Vollzug dieser geistigen Leistungen), sodass langfristig eine *voll funktionierende Person* (wie Carl Rogers dies genannt hat) entsteht bzw. *gebildet* wird. Hierfür sorgt in erster Linie *das Leben selbst* mit all den Erfahrungen, die es für einen jungen Menschen bereithält.

Und genau hier setzt das Theater an: Schon im Tierreich beobachten wir, dass gespielt wird, dass also nicht mit jeder Erfahrung gleich der „Ernstfall" vorliegt, weil dies im wirklichen Leben fatal (im wahrsten Sinne des Wortes: tödlich) ausgehen könnte. Daher tollen kleine Bären, Hunde oder Katzen mit ihresgleichen herum und probieren sich aus. Nichts anderes geschieht beim Menschen im Spiel (6). Und wie könnte man alle Facetten des realen Lebens besser spielen als durch Theater? Mit anderen Worten: Aus dem, was wir über die Gehirnentwicklung wissen und ein paar wenigen durchaus plausiblen zusätzlichen Annahmen folgt damit, dass man kaum etwas Besseres mit jungen Menschen tun kann als mit ihnen Theater zu spielen. Denn sie lernen hierbei unendlich viel. Dieses Lernen geschieht, wie der Spracherwerb, nicht durch Pauken, sondern durch Wahrnehmen, Verarbeiten (Denken, Fühlen, Bewerten, Planen) und Handeln. Und ebenso wie der Spracherwerb nicht nur (und sogar nur ganz am Rande) dazu führt, dass wir uns zeitlebens an ein paar Sprüche von Oma oder Papa erinnern, sondern vielmehr dazu führt, dass wir Sprachkompetenz – mit allem, was dazu gehört – erwerben, so besteht auch das Resultat von Kindertheater nicht in ein paar netten Erinnerungen an dieses oder jenes Ereignis. Gerade der Vergleich mit der Sprache zeigt: Darum geht es überhaupt nicht! Es geht vielmehr um nichts weniger als um das, was man unter Bildung traditionellerweise versteht und bis heute verstehen sollte. So wird auch verständlich, warum der vielleicht bedeutendste deutsche Reformpädagoge des letzen Jahrhunderts, Hartmut von Hentig, in seiner Schrift über Bildung Folgendes formuliert: „Ich traue mir die Einrichtung einer alle Bildungsansprüche befriedigenden Schule zu, in der es nur zwei Sparten von Tätigkeiten gibt: Theater und Science" (2).

Es ist keineswegs egal, wie unsere Kinder ihre Zeit, sei es Schulzeit oder Freizeit, verbringen. Man bedenke nur, dass nach dem Schlafen (etwa 7 Stunden) heute der Konsum von Bildschirmmedien (mit etwa 5,5 Stunden täglich) im Hinblick auf die verbrachte Zeit noch vor der Schule (mit etwa 4 Stunden täglich) und lange vor außerschulischen Aktivitäten, den größten Erlebnisbereich darstellt. Wir wissen, dass vor den Bildschirmen die Gehirne junger Menschen flächendeckend vermüllt werden. Gerade in einer Epoche, die der nächsten Generation mit viel multimedialem Aufwand sehr viele nachweislich sehr ungünstige Erfahrungen zumutet, ist zu bedenken, dass alle Aktivitäten, die den Bildschirmmedienkonsum zurückdrängen und die aktive Auseinandersetzung mit der Welt und anderen Personen fördern, von großer Bedeutung sind. Wir haben unseren Kindern Besseres zu bieten als seichtes Fernsehen und gewaltsame Computerspiele. Spielen Kinder Theater, so gehen sie strukturiert miteinander um, erleben sich selbst in verschiedenen Rollen und können mit sich und anderen fantasievoll experimentieren. Es wird höchste Zeit, dass wir dies erkennen und besser fördern als bisher. Denn wir haben nicht nur Erlebnisse und Erfahrungen, wir haben auch gute Studien und wir haben einen plausiblen Wirkungsmechanismus. Hier ist die Theaterforschung letztlich sogar weiter als die Medizin, in der für viele Therapien zwar ein Wirksamkeitsnachweis vorliegt, der Wirkungsmechanismus jedoch keineswegs schon geklärt ist.[1] „Theaterspielen entwickelt Wahrnehmungsfähigkeit, sensibilisiert die Sinne, verstärkt das Verständnis für gemeinsames planvolles Tun auf ein bestimmtes Ziel hin, fördert das Gespür für zwischenmenschliche Zusammenhänge und entfaltet individuelle Fähigkeiten des anschaulichen Denkens, Sprechens und selbstständigen Handelns. Es fördert das selbstsichere Antworten und kreative Reagieren in verschiedenen Situationen", sagte Felix Rellstab (zit. nach 7), der 1966 bis 1971 das neu gegründete *Züricher Theater am Neumarkt* mit theaterpädagogischer Abteilung leitete (zu dessen Eröffnung übrigens ein Stück von Václav Havel, dem späteren tschechischen Präsidenten, aufgeführt wurde). „Und wenn das so ist, und ich weiß, dass es so ist, dann wünsche ich mir, dass möglichst viele Kinder diese Chance bekommen, sich zu entfalten", möchte man mit Walter und Lau (7) zum Kindertheater abschließend und laut vernehmbar sagen. Wir brauchen mehr Kreativität, mehr Forschung und vor allem mehr Vorstellungen!

Danksagung

Ich danke der Theaterpädagogin Gunhild Walter für wertvolle Hinweise und Anregungen.

---

1 Dies versteht der Laie oft nicht. Er denkt, Mediziner machen nur etwas, wenn man den Mechanismus kennt. Und er verteufelt die „Schulmedizin", die – im Gegensatz zur „Erfahrungsmedizin" – Therapien mit unbekannten Mechanismen nicht zulasse. Dies ist aber überhaupt nicht der Fall. Das meiste, was Ärzte tun, beruht auf Erfahrung, die systematisiert und mittels guter Studien (siehe Haupttext) gesichert wurde.

Literatur

1. Sindelar B et al. Die ganze Schule ist eine Bühne: Kindertheater als Bildungsinstrument. Pädiatrie & Pädologie 2008; 6: 15–20.
2. Hentig HV. Bildung. München: Hanser 1996.
3. Hofer SB et al. Experience leaves a lasting structural trace in cortical circuits. Nature 2009; 457: 313–317.
4. Schellenberg G. Music lessons enhance IQ. Psychological Science 2004; 15: 511–514.
5. Spitzer M. Heim oder Familie? Nervenheilkunde 2008; 27: 199–201.
6. Spitzer M. Spiele. Nervenheilkunde 2008; 27: 458–462.
7. Walter G, Lau A. Lichtblicke. Bundesarbeitsgemeinschaft Spiel & Theater (Hrsg.) Groß Düngen: B+W Druckservice.
8. Toni N et al. LTP promotes formation of multiple spine synapses between a single axon terminal and a dendrite. Nature 1999; 402: 421–425.

4 Warum sind wir stolz?

„Da kannst du stolz darauf sein", sagen wir zu jemandem, der gerade das Abitur oder irgendeine schwierige Prüfung gut bestanden hat. „Dummheit und Stolz wachsen auf einem Holz", sagt der Volksmund. Irgendwie passt das nicht so recht zusammen! Denkt man weiter darüber nach, so scheint es zwei Sorten von Stolz zu geben. Einen, der von anderen als berechtigt beurteilt wird, weil er sich nach irgendeinem Erfolg eingestellt hat (oder andere meinen, er müsse sich einstellen), und einen anderen, den andere Menschen als unberechtigt betrachten. Man hat in diesem Zusammenhang auch schon von *Großmut*, *authentischem Stolz* bzw. *Beta-Stolz* einerseits sowie von *Hochmut*, *Hybris* bzw. *Alpha-Stolz* andererseits gesprochen (3, 4, 6, 7). Man könnte auch von Stolz als gesellschaftlich akzeptierter kurzfristiger Reaktion (*state*) auf Erfolg einerseits und von Stolz als Persönlichkeitszug andererseits (*trait*) sprechen, der sozial allgemein negativ bewertet wird.

Somit wäre es beim Stolz etwa so wie beim Glück: Die Sprache ist in beiden Fällen mehrdeutig, denn sie meint einerseits die Reaktion auf ein akutes Ereignis (Glück haben bzw. Glücksmomente erleben) und andererseits eine langfristig und wahrscheinlich genetisch zumindest mitbedingte Eigenschaft (manche sprechen vom individuellen *Set-Point* des Glückserlebens), in der sich Menschen unterscheiden. Manche Menschen sind grundsätzlich eher gut gelaunt, glücklich und manche eher schlecht gestimmt und subdepressiv.

Seit Hobbes und Hume und vor allem im angloamerikanischen Sprachraum zählt man den Stolz zu den Emotionen (*passions*) (9) und damit zu den kulturübergreifenden, unmittelbaren, tiefen, biologisch verwurzelten Weisen menschlichen Erlebens und Ausdrucks. Er bereitet dabei aber Probleme, denn in Diskursen über Emotionen geht es meist um Angst oder Freude, Glück oder Aggression, Liebe oder Eifersucht. Diese Emotionen haben eine klare Valenz, das heißt, sie sind entweder positiv oder sehr negativ. Zudem hat man sie mehr oder weniger gut verstanden in dem Sinne, dass man ihre Neurobiologie und Physiologie einerseits (man spricht auch von *proximate causes*) und ihren evolutionsbiologischen Zweck andererseits (*ultimate cause*[1]) einordnen kann: Vom Mandelkern über die Sympathikusaktivierung bis hin zur erfolgreichen Flucht vor dem Säbelzahntiger ist uns in dieser Weise Angst geläufig; und nicht anders ergeht es uns mit dem Nucleus accumbens, dem Dopamin, dem Oxytocin und der erfolgreichen Paarbildung zum Zwecke der Fortpflanzung, wenn wir über die Liebe nachdenken.

Ganz anders ist es mit dem Stolz: Irgendwie kann man mit ihm nicht so recht etwas anfangen. Einerseits verstehen wir ihn als Emotion, andererseits hat er keine klare Valenz und liegt sowohl neurobiologisch bzw. physiologisch als auch evolutionär praktisch völlig im Dunkeln.

Was könnte die Funktion des Erlebens von Stolz sein? Hierzu gibt es bislang vergleichsweise wenig empirische Forschung, weswegen die Arbeiten der Psychologen Lisa Williams und David De Steno (10, 11) von der North Eastern University in Boston von grundlegender Bedeutung sind. Ebenso wie Angst, durch die unser Körper in Anbetracht widriger Umstände Höchstleistungen vollbringt und damit für unser Überleben sorgt, hat diesen Autoren zufolge Stolz eine Funktion: Er bringt uns dazu, Fähigkeiten oder Fertigkeiten *zu lernen* und *in der Gruppe zu demonstrieren.*

Betrachten wir als Beispiel ein kleines Kind, welches das Radfahren lernt. Die Sache ist gar nicht so einfach und immer wieder kommt es zu Misserfolgen, die mehr oder weniger schmerzhaft bzw. blamabel ausfallen. Am Ende jedoch steht in aller Regel die

---

1 Die Unterscheidung von *proximate* und *ultimate* causes wird von evolutionären Psychologen gerne zur Klarstellung ihrer Argumente verwendet, nicht zuletzt um zu verhindern, dass beide „Erklärungen" gegeneinander ausgespielt werden. Beispiel: „Der männliche Pfau hat ein großes buntes Rad als Schwanz, um Weibchen zu beeindrucken" (*ultimate cause*). „Nein, er hat ein großes Rad weil seine Biochemie eine ganz andere ist als die der Weibchen" (*proximate cause*). *Beide* „Erklärungen" sind berechtigt. Die eine erklärt den Zweck, die andere den Mechanismus.

erfolgreiche Aneignung einer neuen Fähigkeit: Auf einem Zweirad balancierend sich schnell zu bewegen (Kinder mögen *sausen*) und dabei von anderen gesehen zu werden. Kinder, die das Radfahren gerade gemeistert haben, sind mächtig stolz, wie alle Eltern wissen. Nicht anders ist es mit dem Schwimmen lernen oder mit null Fehlern in einer Mathematikklassenarbeit. Die Kinder sind stolz auf ihre Leistung, genießen die Anerkennung durch andere und das Ganze spornt sie an, noch weitere Hürden zu nehmen und nicht vorschnell zu kapitulieren.

Damit ist Stolz wie Eifersucht oder Liebe eine *soziale Emotion* und besitzt entsprechend eine soziale Funktion. Ebenso wie die Angst von „ich muss" (kämpfen oder fliehen[2]) und die Liebe von „ich will" (die andere Person) begleitet sind, so ist der Stolz begleitet von „schaut her: ich kann". In dieser Hinsicht ist Stolz zwar verwandt mit Selbstwertgefühl bzw. dem Gefühl der Selbstwirksamkeit, er ist aber nicht identisch mit diesen beiden Gefühlen, weil die soziale Komponente (*schaut her!*) hinzukommt. Stolz drückt also *gefühlte Selbstwirksamkeit und gefühlten Selbstwert in Anbetracht demonstrierter Fähigkeiten nach überwundenen Schwierigkeiten* aus und erhöht damit letztlich den sozialen Status und die Attraktivität einer Person im sozialen Gefüge.

Dass er einen Menschen dazu befähigt, auch bei widrigen Aufgaben durchzuhalten, und dass sein Effekt dabei von Selbstwirksamkeit einerseits und von allgemeinem positivem Affekt andererseits differenziert werden kann, wurde empirisch nachgewiesen (11): Insgesamt 87 Studenten mussten zunächst eine Schätzungsaufgabe durchführen und erhielten eine von zwei möglichen Rückmeldungen: entweder ein sehr positives Feedback vom Versuchsleiter („Sie haben 124 von 147 möglichen Punkten, eines der besten Ergebnisse, die wir je hatten", vorgetragen mit viel Enthusiasmus: „Great job!") in der *Stolzbedingung*, oder das gleiche

---

2 Sofern es sich hierbei um eine andere Person handelt, ist auch Angst eine soziale Emotion. Sofern sie sich auf Schlangen, Spinnen oder den sprichwörtlichen Säbelzahntiger bezieht, ist sie das nicht.

Feedback ohne Enthusiasmus („Sie haben 124 von 147 Punkten") in der *Kontroll-Rückmeldungsbedingung* oder gar keine Rückmeldung (*Kontrollbedingung*). Danach wurden die Probanden gebeten, eine mentale Rotationsaufgabe durchzuführen, also zwei Figuren danach zu beurteilen, ob sie gleich sind und durch Rotation ineinander übergehen können oder ob sie sich spiegelbildlich zueinander verhalten (Abb. 4-1). Diese Aufgaben werden seit Jahrzehnten in der Erforschung visuell-räumlicher Fähigkeiten eingesetzt und gehen auf ein bekanntes, im Fachblatt *Science* bereits 1971 publiziertes, Experiment zurück (5).

Diese Aufgaben zur Drehung von Objekten vor dem inneren geistigen Auge sind anstrengend: Kein Mensch macht das gerne lange. Und so kann man die Zeit, die jemand bereit ist, an solchen Aufgaben zu arbeiten, als einen Gradmesser seiner Motivation verwen-

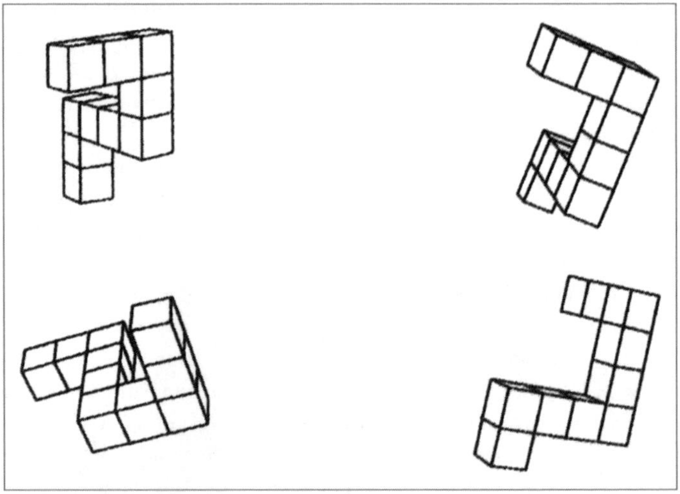

Abb. 4-1 Stimuli, wie sie im Experiment verwendet wurden (nach 5). Die beiden Körper links sind identisch, das heißt, durch Rotation ineinander überführbar. Die beiden Körper rechts nicht; der eine ist das Spiegelbild des anderen.

den. Entsprechend erhielten die Probanden die Instruktion, solange zu arbeiten bis sie keine Lust mehr hatten. Danach mussten sie noch einige Fragen beantworten, aus denen sich unter anderem erkennen ließ, dass die experimentelle Induktion von Stolz gewirkt hatte.

Und der induzierte Stolz hatte seine Wirkung (Abb. 4-2): Wer stolz war auf seine vorherige Leistung, arbeitete signifikant länger an den Rotationsaufgaben, besaß also ein größeres Durchhaltevermögen. Dies kann nicht daran gelegen haben, dass sich die „stolzen" (besser: künstlich stolz gemachten) Probanden im Hinblick auf ihre Leistung besser einschätzten. In der Selbsteinschätzung ihrer Leistung unterschieden sie sich nämlich nicht von den Teilnehmern der Kontrollgruppe, denen ihr Testergebnis ebenfalls (aber ohne Enthusiasmus) mitgeteilt wurde.

Um diesen Befund zu replizieren und um zusätzlich auszuschließen, dass der Effekt nur auf positiven Affekt zurückzuführen ist, wurde ein zweites Experiment an 78 Probanden (56 weiblich) durchgeführt. Die drei Bedingungen in diesem Experiment waren „Stolz", „positive Stimmung" und „Kontrolle". Im Prinzip lief das Experiment wie das erste ab; man verwendete allerdings nach der Induktion des Stolzes zur Induktion positiver Emotionen eine

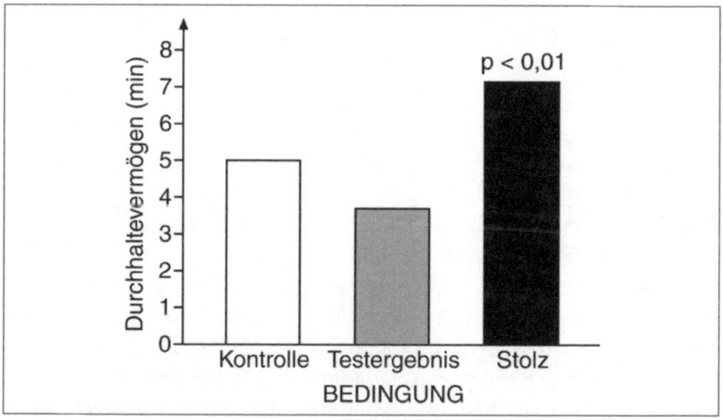

Abb. 4-2 Wer stolz auf sich ist, hält länger durch, wenn er etwas tun muss, was ihm nicht gefällt. Ergebnis des ersten Experiments (nach 10).

zusätzliche Intervention: Die Probanden mussten Bilder betrachten, die entweder neutral waren (Tasse, Stuhl, Tisch) oder besonders positiv (Hochzeit, Sonnenuntergang). In der Stolz- und der Kontrollbedingung wurden neutrale Bilder, in der dritten Gruppe („positive Stimmung") dagegen positive Bilder betrachtet. Ansonsten wurden die Probanden dieser Gruppe behandelt wie die der Kontrollgruppe, erhielten also keine Rückmeldung im Hinblick auf ihre Leistung. Wie Abbildung 4-3 zeigt, waren die experimentellen Manipulationen der Variablen „Stolz" und „positive Stimmung" offensichtlich erfolgreich: Unter der Bedingung „positive Stimmung" fühlten sich die Probanden zwar gut (linke Säule Mitte), waren jedoch nicht stolzer (rechte Säule Mitte) als die Kontrollprobanden. Damit war es nun möglich zu prüfen, ob der Stolz oder die

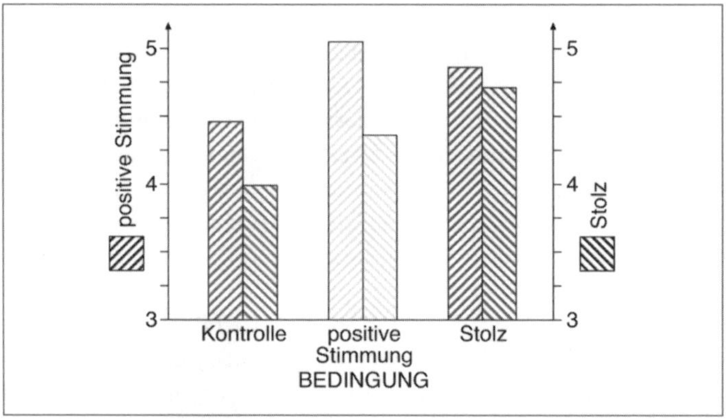

Abb. 4-3 Ausmaß von guter Stimmung ▨ und Stolz ▧ – mit Fragebogen gemessen – unter den drei Bedingungen „Kontrolle", „positive Stimmung" und „Stolz". Man sieht, dass die induziert „Stolzen" am stolzesten waren und die induziert „positiv Fühlenden" sich am besten gefühlt haben. Wichtig ist vor allem der Vergleich der Säulen in der Mitte (Bedingung „positive Stimmung") mit den Säulen rechts (Bedingung „Stolz"): Positive Stimmung macht noch lange nicht stolz. (Wenn dem so wäre, dann wären die beiden Säulen in der Mitte, wie die rechten, etwa gleich hoch).

Abb. 4-4 Einfluss von Stolz oder guter Stimmung auf das Durchhaltevermögen bei einer langweiligen Aufgabe (nach 11). Man sieht deutlich, dass induzierter Stolz das Durchhaltevermögen erhöht, induzierte gute Stimmung hingegen nicht.

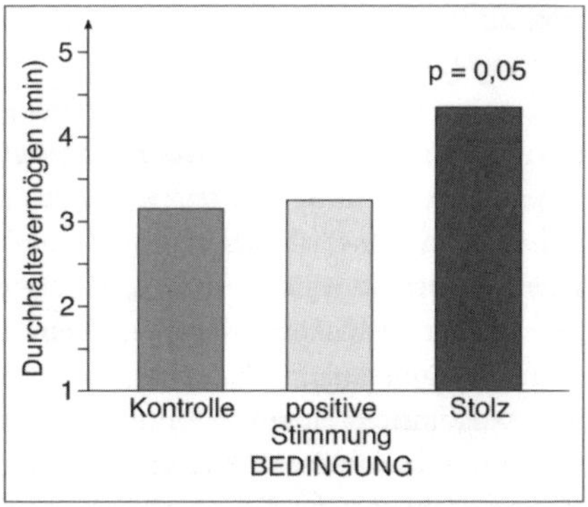

gute Stimmung das Durchhaltevermögen in der langweiligen anstrengenden Aufgabe zur mentalen Rotation beeinflusste. Wie Abbildung 4-4 klar zeigt und eine Pfadanalyse bestätigte, war es der Stolz und nicht die gute Stimmung.

Zurück zum sozialen Aspekt von Stolz. Wenn es nicht nur um das Durchhalten geht, sondern um die resultierende soziale Anerkennung, dann sollte der wie in den obigen Experimenten induzierte Stolz auch entsprechende soziale Wirkungen haben. Um dies zu untersuchen, wurde ein weiteres Experimente durchgeführt (11).

Insgesamt 62 Versuchspersonen (Durchschnittsalter 19 Jahre, 48 weiblich) nahmen in jeweils gleichgeschlechtlichen Paaren an dieser Studie zu den sozialen Auswirkungen von Stolz teil und wurden zufällig der „Stolzbedingung" oder der Kontrollbedingung zugewiesen. Nach ihrem Eintreffen im psychologischen Labor wurden die Teilnehmer darüber informiert, dass sie zusammen mit zwei weiteren Teilnehmern ein Experiment durchführen würden (von denen einer eine gleichgeschlechtliche studentische Hilfskraft war, also – unbemerkt von den beiden Probanden – zum Experiment gehörte). Den Probanden wurde gesagt, dass sie räumliche Testaufgaben, die sich in Entwicklung befänden, durchzuführen und zu bewerten hätten, zunächst jeweils allein und dann in der Dreiergruppe.

Dann mussten die Teilnehmer wieder eine Aufgabe zur mentalen Rotation dreidimensionaler Objekte am Computer durchführen (s. Abb. 4-1, S. 36). Ihnen wurde gesagt, dass der Computer ihre Leistung im Test (Geschwindigkeit und Fehlerlosigkeit) mit der Leistung der anderen Teilnehmer vergleichen würde, sodass die Teilnehmer im Unklaren darüber blieben, wie gut ihre Leistung tatsächlich war. Danach wiederum wurde ihnen gesagt, dass man den Test noch mittels einer individuellen Sehschärfebestimmung kalibrieren müsse und dass daher im Nebenraum ein Sehtest – individuell zur Wahrung der Privatsphäre – durchgeführt werden müsse. Dieser „Sehtest" war in Wahrheit die experimentelle Manipulation der Variable „Stolz": In der „Stolzbedingung" nahm der Versuchsleiter „zufällig" drei Ausdrucke aus dem Drucker, schaute sie durch und sagte zum Probanden: „Ich wollte Ihnen nur gerade mal zeigen, wie gut sie im ersten Test waren. Ihr Testwert lag bei 94% – super gemacht! Das ist einer der höchsten Werte, die wir je gesehen haben!" Währenddessen deutete der Versuchsleiter auf eine vermeintliche Auswertungsgrafik mit dem hohen Messwert des Probanden. In der Kontrollbedingung wurden die Patienten nach dem Sehtest dagegen einfach wieder in den Raum zurück gebracht, ohne positive Rückmeldung über ihr Abschneiden im ersten Test. Danach wiederum „evaluierten" alle Probanden den ersten Test, indem sie ein paar Fragen dazu beantworteten, die unter anderen auch Fragen zu ihrem Befinden beinhalteten. Hieraus wurden ihre positive Stimmung und ihr Stolz quantitativ bestimmt.

Im Anschluss daran wurde der Dreiergruppe eine Aufgabe gestellt, die ganz ähnlich war wie die visuelle Rotationsaufgabe zuvor: Ein Würfel, der seinerseits aus aneinander hängenden kleineren Würfeln zusammengesetzt war, wurde vom Versuchsleiter vor den Augen der Probanden auseinandergenommen und sollte nun innerhalb von sechs Minuten von den Probanden wieder zusammengefügt werden. Eine Videokamera (über der studentischen Hilfskraft, also dem vermeintlichen dritten Teilnehmer) filmte die beiden Probanden. Gemessen wurde die Zeit, die ein Proband mit dem Hantieren der Holzwürfel verbrachte. Sie stellt ganz offensichtlich ein Maß für die soziale Dominanz der betreffenden Person dar. Als zweites Maß für Dominanz dienten subjektive Bewertungen der jeweiligen beiden Partner durch die Versuchspersonen. Drittens wurden die Videos von unabhängigen Personen auf die Dominanz der beiden gefilmten Probanden hin auf einer Skala von 1 = gar nicht dominant bis 7 = sehr dominant bewertet. Zusätzlich wurde untersucht, wie sehr die jeweilige Versuchsperson ihre Partner mochte (1, 2).

Die Ergebnisse des Experiments waren wie folgt (Abb. 4-5): „Stolze" Probanden verbrachten signifikant (p = 0,04) mehr Zeit mit den Händen am Objekt (3 Minuten und 12 Sekunden im Mittel) als Probanden der Kontrollgruppe (2 Minuten und 25 Sekunden). Sie wurden von ihren Partnern im Trend als vergleichsweise dominanter erlebt (p = 0,07), was bei neutralen Beobachtern noch deutlicher war (p = 0,02). Von besonderem Interesse ist die Tatsache, dass Dominanz direkt mit Stolz korreliert war, nicht jedoch mit positiver Stimmung und mit Selbstwirksamkeit. Diese beiden Faktoren waren in der Stolzgruppe zwar stärker ausgeprägt als in der Kontrollgruppe, können aber bei fehlender Korrelation die Dominanz nicht erklären. Schließlich waren die „stolzen" Versuchspersonen bei ihren Partnern beliebter, sowohl im Vergleich zu den Kontrollpartnern (p = 0,02) als auch im Vergleich zu den vermeintlichen Partnern, die eigentlich wissenschaftliche Hilfskräfte waren (p = 0,01). Stolze Versuchspersonen hingegen mochten beide, den anderen Probanden und die Hilfskraft, gleich (obwohl sich die Hilfskräfte mehr zurückhielten, also weniger zum Gelingen der Aufgabe beitrugen). Dies kann als Indiz dafür gewertet werden, dass die vermehrte Attraktivität tatsächlich daher ruhrt, dass stolze Menschen eher gemocht werden (und nicht einfach nur „fleißigere").

„Stolz ist ein emotionaler Eckpfeiler, der mehrere grundlegende menschliche Strebungen antreibt: den Wunsch im Leben etwas zu erreichen; das Bedürfnis nach Einfluss und Status; das Verlangen nach einem attraktiven Partner in einer romantischen Beziehung; das Streben nach einem guten Gefühl für sich selbst und sein soziales Umfeld und das Aufziehen von erfolgreichen, intelligenten

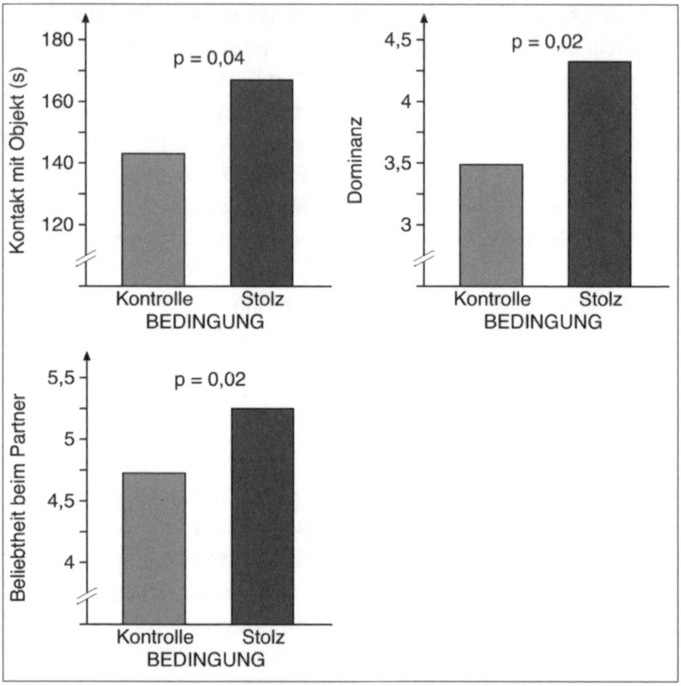

Abb. 4-5 Induzierter Stolz führt zu mehr Arbeit am Projekt (oben links) und zu größerer Beliebtheit (unten) aber auch dazu, dass die betreffenden Probanden vergleichsweise dominanter erlebt werden (oben rechts) (nach 11).

und artigen Kindern", schreiben Tracy und Robins (8) in ihrer zusammenfassenden Arbeit zur Natur und Funktion von Stolz. Ja, auf all das sind Menschen in aller Welt stolz.

Und zusammen mit den dargestellten experimentellen Befunden ergibt sich ein Bild vom Stolz, auf das man durchaus stolz sein kann: Er ist keineswegs nur zu bekämpfende dumme Hybris, sondern kann einen Menschen zur Überwindung von Hindernissen (vor allem beim Lernen) motivieren, ihn zu Leistungen anspornen und dabei noch dafür sorgen, dass dieser Mensch von anderen gemocht wird. Erlauben wir uns also durchaus gelegentlich einmal, stolz zu sein. Aber nur, wenn es auch einen Grund dafür gibt!

Literatur

1. Anderson C et al. Knowing your place: Self-perceptions of status in face-to-face groups. J Personality and Social Psychology 2006; 91: 1094–1110.
2. Dovidio JF et al. The relationship of social power to visual displays of dominance between men and women. J Personality and Social Psychology 1988; 54: 233–242.
3. Fredrickson BL, Branigan C. Positive emotions. In: Mayne TJ, Bonanno GA (Hrsg.) Emotions: Current issues and future directions. New York: Guilford Press 2001.
4. Lewis M. Self-conscious emotions: Embarrassment, pride, shame, and guilt. In: Lewis M, Haviland-Jones JM (Hrsg.) Handbook of emotions, 2. Aufl. New York: Guilford Press 2000.
5. Shepard RN, Metzler J. Mental rotation of three-dimensional objects. Science 1971; 171: 701–703.
6. Tangney JP. The self-conscious emotions: Shame, guilt, embarrassment and pride. In: Dalgleish T, Power MJ (Hrsg.) Handbook of cognition and emotion. New York: John Wiley 1999.
7. Tracy JL, Robins RW. The psychological structure of pride: A tale of two facets. J Personality and Social Psychology 2007; 92: 506–525.
8. Tracy JL, Robins R. Emerging insights into the nature and function of pride. Current Directions in Psychological Science 2007; 16: 147–150.
9. Thurnherr U. Stolz. In: Ritter J, Gründer K (Hrsg.) Historisches Wörterbuch der Philosophie, Bd. 10. Darmstadt: Wissenschaftliche Buchgesellschaft 1998.
10. Williams LA, DeSteno D. Pride and perseverance: The motivational role of pride. J Personality and Social Psychology 2008; 94: 1007–1017.
11. Williams LA, DeSteno D. Pride. Adaptive social emotion or seventh sin? Psychological Science 2009; 20: 284–288.

5 Ja, ich kann!

Selbstbild, Selbstbejahung und nachhaltige Leistungsfähigkeit

Das erfolgreiche Wahlmotto des amerikanischen Präsidenten Barack Obama – Ja, wir können! – hat die Bedeutung einer positiven Einstellung zu sich selbst sogar im Bewusstsein der ansonsten zu chronischem Pessimismus neigenden Deutschen verankert. Machen wir uns nichts vor: Es gibt wohl kaum jemanden, der sich selbst nicht gerne als praktisch fähig, moralisch gut und ökonomisch erfolgreich sieht. Primaten und insbesondere der Mensch wurden seit Jahrmillionen als soziale Wesen von der Evolution geformt. Bereits vor zweieinhalbtausend Jahren hat Aristoteles den Menschen auch reflexiv als soziales Wesen definiert. In der Gruppe fühlen wir uns wohl; wir tun gerne Dinge für andere, und letztlich macht uns dies nicht nur glücklich, sondern lässt uns sogar länger leben (8, 9). Aufmunterung durch andere macht uns stolz, und dies bewirkt, dass wir in unserem Streben nach dem Wahren, Schönen und Guten auch dann durchhalten, wenn es einmal schwierig oder langweilig wird (10, s. auch Kap. 1, 4 und 10 in diesem Band). Jedes Wochenende kann man das Ausmaß der sozialen Eingebundenheit von Menschen an der überschäumenden Freude von Fußballfans über den Sieg ihrer Mannschaft neu erleben. Hier manifestiert sich immer wieder der gleiche Sachverhalt: Menschen definieren sich über ihre Gruppe und werden durch das Wohl und Weh ihrer Gruppe stark beeinflusst. Je ähnlicher uns jemand ist, desto eher empfinden wir mit ihm, und dies trifft für positive (5) als auch für negative (7) Emotionen zu.

Dies gilt natürlich auch für ein verlorenes Fußballspiel oder für andere negative Aspekte der Gruppe, zu der ich mich zugehörig fühle: Wenn ich zu den Dicken gehöre und die Dicken nun mal im Sport schlecht sind, dann werde ich nicht nur durch jede eigene missglückte sportliche Leistung gedemütigt, sondern auch durch jede von mir bei anderen Dicken beobachtete. Und wenn ich zu den mathematisch Unbegabten gehöre, dann bin ich eben schlecht in Mathematik. Und wenn ich gar ein Mädchen bin, dann bin ich sowieso schlecht in diesem Fach ...

Wirklich? – Eine kanadische Studie (3) ging speziell der Frage nach, welche Auswirkungen ein negatives Vorurteil gegenüber mathematischer Begabung beim weiblichen Geschlecht auf die Leistung in einem Mathematik-Test hat. Die 133 Studentinnen im Durchschnittsalter von knapp 21 Jahren absolvierten zunächst einen Mathematik-Test und mussten dann eine Aufgabe zum Verständnis eines Texts absolvieren, bevor ein zweiter Mathematik-Test durchzuführen war. Der zu lesende jeweils fiktive Text war der wesentliche Teil des Experiments, denn er wurde vierfach variiert, sodass entweder geschlechtsspezifische Vorurteile aktiviert wurden oder nicht (Tab. 5-1).

In Abbildung 5-1 ist dargestellt, wie sich die experimentelle Variation der Vorurteile auf die Leistung im zweiten Mathematik-Test auswirkte. Man sieht deutlich, dass bestimmte Vorurteile gegenüber dem weiblichen Geschlecht bei Frauen zu schlechteren

Tab. 5-1 Bedingungen des Experiments und deren Verbalisierung (nach 3).

Bedingung	Beschreibung
Keine Geschlechterunterschiede (KU)	Eine Metaanalyse über verschiedene Länder ergab, dass Männer und Frauen in Mathematik-Tests gleich gut abschnitten.
Standard-Vorurteil (S)	Die Rolle des weiblichen Körpers in der Kunst wurde in Bezug zur weiblichen Identität diskutiert.
Erfahrung (E)	Männer sind 5% besser in Mathematik-Tests als Frauen, weil Lehrer an Jungen im Grundschulalter höhere Erwartungen stellen.
Genetik (G)	Männer sind 5% besser in Mathematik-Tests als Frauen, weil auf dem Y-Chromosom bestimmte Gene lokalisiert sind.

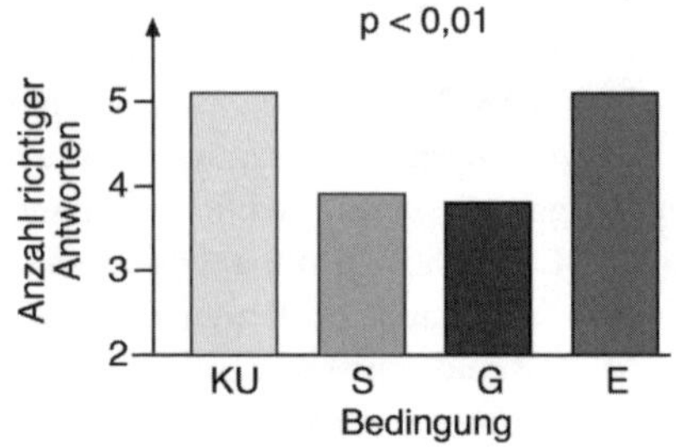

Abb. 5-1 Abschneiden in einem Mathematik-Test in Abhängigkeit vom experimentell aktualisierten Vorurteil: Wenn die Studentin glaubt, dass es keine Geschlechterunterschiede im Hinblick auf die Leistungsfähigkeit in Mathematik gibt (Bedingung KU) oder dass diese Unterschiede auf bestimmte Erfahrungen (Bedingung E) zurückgehen, hat dies ein besseres Abschneiden zur Folge. Sind hingegen Vorurteile im Spiel (entweder nichts weiter als thematisierte „Weiblichkeit" oder genetische Benachteiligung des weiblichen Geschlechts im Hinblick auf mathematische Fähigkeiten; Bedingungen S und G), fällt die Leistung signifikant ($p < 0{,}01$) schlechter aus (nach 3).

Leistungen in Mathematik führen. Eine mit etwas abgewandelter Methodik durchgeführte Replikationsstudie an 92 Studentinnen im Durchschnittsalter von 20,4 Jahren erbrachte letztlich das gleiche Ergebnis: je nach Vorurteil waren die Leistungen unterschiedlich (Abb. 5-2). Wenn Frauen also einfach nur darüber nachdenken, was traditionelle Weiblichkeit bedeutet oder gar, welche Rolle die Genetik bei mathematischer Begabung spielt, wird ihre Leistung in Mathematik schlechter.

Man kann davon ausgehen, dass bereits die Diskussion um derartige Sachverhalte die negativen Auswirkungen bestimmter Vorurteile auf die Leistungen abmildern können. Vielleicht ist es auch kein Zufall, dass eine Analyse von Daten zur Leistung in Mathematik von Schülerinnen der 11. Klasse aus zehn Bundesstaaten der USA keine Unterschiede mehr zu den Jungen zeigte (4).

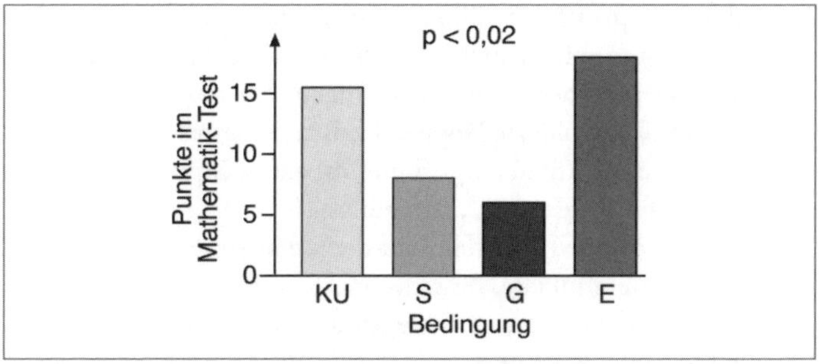

Abb. 5-2 Abschneiden in einem anderen Mathematik-Test in Abhängigkeit vom zuvor experimentell aktualisierten Vorurteil (wie in Abb. 5-1): Die schlechteren Leistungen in den Bedingungen S und G waren jeweils mit $p \leq 0{,}02$ signifikant (nach 3).

In den USA betreffen solche negativen Gruppenstereotypen nicht nur das weibliche Geschlecht oder die Unsportlichkeit, sondern vor allem die Zugehörigkeit zu bestimmten Volksgruppen und die damit verbundenen Rassenvorurteile. Wer zur farbigen, afroamerikanischen Bevölkerung gehört und von sich selbst glaubt, dass er dumm, faul und gewalttätig sei, oder wer auch nur glaubt, dass die anderen dies glauben, der fühlt sich automatisch bedroht und erlebt Stress, wenn von ihm intellektuelle Leistungen gefordert werden; aber auch bei moralischen Herausforderungen wird er aus dem gleichen einfachen Grund nicht immer die gute Alternative wählen: die anderen erwarten das ohnehin nicht von ihm.

Sind solche Vorurteile und deren Auswirkungen in Stein gemeißelt oder kann man daran etwas ändern? – Man kann, wie nicht nur die eben diskutierten Daten nahe legen, sondern wie auch eine langfristig angelegte Studie zeigt, über die in zwei im Fachblatt *Science* publizierten Arbeiten berichtet wurde (1, 2). Im Rahmen dreier Feldexperimente an 416 Schülern von 7. Klassen (in drei aufeinander folgenden Jahren) wurde die Wirksamkeit einer sozialpsychologischen Intervention (man könnte auch sagen: einer Art Ultrakurzpsychotherapie) getestet, die darauf abzielte, den jungen

Menschen ein positiveres Bild von sich selbst zu vermitteln. Der Witz dieser Studie liegt nicht nur in ihren Ergebnissen, sondern auch in ihrer Methodik, denn es handelte sich um eine randomisierte placebokontrollierte Doppelblindstudie. Dies bedeutet: Jeder Schüler wurde per Zufall (engl.: random) entweder zur Gruppe derer zugewiesen, in der die „Behandlung" (Intervention) erfolgte oder zu der Gruppe (Kontrolle), in der sie nicht erfolgte, sondern stattdessen eine ähnliche, unwirksame Kontrollbehandlung; man nennt solche unwirksamen Behandlungen auch Placebo. Die Schüler wussten weder worum es in der Studie ging noch wussten sie, in welcher Gruppe sie waren (einfache Verblindung). Auch die Lehrer der Schüler wussten nicht, worum es in der Studie im Einzelnen ging (welche Hypothesen im Speziellen getestet wurden) bzw. welcher Schüler in der Kontrollgruppe und welcher in der Interventionsgruppe war. Sie waren also diesen Informationen gegenüber ebenfalls „blind" (daher spricht man von einer im doppelten Sinne „blinden" Studie: sowohl die Behandelten als auch die Behandler waren „blind" dahingehend, dass sie nicht wussten, wer behandelt wurde und wer nicht).

Placebokontrollierte randomisierte Doppelblindstudien sind in der Medizin Standard[1]. Die Ergebnisse anderer Studien werden nur begrenzt zugelassen, denn deren Aussagekraft im Hinblick auf die tatsächliche Wirksamkeit irgendeines Verfahrens (Therapie, Inter-

---

1 Würde dieses Buch ausschließlich von Medizinern gelesen, hätte eine wesentlich kürzere Beschreibung der Methodik genügt. Da jedoch erfahrungsgemäß diese kleinen Geschichten aus der Neurowissenschaft einen weitaus größeren Leserkreis erreichen, habe ich an dieser Stelle das methodische Verfahren in aller Kürze noch einmal erläutert. Zudem ist auch für den Mediziner von Interesse, dass sich das Verfahren der placebokontrollierten randomisierten Doppelblindstudie keineswegs nur zur Prüfung neuer Arzneimittel eignet (wie man zuweilen glauben könnte), sondern einen weitaus größeren Anwendungsbereich hat. Immerhin wurde noch bis vor wenigen Jahren von vielen behauptet, dass es beispielsweise in der Psychotherapie keine Doppelblindstudien geben könne. Die genannte Studie widerlegt dies, ist aber keineswegs die erste (6).

vention) kann immer angezweifelt werden. Wenn aber eine Studie randomisiert, placebokontrolliert und doppelblind durchgeführt wird, also mit methodisch höchster Sorgfalt, dann können deren Ergebnisse nicht leichtfertig vom Tisch gewischt werden. Sie gelten vielmehr als von vergleichsweise größter Aussagekraft (9–11, s. auch die Kap. 1, 4 und 10 in diesem Band).

Man ging wie folgt vor: Relativ zu Beginn des jeweiligen Schuljahres, also bereits im Herbst, erhielten die Schüler während einer Schulstunde einen verschlossenen Briefumschlag mit schriftlichen Erklärungen zu einer Art Prüfung, die in einer schriftlichen Ausarbeitung von Fragen bestand. Es ging um „deine Ideen, deine Meinungen und dein Leben" (2), wobei ihnen zudem mitgeteilt wurde, dass es nicht um richtige oder falsche Antworten gehe. Hierzu wurden die Schüler wie folgt aufgefordert: „Konzentriere dich auf deine Gedanken und Gefühle und mach dir über Rechtschreibung, Grammatik oder wie gut das Ganze geschrieben ist, keine Sorgen". Die Umschläge waren mit dem Namen des Schülers versehen, und die schriftlich zu erledigende Aufgabe dauerte etwa 15 Minuten. In beiden Bedingungen, also in der Kontrollgruppe und in der Interventionsgruppe, fanden die Schüler in ihrem Umschlag neben der Arbeitsanleitung eine Liste von Werten vor (s. Kasten). Sie sollten entweder ihren wichtigsten Wert (Interventionsgruppe) oder ihren *unwichtigsten* Wert (Kontrollgruppe) heraussuchen und danach einen kurzen Text dazu zu schreiben: „Warum hat der ausgewählte Wert eine große Bedeutung?" (Experimentalgruppe). „Warum könnte der ausgewählte Wert vielleicht für jemand anderen von Bedeutung sein?" (Kontrollgruppe).

Betrachten wir einige Beispiele solcher selbstbejahender Äußerungen der Schüler. Eine afroamerikanische Schülerin schrieb: „Wenn ich eine schwierige Situation zu meistern habe, über die ich sprechen muss, sind mir meine Freunde und meine Familie am wichtigsten. Meine Familie gibt mir Liebe und Verständnis" (1; alle Übersetzungen durch den Autor). Eine euroamerikanische Schülerin schrieb ganz ähnlich: „Der Wert enger Beziehungen zu Freunden und zur Familie ist wichtig, wenn man zur Schule geht, denn das ist dort, wo man 75% seines Lebens verbringt. Die Freunde sind

Werteliste

- sportliche Fähigkeiten
- künstlerische Fähigkeiten
- schlau sein und gute Noten haben
- kreativ sein
- unabhängig sein
- im gegenwärtigen Moment leben
- Teil einer Gruppe zu sein (wie beispielsweise deine Gemeinde, deine Klasse oder dein Schulclub)
- Musik
- Politik
- Beziehung zu Freunden oder zur Familie
- religiöse Werte
- Sinn für Humor

wichtig. Sie bedeuten die Welt für mich, weil ich weiß, dass sie immer für mich da sind" (1). Ein afroamerikanischer Schüler schrieb: „Ein großer Athlet zu sein und viel zu lernen sind die wichtigsten Dinge in meinem Leben. Ich bin gut in Sportarten wie Basketball und Fußball, aber in der Schule strenge ich mich so stark an wie ich nur kann, damit ich auf das College gehen kann und meine Familie stolz auf mich ist" (1). Ganz ähnlich wiederum schrieb ein euroamerikanischer Schüler: „Sportlich zu sein ist mir sehr wichtig. Wäre ich nicht sportlich, könnte ich nicht mit meinen Freunden spielen, ja, ich hätte wohl gar keine. Wir spielen immer draußen, Fußball, Baseball, Basketball usw. Daneben ist mir Kreativität sehr wichtig. Mein Leben wäre sonst langweilig ..." (1). Ein Beispiel dafür, was in der Kontrollgruppe geschrieben wurde, sei ebenfalls noch angeführt: „Andere Leute würden wahrscheinlich gerne sportlich sein und so viel Sportarten wie möglich treiben. Sie streben danach, weil sie auch als Erwachsene viel Sport treiben möchten" (1).

Nachdem diese schriftlichen Äußerungen in freier Form erfolgt waren, wurde die Intervention mit einer nochmaligen Bekräftigung der Gedanken und Gefühle der Schüler abgeschlossen: In der Experimentalgruppe mussten die Studenten die zwei wichtigsten Gründe dafür angeben, warum sie genau diesen Wert für sich als besonders wichtig erachten, in der Kontrollgruppe dagegen mussten die Schüler die zwei wichtigsten Gründe dafür angeben, warum ein anderer diese beiden Werte vielleicht als wichtig angegeben hat. Ganz am Schluss wurde die Sache ein weiteres Mal bekräftigt, indem die Schüler auf einer Skala von 1 („stimme überhaupt nicht damit überein") bis 6 („stimme sehr stark damit überein") zu den folgenden Sätzen Stellung nehmen sollten:

- „Dieser Wert hat mein Leben beeinflusst."
- „Im Allgemeinen versuche ich, diesen Wert zu leben."
- „Dieser Wert ist ein wichtiger Teil von mir."
- „Mir bedeutet dieser Wert sehr viel."

In der Kontrollgruppe hingegen waren die Fragen so gestellt, dass es um andere Personen ging (Beispiel: „Diese Werte haben manche Menschen beeinflusst"). Diese Prozedur wurde während des 7. Schuljahres insgesamt fünfmal durchgeführt und während des 8. Schuljahres noch zweimal.

Im zweiten Experiment, das ein Jahr später erfolgte, wurde identisch vorgegangen. Lediglich der Wert „schlau sein und gute Noten bekommen" wurde weggelassen. Dies geschah aus folgendem Grund: Wenn man davon ausgeht, dass Selbstbejahung unabhängig vom Bereich, der gerade bejaht wird, wirkt, dann sollte auch Selbstbejahung in einem Bereich außerhalb schulischer Leistungen zu besseren schulischen Leistungen führen. Wenn man also den Wert „schlau und gute Noten" als Gegenstand (Bereich) der Selbstbejahung weglässt und trotzdem Effekte auf die Schulnoten findet, dann wäre bewiesen, dass Selbstbejahung – ganz allgemein – wirken kann. Zudem wurde beim zweiten Experiment nicht nur über einen der Werte aus dem Kasten, sondern jeweils über zwei bis drei von den Schülern in entsprechender Weise nachgedacht und geschrieben. Bei Experiment 2 wurde die Prozedur im ersten Jahr (also in der 7. Klasse) dreimal und im zweiten Jahr (während Klasse 8) viermal durchgeführt. Von den 416 primär eingeschlossenen Schülern waren die Daten bei 385 auswertbar. 31 waren weggezogen bzw. hatten die Schule verlassen und bei zwei Schülern wurden die Prüfungsergebnisse wegen Krankheit nicht gewertet. Beim dritten Experiment wurde die Prozedur wie in Experiment 2 durchgeführt, in jedem der beiden Jahre jeweils viermal.

Jeweils nach zwei Prozeduren gab es unter dem Schuljahr noch einige weitere Interventionen, die im Fall der Interventionsgruppe dazu geeignet waren, die positiven Selbstbewertungen zu festigen. So sollten die Schüler beispielsweise vor den Winterferien einen Wert aus der Liste (s. Kasten, S. 50) suchen, der für sie persönlich während dieser Ferien besonders wichtig sein würde. Die Kontrollgruppe dagegen sollte über eine alltägliche Routine schreiben, also z. B. darüber, was sie nach dem Aufstehen oder nach der Heimkehr von der Schule tun.

Die abhängige Variable in diesen drei Experimenten war jeweils der Durchschnitt ihrer Schulnoten (festgestellt anhand der offiziellen Zeugnisse) in den folgenden wesentlichen Schulfächern: Naturwissenschaften, Sozialwissenschaften, Mathematik sowie Englisch bzw. Sprachen. Hierbei zeigte sich, dass die Afroamerikaner am Ende des Schuljahres von der Bejahungsbedingung profitierten: in Experiment 1 um etwa eine viertel Schulnote (0,26) und in Experiment 2 um etwa eine drittel Schulnote (0,34), jeweils verglichen mit den afroamerikanischen Schülern in der Kontrollgruppe. Die Amerikaner europäischer Herkunft (weiße Rasse) hingegen zeigten keinen Effekt der Intervention (1, 2).

Teilte man die Gruppe der Afroamerikaner aus allen Experimenten nach ihrer vorherigen schulischen Leistung in jeweils die bessere und die schlechtere Hälfte der Schüler ein, so zeigte sich, dass die schlechteren Schüler von der Intervention signifikant profitierten (Abb. 5-3) und dass dieser Profit über zwei Jahre hinweg stabil blieb bzw. noch zunahm.

Verglichen mit den Schülern europäischer Herkunft (also der „weißen Volksgruppe") schnitten die Afroamerikaner etwa eine Note schlechter ab, das heißt, die Herkunft wirkte sich sehr deutlich

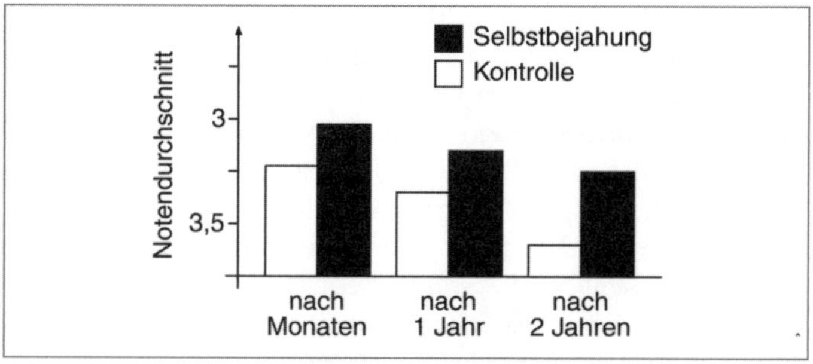

Abb. 5-3 Notendurchschnitt aus den Schulnoten in der 7. Klasse, einige Wochen nach Beginn der Intervention (links), am Ende der 7. Klasse (Mitte) sowie am Ende der 8. Klasse (rechts). Die Unterschiede zwischen den Gruppen waren jeweils signifikant (modifiziert nach 2).

auf ihre Schulleistungen aus. Betrachtet man die Größe des Effekts der Intervention im Vergleich zur Kontrolle, dann zeigt sich, dass es zu einer etwa 40%igen Verminderung der rassenbedingten Unterschiede in der schulischen Leistung der Afroamerikaner kam. Mit anderen Worten: Allein durch eine vergleichsweise kurzzeitige, gering dosierte Maßnahme zur Verminderung der negativen Vorurteile gegenüber der eigenen Rasse konnte man deren ungünstige Auswirkungen auf die Schulleistungen sehr deutlich mindern. Es zeigte sich, dass durch die experimentelle Intervention nicht nur die Leistungen in einem einzelnen Fach, sondern die schulischen Leistungen insgesamt in signifikanter Weise verbessert wurden.

Weitere Analysen legen die folgende Überlegung nahe: Die Intervention der Selbstbejahung durchbricht den Teufelskreis negativer Vorurteile, den man sich etwa wie folgt vorstellen kann: „ich gehöre zu denen, die nichts können", das führt zu schlechten Leistungen, was wiederum zu einer Verstärkung der negativen Vorurteile führt. Gelingt es frühzeitig, diese negativen Vorurteile durch aktive Selbstbejahung abzuschwächen, kommt es zu besseren Leistungen und damit zu einer Minderung der Vorurteile, was sich wiederum günstig auf die Leistungen auswirkt. Es wird somit einer

Abwärtsspirale entgegengewirkt, die ansonsten zu einer zunehmenden Vergrößerung des Leistungsunterschieds zwischen den afroamerikanischen und den weißen Schülern führt. Wie in Abbildung 5-4 deutlich zu sehen, kommt es durch die Intervention bei den unterdurchschnittlichen afroamerikanischen Schülern zu einer Verminderung des Abwärtstrends (der bei allen Schülern zu verzeichnen ist) und damit zu einer Annäherung an die Leistungen der übrigen Schüler. Die selbstbejahende Intervention („Ja, ich kann") führte wahrscheinlich zu einer ganzen Reihe positiver Einflüsse auf die Leistungsfähigkeit und insgesamt – dies gezeigt zu haben, ist der besondere Wert der vorliegenden Arbeit – zu einer Entkopplung von negativen Vorurteilen gegenüber sich selbst und realen schlechten Leistungen.

Dass dies für die schwachen Schüler in ganz besonderer Weise zutraf, konnte weiterhin statistisch abgesichert werden. Betrachtet man die schulischen Leistungen über das Schuljahr hinweg, so zeigte sich in der Kontrollgruppe der unterdurchschnittlichen Afroamerikaner ein linearer Trend hin zum Schlechterwerden, wohingegen die unterdurchschnittlichen afroamerikanischen Schüler der Interventionsgruppe keinen solchen linearen Abwärtstrend aufwiesen. Insbesondere legen die Daten nahe, dass der durch negative Einschätzung der eigenen Leistungsfähigkeit verursachte Abwärtstrend durch die aktive Gegenmaßnahme abgeschwächt wurde. Um dies anhand von Daten zu zeigen, das heißt, um zu wissen, wie stark der Einfluss von Rassenvorurteilen auf das Denken der Schüler war, wurde ein impliziter Rassenstereotypientest durchgeführt. Hierzu wurden den Schülern 34 Wortfragmente vorgelegt (Beispiel: „_ASSE"), die zu einem ganzen Wort zu ergänzen waren. Sieben dieser 34 Wortfragmente konnten entweder zu einem rassenstereotypen Wort („RASSE") vervollständigt werden oder nicht („MASSE"). Hierbei zeigte sich, dass die afroamerikanischen Schüler der Interventionsgruppe weniger Assoziationen produzierten, die mit Rassenvorurteilen in Beziehung stehen, als die afroamerikanischen Schüler der Kontrollgruppe oder die (weißen) Amerikaner europäischer Abstammung. Dies zeigt insbesondere, dass die Intervention offensichtlich einen lang anhalten-

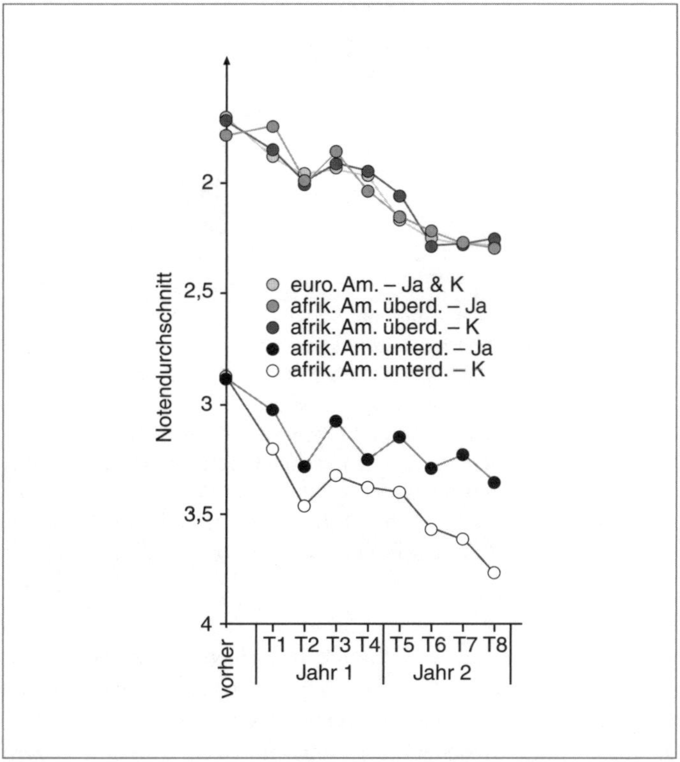

Abb. 5-4 Durchschnittsnoten der euroamerikanischen („weißen") Schüler (Interventions- und Kontrollgruppe zusammen) und der überdurchschnittlichen afroamerikanischen Schüler (Interventionsgruppe: Ja, Kontrollgruppe: K) sowie der unterdurchschnittlichen afroamerikanischen Schüler – ebenfalls getrennt nach Interventions- (Ja) und Kontrollgruppe (K) über den gesamten zweijährigen Beobachtungszeitraum mit jeweils vier Messzeitpunkten pro Jahr (schematisch nach 2).

den Effekt hatte, denn der Test zu Rassenvorurteilen wurde im ersten Experiment 18 Monate nach der ersten Intervention und im zweiten Experiment sechs Monate nach der Intervention durchgeführt.

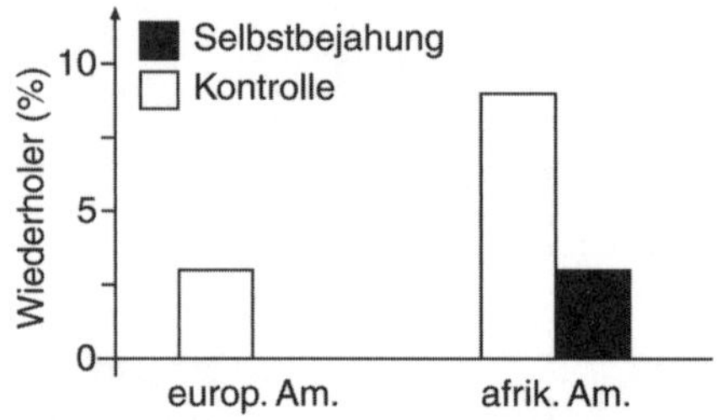

Abb. 5-5 Prozentualer Anteil der Wiederholer, also der sitzengebliebenen Schüler in Abhängigkeit von deren Abstammung (linke Säulen: europäisch; rechte Säulen: afrikanisch) sowie davon, ob sie der Interventionsgruppe (Selbstbejahung) oder der Kontrollgruppe angehörten. Der Unterschied der Säulen rechts ist mit p = 0,002 signifikant und betrifft natürlich nur die schwächeren Schüler. Betrachtet man diese halbe Gruppe allein, dann liegt der Anteil der Sitzengebliebenen bei den unterdurchschnittlichen Schülern in der Kontrollgruppe bei 18%, in der Selbstbejahungsgruppe dagegen bei nur 6%.

Dass insbesondere die schwachen Schüler von der Selbstbejahung profitieren konnten, zeigte sich auch noch an einem anderen wichtigen Detail: dem Sitzenbleiben! In Abbildung 5-5 ist der prozentuale Anteil dieser Schüler, aufgeteilt nach Afroamerikanern und Amerikanern europäischer Abstammung sowie aufgeteilt nach Teilnahme in der Interventionsgruppe (Selbstbejahung) oder in der Kontrollgruppe dargestellt. Die Autoren konnten somit zeigen, dass auch vergleichsweise kleine abschwächende Eingriffe in die Welt der negativen Vorurteile einer Person zu lang anhaltenden Effekten führen können. Dies betraf übrigens die Mädchen und die Jungen, wie eine entsprechende Analyse der Effekte nach Geschlecht zeigte.

Ganz besonders interessant erscheint zudem die Tatsache, dass sich die Selbstbejahung nicht auf den Wert „schlau sein und gute Noten haben" beziehen muss, um einen positiven Effekt auf die schulischen Leistungen zu haben. Vielmehr springt der Funke, wie man so sagen könnte, gleichsam von einem Bereich in einen anderen über, das heißt, die Selbstbejahung, der Abbau negativer Vorurteile gegenüber dem Selbst, wirkt ganz generell im Sinne einer Verminderung von Stress und negativem Erleben. Beispiele für einen solchen Effekt finden sich in vielen Studien: Wer gerade stolz ist auf sein Sehvermögen, hält bei irgendeiner anderen langweiligen Aufgabe bedeutend länger durch (s. Kap. 4 Warum sind wir stolz?, S. 33). Und wer bemerkt, dass man an irgendeinem Ort irgendeine soziale Norm verletzt, der neigt eher dazu, an diesem Ort irgendeine andere soziale Norm seinerseits nicht zu beachten (s. Kap. 10 Unordnung ist nicht in Ordnung, S. 89).

Fassen wir kurz zusammen: Es ist nicht egal, was jemand über sich denkt. Wer schlecht über sich denkt, antizipiert eigenes Versagen, gerät dadurch in Stress und versagt tatsächlich. Diese Abwärtsspirale findet in der schulischen Realität statt: „ich bin dick und daher unsportlich“, „ich bin ein Mädchen und daher schlecht im Rechnen“, „ich bin afrikanischer Abstammung und daher dumm und faul“ sind typische solche Vorurteile, deren negativer Effekt auf die entsprechenden Leistungen nachgewiesen wurde. Daher sind Studien von besonderer Bedeutung, die methodisch sehr gründlich durchgeführt wurden und nachweisen, dass man effektiv gegensteuern kann. Gelegentliche kleine, aber ernsthaft erfolgende Episoden der Selbstbejahung können zu einer Art Dominoeffekt führen, das heißt, langfristig anhaltend sein und die Spirale der negativen Selbstbewertung und daraus folgender negativer Leistungen (und daraus wiederum folgender negativer Selbsteinschätzung) durchbrechen. Es kann – ohne großen Aufwand! – zu einer Aufwärtsspirale kommen, zu besseren Leistungen, in der Folge zu einem besseren Selbstbild und damit zu nachhaltigen besseren Leistungen. Dabei muss die Selbstbejahung nicht einmal den Bereich betreffen, um den es leistungsmäßig geht. Vielmehr ist darauf zu achten, dass sie einen Bereich betrifft, welcher der betreffenden Person wichtig ist.

Abschließend sei – nicht zuletzt in Anbetracht der gegenwärtigen Krise (s. Kap. 1 Aufklärung 2.0, S. 1) – noch Folgendes bemerkt: Gute Schüler sind immer gut, egal, wie das System oder die

Umstände sind. Aber wir haben in Deutschland zu wenig gute Schüler und brauchen mehr davon als die Demografie alleine hergibt (11). Im Grunde sind sich darüber alle einig, denn Bildung ist der Rohstoff unseres Wohlstands. Die folgende Rechnung macht deutlich, wie sich dies im internationalen Vergleich verhält: 1% Hochbegabte entsprechen hierzulande 850 000 Menschen, in China gut 10 Millionen und in Indien noch einmal gut 12 Millionen. Wie sollen wir Deutschen den Titel „Exportweltmeister" angesichts einer hoch motivierten und hochbegabten 25-fachen Übermacht in Zukunft verteidigen? Unsere einzige Chance kann nur darin bestehen, unsere hoffnungslose zahlenmäßige Unterlegenheit dadurch zu mindern, dass wir aus jedem einzelnen jungen Mitmenschen das Beste machen, was in ihr oder ihm steckt! Die Qualität unserer Bildungsanstrengungen zeigt sich nicht an den Hochbegabten, die immer und überall gut sind, sondern daran, wie gut es gelingt, aus allen das Beste – und damit die Besten – zu machen. Und hier gibt es sehr viel Raum für Verbesserung! Und wer das nicht glaubt, der überlege einmal, wie viel Wert im Laufe seiner eigenen schulischen Laufbahn auf ein positives Selbstwertgefühl gelegt wurde; oder er spiele einmal Mäuschen in irgendeiner Bildungseinrichtung Deutschlands und frage sich, wie oft es hier gerade darum geht, jedem Einzelnen klarzumachen: „Ja, ich kann!"

Literatur

1. Cohen GL, Garcia J, Apfel N et al. Reducing the racial achievement gap: A social-psychological intervention. Science 2006; 313: 1307–1310.
2. Cohen GL, Garcia J, Purdie-Vaugns V et al. Recursive processes in self-affirmation: Intervention to close the minority achievement gap. Science 2009; 324: 400–403.
3. Dar-Nimrod I, Heine SJ. Exposure to scientific theories affects women's math performance. Science 2006; 314: 435.
4. Hyde JS, Lindberg SM, Linn MC et al. Gender similarities characterize math performance. Science 2008; 321: 494–495.
5. Mobbs D, Yu R, Meyer M et al. A key role for similarity in vicarious reward. Science 2009; 324: 900.

6. Servan-Schreiber D et al. EMDR for PTSD: A pilot blinded, randomized study of stimulation type. Psychotherapy and Psychosomatics 2006; 75: 290–296.
7. Singer T, Seymour B, O'Doherty JP et al. Empathic neural responses are modulated by the perceived fairness of others. Nature 2006; 439: 466–946.
8. Spitzer M. Geben ist seliger denn Nehmen (p < 0,05). Ehrenamt und Gesundheit. Nervenheilkunde 2006; 25: 994–996.
9. Spitzer M. Geben ist seliger denn Nehmen 2.0. Nervenheilkunde 2008; 27: 495–498.
10. Spitzer M. Das Wahre Schöne Gute. Nervenheilkunde 2008; 27: 243–249.
11. Spitzer M. Altern im Betrieb. Gehirnforschung und Arbeitswelt. Nervenheilkunde 2008; 27: 871–874.

6 Selbstkontrolle

Die Rolle der Werte bei Entscheidungen

Stellen Sie sich vor, Sie stehen wieder einmal vor Ihrer Lieblingseisdiele. Es ist Sommer, Sie haben gerade zu Mittag gegessen, das Zentralgestirn brennt heiß vom Himmel und so ein Eis wäre doch jetzt wirklich der adäquate Nachtisch. Andererseits beschwert sich Ihr Partner schon länger über den zunehmenden „Schwimmring" um Ihren Bauch, und Ihr Argument, dass man diese Ansammlung subkutanen Fettgewebes an Stellen, wo Gürtel zu kneifen und T-Shirts sich auszubeulen beginnen, in anderen Gegenden der Republik auch als „Hüftgold" oder in den USA gar als „love-handles" bezeichnet, konnte nicht recht überzeugen. Brauchte es auch nicht, denn Ihnen ist nicht zuletzt in Anbetracht ihres Cholesterinspiegels seit Ihrem Arztbesuch vor dreieinhalb Monaten längst klar: Sie hätten schon lange mit dem Abnehmen beginnen sollen und dürfen daher jetzt auf keinen Fall ein Eis essen! Zumal Sie nach dem Mittagessen ja ohnehin eigentlich satt sind und es sich bei der problematischen Süßspeise wirklich nicht um Nahrung, sondern um den puren Genuss handelt. Aber genau deswegen zieht Sie ja diese schicke italienische Eisdiele so magisch an und könnte bewirken, dass Sie die Kontrolle über sich verlieren ...

Kommt Ihnen die Situation bekannt vor? – Das ist kein Zufall, weswegen sich die Wissenschaft des Problems der Selbstkontrolle längst angenommen hat. Aus psychologischer Sicht befinden Sie sich in einem Annäherungs-Annäherungs-Konflikt, denn Sie wollen zwei sich ausschließende Ziele verfolgen: Genießen und Abnehmen. Aus ökonomischer Sicht lässt sich präzisieren, dass Ihr Konflikt letztlich zwischen einem kurzfristigen (Eis) und einem langfristigen Ziel (schlank sein) besteht. Das Problem bei solchen Konflikten ist, dass Menschen bekanntermaßen dazu neigen, die Zukunft zu entwerten (was man auf neudeutsch auch als „future-discounting" bezeichnet; 2). Der Spatz in der Hand ist uns lieber als die Taube auf dem Dach, zehn Euro jetzt sind besser als zwölf in einem Jahr. Dabei ist aus der Sicht der Medizin die Sache eigentlich klar: Ein Eis (und sei es die von Antonio noch so verlockend angerichtete Pfirsich-Melba) ist verglichen mit einem schlanken und gesunden Körper im Grunde gar nicht der Rede wert: Lächerlich, Ihr langer, quälender Entscheidungsprozess! Gesundheit, Attraktivität und ein langes Leben – alles was man sich wünscht – einerseits, und auf der anderen Seite – nichts weiter als ein Haufen kalter Kohlenhydrate und Fette!

Das Problem ist nur, dass das Eis jetzt und hier vor Ihnen steht, kühl und konkret, wohingegen Ihre Gesundheit, Ihre Attraktivität und Ihr verschobenes Lebensende sowieso weit in der Zukunft liegen. Ihr Konflikt besteht also, philosophisch betrachtet, zwischen kurzfristiger Lust und langfristigen, von Ihnen akzeptierten Werten. Die Lust – dass ist Ihr Körper, der sich auf die kühlende Süße freut. Die Werte – das sind Ihre Vernunft, Ihr Geist, Ihr Wollen, also Ihr Streben nach dem Wahren, Schönen und Guten. Was sich gerade in Ihnen abspielt, ist damit nichts weiter als der ewige Konflikt zwischen Sinneslust einerseits und ziel- bzw. werteorientiertem Handeln andererseits; zwischen Fleisch und Erkenntnis; zwischen Hölle und Himmel – fügt der Theologe fleißig hinzu und verweist auf die Jahrtausende alte Tradition gerade seiner wissenschaftlichen Erfahrung mit dem Problem.

In Anbetracht des heißen Bemühn's der genannten Wissenschaften – Psychologie, Ökonomie, Medizin, Philosophie und sogar Theologie – im Ringen um langes Leben oder kühles Eis, das heißt, bei der bereits geleisteten geballten wissenschaftlichen Durchdringung des Problems durch die unterschiedlichsten Fachdisziplinen, scheint es geradezu lächerlich, nun auch noch die Gehirnforschung zu bemühen. Gewiss, die Lust steckt irgendwo subkortikal im Hypothalamus und die Vernunft wird eher frontal kortikal anzusiedeln sein. Aber damit, so der Neuro-Skeptiker, haben wir nur die vielleicht etwas angestaubten Wörter „Fleischeslust“ und „Hölle“ bzw. „Vernunft“ und „Himmel“ durch andere ersetzt, die vielleicht gerade „chic“ klingen mögen, aber im Grunde überhaupt keinen Erkenntnisgewinn bringen. Ein Problem umzutaufen ist schließlich nicht das gleiche, wie es zu lösen!

Nun nützt es mir in der Tat nichts, wenn ich mich vor der Eisdiele über mein schwaches Frontalhirn ärgere, das gerade mal wieder vor meinem übermächtigen Hypothalamus kapituliert und damit vielleicht meine Beziehung und ziemlich sicher mein Leben um einige Tage verkürzt. Aber es würde mich durchaus interessieren, warum es eigentlich mein schlanker Nachbar und seine attraktive Frau immer schaffen, um Antonio einen Bogen zu machen bzw. so willensstark sind, dass sie nicht einmal einen Bogen um ihn machen müssen, um der Versuchung der Süßspeise zu entgehen. Was ist die Ursache dafür, dass sie verzichten und ich verzehre? – Sie haben sich im Griff, üben erfolgreich Selbstkontrolle aus, ich dagegen nicht. So könnte man sagen, tauft damit allerdings zunächst wieder das Problem nur um. Denn die Frage, die sich jetzt stellt, ist: Was ist eigentlich Selbstkontrolle und warum hat der eine mehr davon und ein anderer weniger?

Genau diese Frage stellte sich eine Gruppe amerikanischer Wissenschaftler (1) vom California Institute of Technology (CalTech). Die 37 Versuchspersonen (20 Frauen) im Alter von 19 bis 35 Jahren (Durchschnittsalter 25 Jahre), die sich gerade zur Gewichtsreduktion auf Diät befanden, durften zunächst für drei Stunden nichts essen, was bekanntermaßen den Wert von Nahrungsmitteln steigert. Dann hatten sie im Magnetresonanztomografen (MRT) drei Aufgaben nacheinander zu leisten. Zunächst sollten sie 50 verschiedene essbare Dinge (z. B. Apfel, Broccoli, Chips, Schokoriegel) im Hinblick auf ihren Geschmack und ihren Gesundheitswert entsprechend der persönlichen Einstellung einzeln auf einer Skala von 1 bis 5 beurteilen (Tab. 6-1). Dies geschah jeweils en bloc, also ent-

Tab. 6-1 Fünfstufige Skalen zu Einschätzung von Geschmack und Gesundheitswert der im MR-Scanner gezeigten Nahrungsmittel (nach 1, Supporting Online Material, S. 2).

Stufe	Geschmack	Gesundheitswert
1	sehr schlecht	sehr ungesund
2	schlecht	ungesund
3	neutral	neutral
4	gut	gesund
5	sehr gut	sehr gesund

weder waren zunächst alle Geschmacksurteile dran und dann alle Gesundheitsurteile oder umgekehrt. Die Reihenfolge und die jeweilige Reihenfolge der einzelnen Nahrungsmittel waren zufällig. Auf der Grundlage dieser subjektiven Bewertungen wurde für jede Versuchsperson ein für sie neutrales Nahrungsmittel ausgesucht, eines, das von ihr sowohl im Hinblick auf Geschmack als auch auf Gesundheit als neutral bewertet wurde. Hierbei handelte es sich beispielsweise um Yoghurt, Weizencracker oder Rosinen[1].

Die dritte im Scanner zu bewältigende Aufgabe bestand darin, im Hinblick auf jeweils zwei gezeigte Nahrungsmittel – das von der Person bezüglich Geschmack und Gesundheit neutral beurteilte und jeweils eines der anderen 49 – anzugeben, welches sie jetzt lieber essen würden. Eine dieser Entscheidungen wurde nach der Sitzung im Scanner per Zufall ausgewählt und die (mittlerweile recht hungrigen) Versuchspersonen bekamen dann genau das ausgewählte Nahrungsmittel zu essen. Natürlich wurde ihnen alles vorher genau erklärt, das heißt, sie wussten, dass es um ganz reales Essen von ganz realen Nahrungsmitteln mit ganz realen Konsequenzen für ihren Genuss und ihre Gesundheit ging.

Aufgrund dieser Entscheidungen wurden die Versuchspersonen in zwei Gruppen eingeteilt, was das Ausmaß ihrer Selbstkontrolle anbelangt: Wer sich in mehr als 50% der Entscheidungen für das gesündere Nahrungsmittel entschieden hatte, obwohl es nach seinem Ermessen schlechter schmeckte, bzw. wessen Präferenzen im Hinblick auf Gesundheit sich auf die Entscheidung stärker ausgewirkt hatten (im Vergleich zu den Geschmackspräferenzen), der landete in der Gruppe „Selbstkontrolle“ (n = 19). Für wen beides nicht zutraf, der wurde der Gruppe „keine Selbstkontrolle“ (n = 18) zugeordnet. Man musste insgesamt 52 Versuchspersonen der gesamten Prozedur unterziehen, um 37 auswertbare Datensätze zu erhalten.

1 Achtung, zum Verständnis: Wir sind in Kalifornien, wo Yoghurt nicht unbedingt nach Yoghurt und wo Weizencracker definitiv nach Pappe schmecken und wo Rosinen unpopulär sind, weil ihre frische Form, Trauben, 365 Tage im Jahr verfügbar ist.

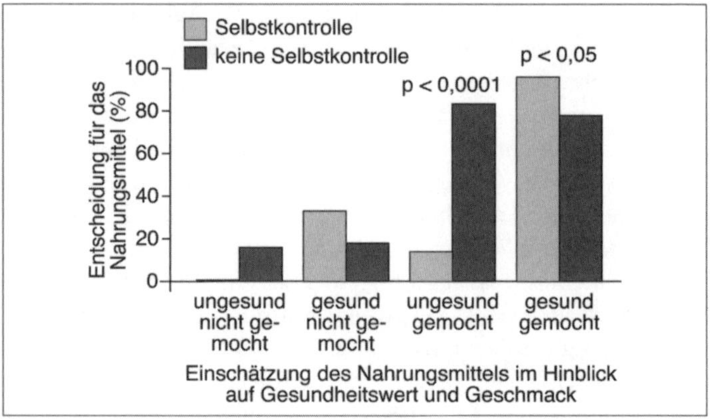

Abb. 6-1 Daten aus dem Entscheidungsdurchgang des Experiments, getrennt nach den beiden Gruppen der Versuchspersonen mit und ohne Selbstkontrolle. Bei den wohlschmeckenden, aber ungesunden Nahrungsmitteln scheiden sich die Geister hoch signifikant. Schmackhafte gesunde Nahrung wird von Versuchspersonen mit Selbstkontrolle signifikant häufiger gewählt; weniger gut schmeckende, aber gesunde Nahrungsmittel werden in dieser Gruppe numerisch häufiger konsumiert (nach 1).

Im Hinblick auf das Verhalten zeigte sich zunächst der erwartungsgemäße Unterschied zwischen den Gruppen der Versuchspersonen mit und ohne Selbstkontrolle (Abb. 6-1): Wer Selbstkontrolle ausüben kann, der wählt das schmackhafte, aber ungesunde Nahrungsmittel in weniger als 20% der Fälle, wer dagegen über keine Selbstkontrolle verfügt, der wählt es in über 80% der Fälle. Dies ist zwar trivial, denn die Gruppen wurden ja so eingeteilt. Dennoch vermittelt der direkte Vergleich einen Eindruck des Unterschieds und hilft bei der Interpretation der übrigen Daten. Dass nicht nur gesunde, aber wenig schmackhafte, sondern auch schmackhafte und zugleich gesunde Nahrung von Versuchspersonen mit Selbstkontrolle signifikant häufiger gewählt wird, ist interessant, da bei dieser Entscheidung keine Selbstkontrolle ausgeübt zu werden braucht. Weniger gut schmeckende, aber gesunde Nahrungsmittel werden von Menschen mit Selbstkontrolle zumindest numerisch häufiger konsumiert.

Die Autoren überprüften anhand ihrer funktionellen MRT-Daten die folgenden vier Hypothesen: „Erstens sollte die Aktivität im ventromedialen präfrontalen Kortex (vmPFC) mit den vergleichenden Nahrungsmittelbewertungen der Versuchspersonen korreliert sein, ganz unabhängig davon, ob sie Selbstkontrolle ausüben oder nicht. Zweitens sollte die Aktivität des vmPFC die Bewertungen des Gesundheitswertes widerspiegeln, aber nur bei den Versuchspersonen mit Selbstkontrolle. Drittens sollte der dorsolaterale präfrontale Kortex (DLPFC) bei Durchgängen mit ausgeübter Selbstkontrolle aktiver sein als bei Durchgängen ohne Selbstkontrolle. Und viertens sollten die beiden kortikalen Areale des vmPFC und des DLPFC beim Ausüben von Selbstkontrolle funktionell miteinander verknüpft sein" (1; Übersetzung durch den Autor).

Die erste Hypothese ergibt sich aus dem, was wir über den Sitz von Bewertungen im Gehirn wissen. Mehrere Dutzend Studien zur funktionellen Bildgebung positiver Werte haben ergeben, dass diese frontal medial repräsentiert sind, wobei meist der orbitofrontale Kortex genannt wird, der jedoch medial in den vmPFC übergeht. Interessant ist, wie die vergleichende Bewertung der Nahrungsmittel implementiert wurde: Die Versuchspersonen mussten bei der Entscheidung zwischen dem neutralen (Referenz-)Nahrungsmittel und dem jeweiligen anderen Nahrungsmittel nicht nur sagen, ob sie es bevorzugen, sondern auch, wie stark (auf einer 5-Punkte-Skala von „stark nein", „nein", „neutral", „ja" bis „stark ja"). Die Abbildung 6-2 zeigt die Lokalisation des Bereichs im vmPFC, der bei dieser vergleichenden Bewertung am stärksten aktiv war.

Vielleicht am interessantesten ist die zweite Hypothese, denn sie betrifft die Lokalisation der Werte Geschmack und Gesundheit. Man verwendete hierzu die beim Nahrungsmittelvergleich am stärkten aktiven Bereiche (Voxel) des vmPFC jeder einzelnen Versuchsperson und schaute nach, wie stark sich deren Aktivität bei den (zuvor erfolgten) Einschätzungen des Geschmacks und des Gesundheitswertes der Nahrungsmittel bereits verändert hatte.

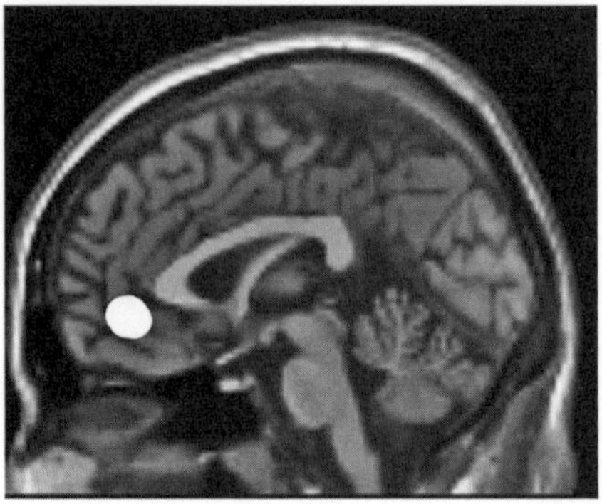

Abb. 6-2 Lokalisation des Bereichs im vmPFC, der bei der vergleichenden Bewertung zweier Nahrungsmittel im Hinblick auf Geschmack und Gesundheit, um das ausgewählte danach tatsächlich zu verzehren, aktiv ist (schematisiert nach Daten aus 1).

Hierbei zeigte sich bei den Probanden in der Selbstkontrolle-Gruppe sowohl ein Zusammenhang der Geschmacksbewertung als auch der Gesundheitsbewertung auf die Aktivierung des beim späteren Entscheiden aktiven Bereichs. Bei den Probanden, die nicht in der Lage waren, Selbstkontrolle auszuüben, war dies anders: Hier war nur die Geschmacksbewertung mit der Aktivität im Entscheidungsareal korreliert, nicht aber die Bewertung der Gesundheit (Abb. 6-3).

Der Einfluss des Wertes Gesundheit auf die Entscheidung zwischen den Nahrungsmitteln ist also ganz offensichtlich im Frontalhirn (genauer: im vmPFC) repräsentiert. Ist der Wert dort repräsentiert und der vmPFC aktiv, kann er die Entscheidung beeinflussen. Ist er nicht aktiv, dann wird die Entscheidung nur nach dem Geschmack gefällt. Eine andere Form des Ausdrucks dieses Zusammenhangs zwischen Bewertung und Entscheidung einerseits und Gehirnaktivierung andererseits zeigt Abbildung 6-4.

Wie kommt es jedoch, dass bestimmte Werte beim einen aktiver – und damit entscheidungswirksamer! – sind als beim anderen? Ein Teil dieser Antwort liegt in der Rolle des dorsolateralen präfrontalen Kortex (DLPFC), der bekanntermaßen eine Rolle beim Arbeitsgedächtnis spielt, also beim Aufrechterhalten von Inhalten, die jetzt und hier wichtig, aber nicht in der Wahrnehmung gegeben, sondern nur vorgestellt sind. Um bei unserem Beispiel zu

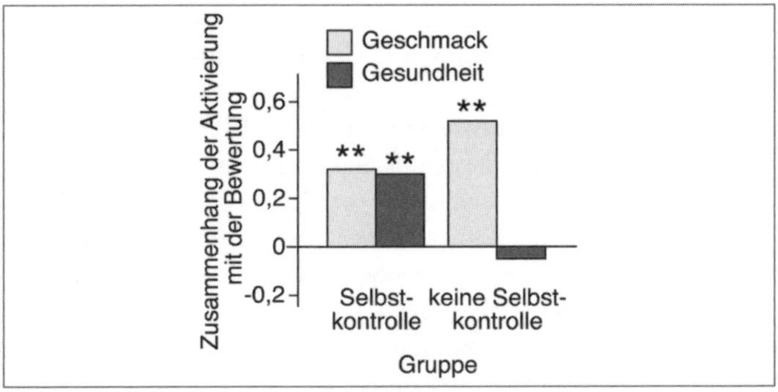

Abb. 6-3 Zusammenhang zwischen der Aktivierung des zuvor beim Entscheiden aktivierten Gehirnbereichs (aktivster Voxel im vmPFC jedes einzelnen Versuchs) mit der Aktivierung beim Bewerten von Geschmack (helle Säulen) und Gesundheit (dunkle Säulen) von Nahrungsmitteln bei Probanden mit und ohne Selbstkontrolle (** = hoch signifikant; nach Daten aus 1).

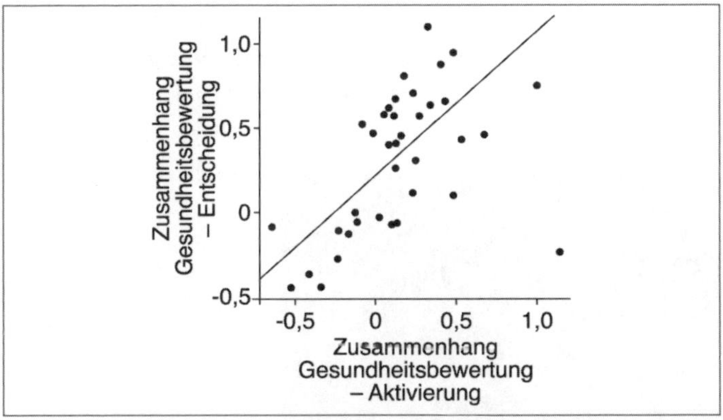

Abb. 6-4 Aktivierung des vmPFC bei der Bewertung der Gesundheit von Nahrungsmittel (X-Achse) und Einfluss der Bewertung der Gesundheit eines Nahrungsmittels auf die Entscheidung, es auch zu essen (Y-Achse). Beide Größen weisen einen sehr hohen statistischen Zusammenhang von 0,847 auf. Jeder Punkt repräsentiert eine der 37 Versuchspersonen (nach Daten aus 1).

bleiben: das Eis sehe ich vor mir. Für seine Repräsentation brauche ich kein Arbeitsgedächtnis. Meine Gesundheit hingegen muss ich mir aktiv vergegenwärtigen. Und genau dies ist die Funktion des Arbeitsgedächtnisses, als dessen Sitz der DLPFC in unzähligen Bildgebungsstudien seit Jahren nachgewiesen ist.

Entsprechend zeigte sich in der vorliegenden Studie: Eine Region des DLPFC war tatsächlich immer dann stärker aktiviert, wenn Selbstkontrolle erfolgreich ausgeübt wurde (Abb. 6-5). Zudem zeigte sich Folgendes: Je aktiver der DLPFC, desto weniger aktiv der vmPFC (Abb. 6-6). Mit anderen Worten: Ein Bereich im DLPFC (der für Selbstkontrolle zuständig ist) sagt einem Bereich im vmPFC (der die Pfirsich-Melba mag): „Ruhig bleiben, nicht aktiv werden!" Und wenn das gelingt, dann entscheide ich mich vernunftgemäß und zielorientiert für meine Gesundheit.

Darüber hinaus konnte anhand der Bildgebungsdaten gezeigt werden, dass der vmPFC und der DLPFC funktionell zusammenhängen und dass dieser Zusammenhang über ein drittes Areal, das im Bereich des inferioren frontalen Gyrus liegt, vermittelt wird.

Die von Hare und Mitarbeitern publizierte Studie verdeutlicht aus meiner Sicht sehr schön, dass Probleme der Selbstkontrolle immer dann entstehen, wenn verschiedene Werte aufeinanderprallen

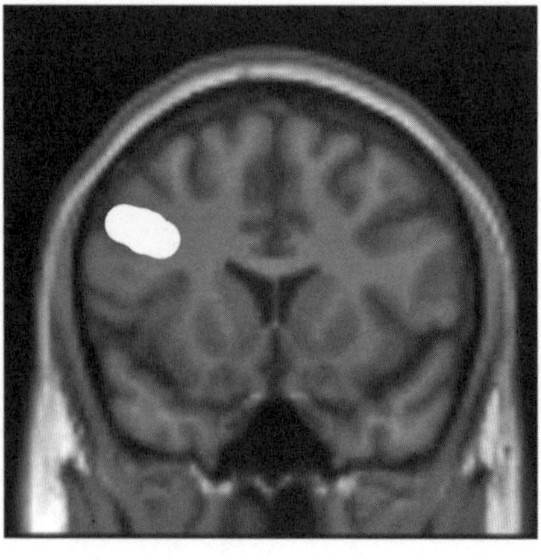

Abb. 6-5 Bereich des DLPFC, der bei erfolgreicher Selbstkontrolle aktiviert ist (schematisiert nach Daten aus 1).

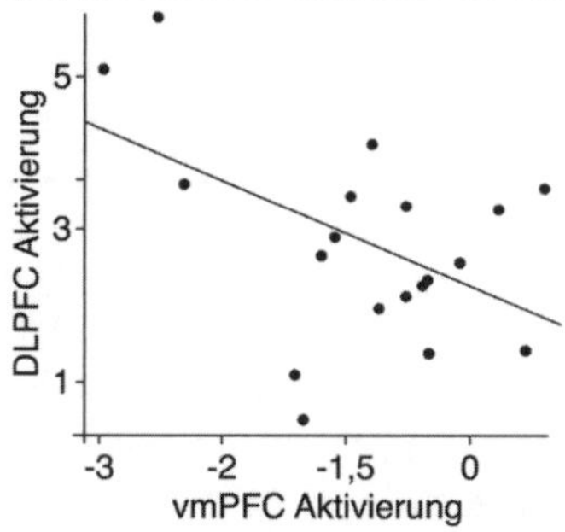

Abb. 6-6 Zusammenhang zwischen der Aktivität im linken DLPFC und im vmPFC bei Entscheidungen von Probanden in der Selbstkontrolle-Gruppe, bei denen es um die Auswahl von einem gerne gemochten, aber ungesunden Nahrungsmittel ging: Je aktiver der DLPFC, desto inaktiver der vmPFC (r = –0,688; nach Daten aus 1). Jeder Punkt steht für eine Versuchsperson der Selbstkontrolle-Gruppe.

und zu einer Handlung integriert werden müssen. Der Körper (im Gehirn repräsentiert durch den Hypothalamus und diejenigen kortikalen Bereiche, die davon oft Input erhalten und daher eine Gedächtnisspur des Genusses einer Pfirsich-Melba ausgebildet haben) sagt: „Das will ich jetzt konsumieren." Die Vernunft hingegen (dasjenige Areal – der vmPFC –, das den langfristigen Wert Gesundheit repräsentiert und dasjenige Areal – der DLPFC –, das aktuelle Ziele, die nicht wahrgenommen, sondern nur gedacht werden können, repräsentiert) sagt, dass jetzt und hier meine Gesundheit wichtiger ist. Je nachdem, wer mehr Aktivität aufbringt, wird meine Entscheidung ausfallen.

Das Ganze klappt natürlich nur, wenn der Wert „Gesundheit" in meinem vmPFC überhaupt vorhanden ist, denn sonst gibt es kein zweites Ziel außer dem Eis vor meinen Augen und damit auch keinen Zielkonflikt und natürlich auch keine Selbstkontrolle. Wie aber kommt die Gesundheit in meinen Kopf? Genau wie alles andere auch: indem ich über Gesundheit nachdenke, mir ihren Wert vor Augen führe und dies immer wieder tue, sodass die Seele langfristig die Farben meiner Gedanken annimmt, wie der römische Kaiser Marc Aurel schon sagte und wie die Neurobiologie heute sehr eindrücklich zeigt. Durch den Gebrauch des Gehirns, also durch Wahrnehmen, Denken, Bewerten und Handeln entstehen Gebrauchsspuren, die seit über 100 Jahren schon als Gedächtnisspuren bezeichnet werden. Diese lenken Informationen in bestimmte Bahnen und „bahnen“ damit mein Verhalten. Im Falle der Gesundheit können sie zur Aktivierung meines DLPFC führen, der wiederum kurzfristige Ziele zu unterdrücken vermag. Es kann auch jemand neben mir stehen und mich an meine Gesundheit erinnern. Vielleicht werde ich auch dann das Eis stehen lassen. Wenn ich aber schon viel über meine Gesundheit nachgedacht habe, dann braucht es sonst niemanden. Vorausgesetzt wiederum, dass mein DLPFC auch wirklich gut funktioniert und in der Lage ist, seine Funktion auszuüben, die im Unterdrücken kurzfristiger Ziele zugunsten langfristiger Ziele besteht. Wenn ich dem Eis nachgebe, dann kann dies also auch an einem „schwachen“ DLPFC liegen.

Lässt sich der DLPFC trainieren? Es gibt Hinweise dafür, dass diese Frage klar mit „Ja“ zu beantworten ist. Wer sich selbst bejaht, der kann mehr leisten und wer stolz auf seine Leistung ist, hält trotz widriger Umstände länger durch (s. Kap. 4 Warum sind wir stolz?, S. 33 und Kap. 5 Ja, ich kann!, S. 44). Dann wäre es die vornehmste Aufgabe der Erziehung und Bildung, einerseits für die kortikale Implementierung der richtigen Werte zu sorgen und andererseits den DLPFC und damit die Selbstkontrolle zu stärken. Letztlich läuft dies darauf hinaus, jungen Menschen viele und vielfältige Gelegenheit zu geben, sich zu beweisen.

Literatur

1. Hare TA, Camerer CF, Rangel A. Self-control in decision-making involves modulation of the vmPFC valuation system. Science 2009; 324: 646–648.
2. Spitzer M. Entscheiden. Nervenheilkunde 2006; 25: 969–973.

7 Schlau, verlässlich und – gesund!

Psychologie und Lebenserwartung

„Wer lang isst, lebt lange“, sagte meine Mutter zuweilen, denn sie brauchte beim Mittagessen immer am längsten. Mein Vater hatte in der Kriegsgefangenschaft gelernt, schnell zu essen (wenn es mal etwas gab) und wir fünf Kinder waren ebenfalls (vielleicht aus nicht völlig anderen Gründen wie der Vater) beim Essen nicht die Langsamsten. Mein Vater ist seit fast 20 Jahren tot, meine Mutter hingegen erfreut sich bis heute bester Gesundheit. Aus ihrer Sicht ist an der behaupteten Korrelation ganz offensichtlich etwas dran.

„Dummheit frisst, Intelligenz säuft“, sagt ein nicht sehr schmeichelhaftes Sprichwort, das in den seltensten Fällen so gedeutet wird, dass es angesichts der fatalen Konsequenzen von Übergewicht und Alkoholismus einen Selektionsdruck für einen mittleren IQ zu geben scheint (den ja definitionsgemäß die meisten Menschen haben!).

Anekdoten beiseite: Gibt es Zusammenhänge zwischen psychologischen Variablen einerseits und einem langen Leben andererseits? Kann man also, so lautet die Frage anders gewendet, aus den individuellen Persönlichkeitsmerkmalen eines Menschen auf dessen Lebenserwartung schließen? Es ist interessant, dass diese Frage im Bereich der Medizin einerseits oft belächelt wird („Was soll der ganze Psycho-Pipifax?“ hört man zuweilen von eher somatisch orientierten Fachvertretern), andererseits jedoch gerade in jüngerer Zeit Gegenstand intensiver Forschungsbemühungen ist. Die Skeptiker können sich auf frühere Versuche, bestimmte Erkrankungen mit bestimmten Persönlichkeitsmerkmalen in Verbindung zu bringen, berufen: Weder die auf Hippokrates zurückgehende Typologie des Charakters nach den vier Körpersäften, noch die nach den drei Typen des Körperbaus (6), noch die Versuche, Herzpatienten mit dem „Typ Manager“ („Typ-A“ wertneutral in der Literatur) in Beziehung zu setzen, hielten der empirischen Überprüfung stand. Die Optimisten dagegen konnten schon immer für sich geltend machen, dass es Verhaltensweisen gibt, die eher gesundheitsschädlich sind, und dass die Einsicht in diese Zusammenhänge mit entsprechenden Verhaltenskonsequenzen einerseits sowie das nötige Durchhaltevermögen andererseits durchaus dazu führen könnten, dass gesünder (und damit länger) gelebt wird. Wer hat nun Recht?

Obwohl die Intelligenz meist definitionsgemäß nicht zu den Persönlichkeitseigenschaften eines Menschen (wohl aber zu den Merkmalen einer Person[1]) gezählt wird, ist sie durch eine ganze Reihe von Studien als eine Eigenschaft identifiziert worden, die nicht nur über die gesamte Lebenszeit recht stabil ist, sondern auch geeignet ist, die Lebenszeit eines Menschen vorherzusagen. So zeigte eine longitudinale Kohortenstudie an 2 702 Kindern, die 1921 im schottischen Aberdeen geboren worden waren, und die 1932 einem Intelligenztest unterzogen wurden, einen klaren Zusammenhang zwischen Intelligenz und Mortalität (festgestellt als Überlebensrate am 1. Januar 1997), der sowohl für Männer als auch für Frauen hoch signifikant war ($p < 0{,}0001$). Wer als Elfjähriger 15 IQ-Punkte weniger als der Durchschnitt aufwies, hatte 65 Jahre später eine Überlebenswahrscheinlichkeit von nur 79% des Durchschnittswerts; wer 30 Punkte unter dem Durchschnitt lag, hatte mit 63% eine noch geringere Überlebenswahrscheinlichkeit (10). Kurz: Intelligentere Menschen leben länger, wie eine Reihe von Studien klar zeigte (1, 8). Es ist dabei keineswegs ausgemacht, dass intelligente Menschen materiell besser dran sind und intelligentere Kinder haben oder dass Intelligenz zu besseren wirtschaftlichen Verhältnissen führt und diese sich dann (bekanntermaßen ziemlich stark; 7) positiv auf die Lebensspanne des Menschen auswirken, wenn auch beide Mechanismen eine Rolle spielen mögen. Fakt ist jedenfalls, dass in den verschiedensten Ländern der Erde weniger intelligente Menschen früher sterben und dass dies nicht allein durch sozioökonomische Faktoren erklärt werden kann.

Neben der Intelligenz wurden immer wieder bestimmte Charakterzüge wie Verantwortlichkeit, Stabilität (im Gegensatz zu Im-

---

1 Man definiert die Persönlichkeit eines Menschen oft als dessen situations- und zeitüberdauernde Eigenschaften *mit Ausnahme* der Intelligenz.

pulsivität) oder Gewissenhaftigkeit (im Gegensatz zu Psychotizismus) mit der Lebenserwartung eines Menschen in Beziehung gebracht, wenn auch dieses Forschungsgebiet noch relativ jung ist. Der erste, der Anfang der 1990er-Jahre einen Zusammenhang zwischen der Gewissenhaftigkeit (conscientiousness) und der Lebenserwartung eines Menschen beschrieb, war der kalifornische Psychologe Howard Friedman (4). Weil sich mittlerweile eine ganze Reihe von Studien hiermit beschäftigten, legte er zusammen mit seiner Kollegin Margaret Kern 15 Jahre später eine Metaanalyse der bis zum 1.7.2006 publizierten Studien zum Einfluss des Charakterzugs der Gewissenhaftigkeit auf die Lebenserwartung vor (5). Von den zunächst 56 identifizierten Studien waren 19 verwertbar, welche Daten von insgesamt 8 942 Personen aus sechs Ländern (USA, Kanada, Deutschland, Norwegen, Schweden und Japan) enthielten. Es zeigte sich ein signifikanter Zusammenhang zwischen Gewissenhaftigkeit und Lebenserwartung mit einer Effektstärke von 0,11: In jedem Alter sterben gewissenhaftere Personen mit einer geringeren Wahrscheinlichkeit.

Nun könnte man einwenden, dass eine Effektstärke von 0,11 nicht sehr groß sei und das Ergebnis daher wenig bedeutsam. Dem ist jedoch nicht so, wenn man bedenkt, dass beispielsweise die Effektstärke von Aspirin gegen Herzinfarkt bei 0,03 liegt (9) und aus Effektstärken dieser Größenordnung eine klare Indikation zur Prophylaxe oder Therapie abgeleitet wird. Es ist zudem nachgewiesen, dass Gewissenhaftigkeit mit positiven gesundheitsrelevanten Verhaltensweisen in Zusammenhang steht (2), wenn es auch zudem sein kann, dass die gleichen Faktoren, die einen Menschen zu einem gewissenhaften machen, ihn auch gesund machen. Den Skeptikern sei damit klar gesagt, dass es aufgrund der vorliegenden Daten völlig außer Frage steht, dass Persönlichkeit ein wichtiger Faktor bei Fragen zur Gesundheit darstellt.

Eine nach der berichteten Metaanalyse publizierte Studie verdient an dieser Stelle besondere Erwähnung, weil sie erst kürzlich publiziert wurde, ein ähnliches Ergebnis aufweist und zu den längsten prospektiven Studien überhaupt gehört (3). Die Autoren sind sich der Bedeutung ihrer 55 Jahre dauernden Längsschnittstudie durchaus bewusst, schreiben sie doch gleich zu Anfang, dass die Vorhersage des Todes als „ultimative Validität“ einer psychologischen Messung bezeichnet werden kann. Dann fahren sie fort: „Diese Validität wird noch dadurch gesteigert, wenn die Vorhersage aufgrund von Variablen aus der Kindheit gemacht werden kann. Nur wenige psychologische Variablen haben diese Kraft und es gibt nur wenige Längsschnittstudien mit hierfür relevanten Daten“ (3, Übersetzung durch den Autor).

Am ersten Juni 1947 wurden in Schottland alle im Jahr 1936 geborenen Kinder, die an diesem Tag in der Schule waren (n = 70 805), einem Intelligenztest unterzogen. Eine Untergruppe dieses gesamten Jahrgangs wurde im Rahmen der damals schon sehr langfristig geplanten Studie genauer untersucht. Es handelte sich um 1 208 Kinder, die jeweils am ersten der geraden Monate (Februar, April usw.) 1936 geboren waren. Diese Gruppe wurde mehrfach untersucht, zuletzt 1963 – also 16 Jahre nach dem ersten IQ-Test – im Alter von damals 27 Jahren. 1950 erfolgte eine Einschätzung aller Kinder (damals 14 Jahre alt) durch ihre Lehrer im Hinblick auf ihre Persönlichkeit. Hierbei wurden die Faktoren „Selbstsicherheit“, „Durchhaltevermögen“, „emotionale Stabilität“, „Gewissenhaftigkeit“, „Originalität“ und „Strebsamkeit“ auf einer Fünf-Punkte-Skala von „stark ausgeprägt“, über „überdurchschnittlich“, „durchschnittlich“, „unterdurchschnittlich“ bis „praktisch nicht vorhanden“ eingestuft. Diese Daten zur Persönlichkeit waren signifikant mit dem IQ korreliert, weswegen man zunächst mittels Regressionsanalyse den Effekt des IQ herausrechnete und die Daten dann einer Faktorenanalyse unterzog. Diese ergab als wichtigsten Faktor eine als „Verlässlichkeit“ (dependability) bezeichnete Persönlichkeitseigenschaft, die durch eine Kombination aus Gewissenhaftigkeit, stabiler Stimmung und Durchhaltevermögen charakterisiert war. Daten über Todesfälle wurden von Januar 1968 bis Januar 2003 gesammelt (11 waren 1968 schon verstorben und 16 waren ausgewandert; diese Daten wurden ausgeschlossen). So konnte man diese Todesfälle (n = 193) mit der damals gemessenen Intelligenz und den Persönlichkeitsmerkmalen in Zusammenhang bringen.

Hierbei zeigte sich ein klarer Effekt der Intelligenz: Mit jeder Standardabweichung mehr an Intelligenz (gemessen mit 11 Jahren) reduzierte sich die Wahrscheinlichkeit des Todes um 30%, und mit jeder Standardabweichung mehr an Verlässlichkeit (gemessen mit 14 Jahren) kam es zu einer entsprechenden Reduktion um 22%. Teilt man die Gruppe nach Intelligenz oder nach Verlässlichkeit in jeweils vier gleich große Untergruppen (Quartile) auf, so zeigt sich ein praktisch „dosisabhängiger" Effekt beider Variablen auf das Überleben: Das klügste und verlässlichste Viertel lebt am längsten, das nächste jeweilige Viertel lebt länger und die untere Hälfte stirbt am ehesten, wobei es bei der Intelligenz keinen Unterschied macht, ob man sich im untersten oder im zweituntersten Viertel befindet, bei der Verlässlichkeit aber schon (Abb. 7-1).

Im Rahmen dieser Studie wurden zusätzlich eine ganze Reihe weiterer Variablen gemessen und mit dem Überleben in Beziehung gesetzt. Für das Überleben erwiesen sich jedoch nur der IQ und die Verlässlichkeit (neben dem Geschlecht, das bekanntermaßen einen Einfluss hat: Frauen leben fünf bis sechs Jahre länger) als statistisch sicher relevant. Beide Effekte zusammen zeigt Abbildung 7-2: Wer unterdurchschnittlich intelligent und verlässlich war, hatte ein mehr als doppelt so großes Risiko, im 35-jährigen Beobachtungszeitraum (von 1968 bis 2003) zu sterben als die überdurchschnittlich intelligenten und verlässlichen Menschen seines Alters.

Um die Relevanz ihrer Ergebnisse zu dokumentieren, vergleichen die Autoren die Bedeutung der Kombination aus Verlässlichkeit und Intelligenz für das Überleben mit der Kombination aus Rauchen mit erhöhtem Serumcholesterinspiegel und erhöhtem Blutdruck. Diese wirkt sich bekanntermaßen sehr ungünstig auf die Überlebenswahrscheinlichkeit eines Menschen aus, und dieser Effekt ist rein statistisch etwa so bedeutsam wie der von IQ und Verlässlichkeit (Kombination). Die Frage nach den Ursachen, den Mechanismen, ist leicht gestellt und nur sehr schwer zu beantworten. Genetische Faktoren könnten ebenso eine Rolle spielen wie bessere Körperpflege oder ein ausgeprägteres Gesundheitsverhalten. Ganz einfache Erklärungen (wer gewissenhaft ist, trinkt weniger Alkohol oder vermeidet Unfälle eher) sind durch weitere

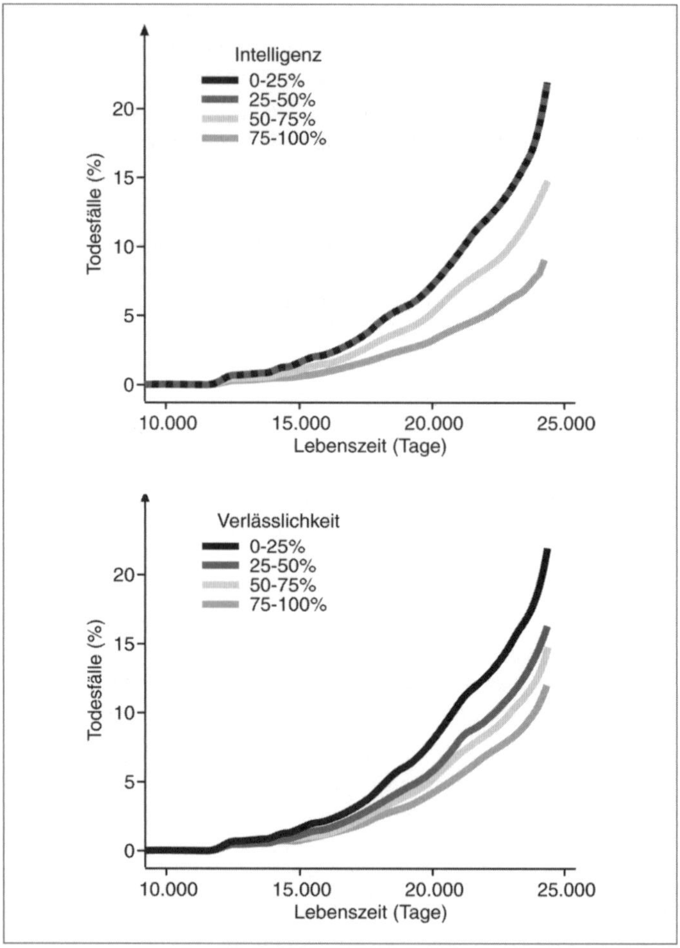

Abb. 7-1 Todesfälle (%) in Abhängigkeit von der Gesamtlebenszeit (in Tagen) und der Intelligenzuntergruppe, aufgeteilt in Viertel (Quartile) der Gesamtgruppe (links) sowie der Verlässlichkeitsuntergruppe, ebenfalls aufgeteilt in Quartile (rechts; nach 3).

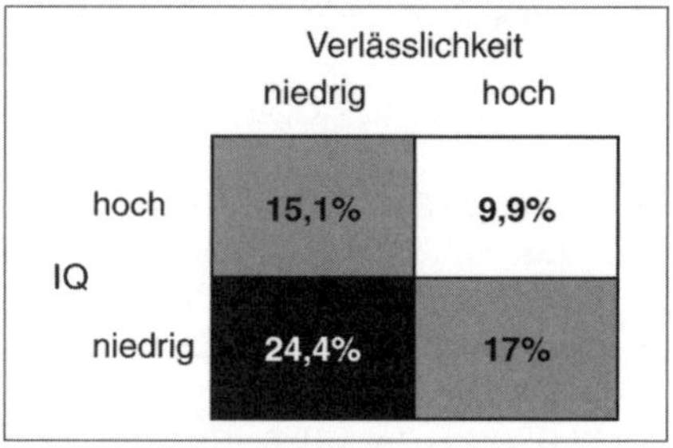

Abb. 7-2 Sterbefälle (%) in der jeweiligen oberen und unteren Hälfte der Gesamtgruppe, aufgeteilt nach Intelligenz und Verlässlichkeit.

bereits durchgeführte Studien als allein alles erklärende Mechanismen jedenfalls ausgeschlossen. Die Sache ist also wirklich komplex. Auch der sozioökonomische Status (der mit Intelligenz und Verlässlichkeit korreliert) kann nach den vorliegenden Daten keineswegs alles erklären (im Sinne von „hinwegerklären").

Es liegt nun an uns, diese Daten ernst zu nehmen und dafür zu sorgen, dass wir durch entsprechende Erziehung und Bildung die Begabungen und die sich auf das Überleben günstig auswirkenden Charaktereigenschaften der Menschen fördern. Denn dies führt zum ultimativen Benefit: ein längeres Leben.

Literatur

1. Batty GD, Deary IJ, Gottfredson LS. Premorbid (early life) IQ and later mortality risk: Systematic Review. Annals of Epidemiology 2007; 17: 278–288.
2. Bogg T, Roberts BW. Conscientiousness and health-related behaviors: A meta-analysis of the leading behavioral contributors to mortality. Psychological Bulletin 2004; 130: 887–919.
3. Deary IJ et al. More intelligent, more dependable children live longer. A 55-year longitudinal study of a representative sample of the Scottish nation. Psychological Science 2008; 19: 874–880.
4. Friedman HS et al. Does childhood personality predict longevity? Journal of Personality and Social Psychology 1993; 65: 176–185.
5. Kern M, Friedman HS. Do conscientious individuals live monger? A quantitative review. Health Psychology 2008; 27: 505–512.

6. Kretschmer E. Körperbau und Charakter. Berlin: Springer 1977.
7. Marmot M et al. Closing the gap in a generation: health equity through action on the social determinants of health. Lancet 2008; 372: 1661–1669.
8. Roberts BW et al. The power of personality traits, socioeconomic status, and cognitive ability for predicting important life outcomes. Perspectives on Psychological Science 2007; 2: 313–345.
9. Rosenthal R, Rosnow RL. Essentials of behavioral research: Methods and data analysis (3rd ed). Boston MA: McGraw-Hill 2008.
10. Whalley LJ, Deary IJ. Longitudinal cohort study of childhood IQ and survival up to age 76. British Medical Journal 2001; 322: 819–822.

8 Seid nett zu den Alten!

Seit längerer Zeit schon hört man vom „Krieg der Generationen". Gerade ältere Menschen beschäftigen sich mit der Frage, wie sich unsere Gesellschaft entwickelt. Mittlerweile haben viele Angst davor, dass beispielsweise Gesetzesänderungen zur Sterbehilfe dazu führen könnten, dass alte Menschen, die der Gesellschaft wie auch immer zur Last fallen, nahegelegt bekommen, aus dem Leben zu scheiden. In den Niederlanden jedenfalls scheint dies schon vorgekommen zu sein. Wenn dann noch gelegentlich davon die Rede ist, dass die Jugend gegen das Ausbeuten ihrer Generation durch die älteren Menschen rebelliert, dann fragt man sich auch bereits im mittleren Alter, wie das Ganze erst werden soll, wenn wir, die mittlere Generation, das Rentenalter erreichen und die Mehrheit im Volk stellen (5). Es kann zwar durchaus sein, dass wir erst mit 75 Jahren frühberentet werden, aber hierdurch würde sich das Problem ja nur zeitlich ein paar Jahre nach hinten verlagern. Werden wir mit dem Rentenbescheid zugleich das Anmeldeformular für das Krematorium zugesandt bekommen? Was kann man denen sagen, die auf die Alten nur schimpfen, sie als „Parasiten" der Gesellschaft betrachten, welche die immer weniger werdenden fleißigen kräftigen, arbeitenden Jungen ausbeuten?

Wie gut, dass es hierzu empirische Forschung gibt! Schon lange ist bekannt, dass ältere Menschen nicht so lange leben, wenn sie nicht auf sich achten bzw. schlecht über das Altern denken. „Ach, was soll's!", wer so denkt und sich die nächste Zigarette anzündet, hat ein höheres Erkrankungsrisiko für kardiovaskuläre Erkrankungen und wird auch sonst nicht gerade zu gesundheitsförderlichem Verhalten tendieren (3). Wer als älterer Mensch negativ über das Alter denkt, erlebt das Altern auch entsprechend negativer und hat deshalb mehr Stress. Und deswegen stirbt er auch früher am Herzinfarkt. Umgekehrt hat daher die Vermittlung eines positiven Bildes vom Alter einen gesundheitsfördernden Effekt, das heißt sie wirkt präventiv im Hinblick auf kardiovaskuläre Ereignisse (2).

Es ist also keineswegs egal, welche Einstellung man als älterer Mensch dem Alter gegenüber hat, zumindest im Hinblick auf die eigene Gesundheit: „Mind matters", bemerkt Becca Levy (1) von der *Yale School of Public Health* hierzu lapidar.

Was man bislang jedoch noch nicht wusste, ist, wie sich die Meinung junger Menschen über das Altern auf diese Menschen auswirkt, wenn sie später selber einmal älter geworden sind. Um dies herauszubekommen, untersuchten Levy und Mitarbeiter eine Kohorte von 440 Personen aus einer laufenden Längsschnittstudie zum Thema Altern. Diese Personen waren bei der Aufnahme in die Studie im Mittel 36,5 Jahre alt, gesund und füllten unter anderem einen Fragebogen zu negativen Vorurteilen gegenüber dem Alter („negative Altersstereotypien") aus. Dieser Fragebogen bestand aus Sätzen wie „alte Menschen sind hilflos", insgesamt 16 an der Zahl und hatte sich bereits als konsistent und valide erwiesen. Dann wurde abgewartet – bis zu 38 Jahren lang! Und es wurden die kardiovaskulären Ereignisse wie Angina pectoris, Herzinsuffizienz, Herzinfarkt, Schlaganfall und transitorische ischämische Attacken gemessen bzw. verzeichnet.

Um den Einfluss anderer Variablen (z. B. Alter, Geschlecht, Körpergewicht, Bildung, Cholesterinspiegel, Blutdruck) auszuschließen, wurden sie gemessen und statistisch berücksichtigt. Wie Abbildung 8-1 zeigt, konnte auf diese Weise ein deutlicher Effekt von in jüngeren Jahren gehegten negativen Gedanken über das Alter auf die Gesundheit in späteren Jahren nachgewiesen werden. Dieser zeigte sich sowohl bei bivariater Auswertung, also wenn man einfach nur fragt: „Wird einer krank, wenn er schlecht über das Altern denkt?", als auch bei multivariater Auswertung der Daten, also wenn man die gleiche Frage stellt, dabei aber zunächst einmal alle anderen genannten Risikofaktoren auch noch berücksichtigt. Das Risiko eines kardiovaskulären Ereignisses war im ersten Fall um 11% ($p < 0{,}01$), im zweiten Fall um 8% ($p < 0{,}05$) erhöht. Zu jedem Zeitpunkt des Follow-up zeigte sich, dass jemand mit einem negativen Bild vom Alter ein höheres Risiko für kardiovaskuläre Ereignisse hat als jemand, der überdurchschnittlich gut über das Alter denkt.

So betrug beispielsweise die relative Häufigkeit bereits aufgetretener kardiovaskulärer Ereignisse jeweils 30 Jahre nach der

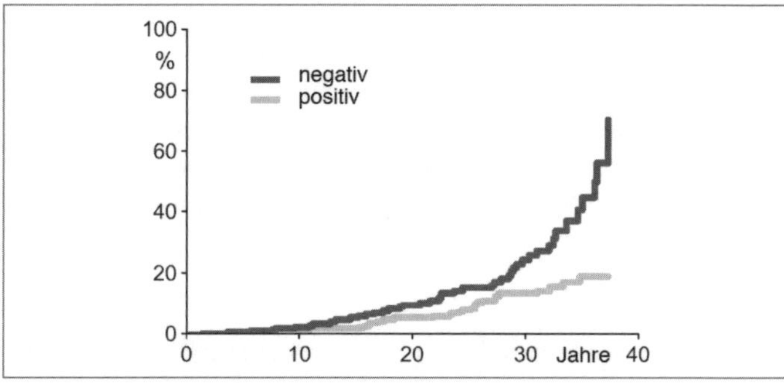

Abb. 8-1 Einfluss des Denkens über das Alter in jungen Jahren auf die Häufigkeit des Auftretens kardiovaskulärer Ereignisse (in Prozent) bis zu 38 Jahren später (nach 4, Figure 1). Die nach Ausschluss von 54 Personen übrig gebliebenen 384 Personen wurden in zwei Gruppen mit überdurchschnittlichem und unterdurchschnittlichem negativem Altersstereotyp geteilt und für diese beiden Gruppen getrennt wurden dann die kardiovaskulären Ereignisse kumuliert aufgetragen.

Erfassung der Gedanken über das Alter 13% in der Gruppe, die eher positiv über das Alter dachte, verglichen mit 25% in der Gruppe, die negativ über das Alter dachte.

Die weitere Analyse der Daten ergab zudem Hinweise darauf, dass die „Dosis in Jahren“ an negativen Gedanken einen Effekt hatte: Untersuchte man eine Untergruppe von 229 Personen, die zu Beginn der Studie eher jung waren und die ihr erstes kardiovaskuläres Ereignis nach ihrem 60. Lebensjahr hatten, so war das Risiko der negativ über das Alter denkenden Gruppe im Vergleich zur positiv denkenden Gruppe verdoppelt ($p = 0{,}004$)!

Eine weitere Berechnung zeigte, dass ein um zwei Standardabweichungen besseres Bild vom Alter das Risiko eines kardiovaskulären Ereignisses um 80% senkt! Wer also schlecht über alte Menschen und damit über sein eigenes Dasein im Alter denkt, lebt nicht so lange. Oder kurz: Wer die Alten ins Krematorium schicken will, kann sich gleich selbst dort mitanmelden!

Mir persönlich gefällt der positive Aspekt der Studie besonders gut: Es ist nicht egal, was wir denken. Und wir können selbst darüber entscheiden (5, 6)! Wir sollten uns also angewöhnen, nett über ältere Menschen zu denken und damit auch nett zu ihnen zu sein. Sind wir dann selbst einmal alt, erfreuen wir uns als Belohnung dafür dann selbst besserer Gesundheit. Und wer wollte das nicht?

Literatur

1. Levy BR. Mind matters: Cognitive and physical effects of aging self-stereotypes. Journals of Gerontology, Series B: Psychological Sciences and Social Sciences 2003; 58: 203–211.
2. Levy BR, Hausdorff J, Hencke R, Wei J. Reducing cardiovascular stress with positive self-stereotypes of aging. Journals of Gerontology, Series B: Psychological Sciences and Social Sciences 2000; 55: 205–213.
3. Levy BR, Myers LM. Preventive health behaviors influenced by self-perceptions of aging. Preventive Medicine 2004; 39 625–629.
4. Levy BR, Zonderman AB, Slade MD, Ferucci L. Age stereotypes held earlier in Life predict cardiovascular events in later life. Psychological Science 2009; Feb 13. Epub ahead of print.
5. Spitzer M. Altern im Betrieb. Nervenheilkunde 2008; 27: 871–874.
6. Spitzer M. Freiheit – eine gute Idee! Nervenheilkunde 2008; 27: 339–341.

9 Geist in Bewegung

Stellen Sie sich vor, auf einem Tisch vor Ihnen liegen zwei Klötze, ein gelber und ein blauer. Stellen Sie sich weiter vor, dass Ihre Aufgabe ganz einfach darin besteht, einen der beiden Klötze zu ergreifen und an einen anderen Ort zu legen, z. B. nach oben rechts auf den Tisch. Nun stellen Sie sich noch vor, dass Ihre Greifbewegung mit einer an der Decke angebrachten Videokamera genauestens gefilmt wird und diese Daten dann im Labor analysiert werden. Ein ganz einfaches Experiment also: „Greif Dir einen Klotz!" (Abb. 9-1).

Die einzige experimentelle Variation besteht in Folgendem: Auf den Klötzen befindet sich jeweils eine Zahl, zum Beispiel eine Acht oder eine Zwei. Analysiert man nun die Handbewegung im Einzel-

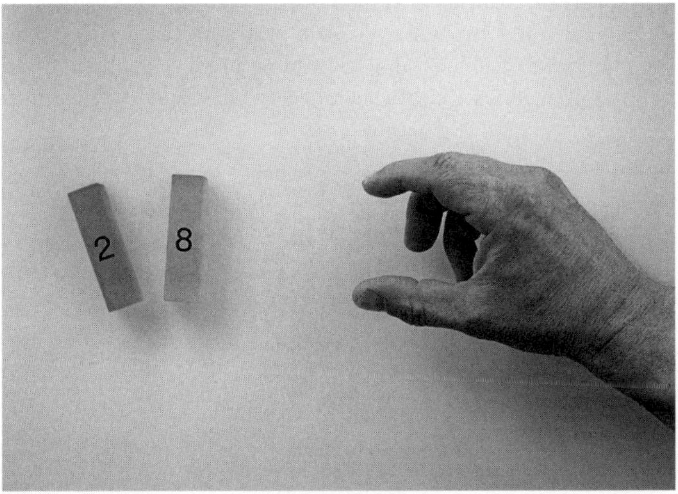

Abb. 9-1 Experiment zum Ergreifen eines Klotzes. Der Vorgang des Greifens wird dabei mittels geeigneter Instrumente genau aufgezeichnet, um z. B. den Winkel und die Öffnung zwischen Daumen und Zeigefinger in jeder Phase der Bewegung genau zu ermitteln.

nen, das heißt betrachtet man die Öffnung zwischen Daumen und Zeigefinger im Verlauf der Bewegung (2), so stellt sich heraus, dass die Zahl auf dem Klotz den Grad der Öffnung der greifenden Hand beeinflusst: Insbesondere zu Beginn der Bewegung geht die Hand weiter auf, wenn ein Klotz gegriffen wird, auf dem eine Acht steht als wenn ein Klotz gegriffen wird, auf dem eine Zwei steht. Gegen Ende der Bewegung gibt es keinen Unterschied mehr, ganz offensichtlich bestimmt jetzt die physikalische Größe des Klotzes die Programmierung der Bewegung und die Finger zoomen gewissermaßen genau an den Ort, der für das Ergreifen des Klotzes jeweils optimal ist. Zu Beginn der Bewegung hingegen spielt die abstrakte Größe der Zahl eine Rolle: Die Acht ist größer als die Zwei und ganz offensichtlich führt diese Information dazu, dass Daumen und Zeigefinger etwas weiter auseinandergehen, denn sie müssen ja „etwas Größeres" greifen als wenn sie „nur eine Zwei" greifen (Abb. 9-2).

Aber ist die Zahl nicht vollkommen irrelevant? – Natürlich ist sie das, für unser bewusstes Denken und unsere bewusste Steuerung. Unbewusst jedoch, das heißt ohne unser willentliches und bewusst gesteuertes Denken, nehmen wir die Zahl zur Kenntnis,

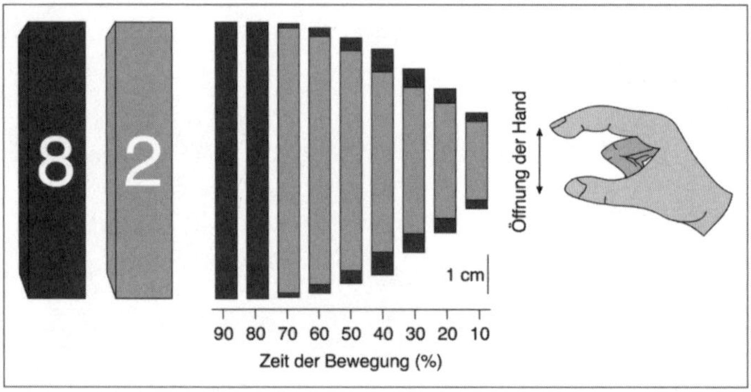

Abb. 9-2 Zahlen in Bewegung: Je nachdem, ob auf einem Klotz, den man ergreift, eine große oder kleine Zahl steht, öffnet sich die Hand beim Greifen, insbesondere zu Beginn der Bewegung (nach 2, S. 315).

wenn wir auf den Klotz schauen, ebenso wie wir ein Wort zur Kenntnis nehmen, wenn wir es ganz kurz gezeigt bekommen. Was wir nicht können, ist ein Wort oder eine Zahl zu sehen und sie *nicht* zur Kenntnis nehmen. Wir haben Wort oder Zahl immer schon zur Kenntnis genommen, wenn wir Wort oder Zahl wahrgenommen haben, ganz gleich ob wir dies wollen oder nicht.

Das bekannteste Beispiel hierfür ist der Stroop-Effekt: Sie sollen die Farbe eines Wortes benennen, das Wort jedoch nicht lesen. Wenn Sie nun das Wort „Rot“ in blauer Tinte gedruckt wahrnehmen und sollen dann die Farbe des Wortes angeben, also „Blau“ sagen, so brauchen Sie hierfür länger als beispielsweise dann, wenn das blaue Wort auch tatsächlich „Blau“ lautet. Mit anderen Worten, das gelesene Wort geht in Ihre Antwort ein (die Farbe des Wortes zu benennen), ob Sie dies wollen oder nicht. Genauso auch im Falle der Zahlen: Die Größe der Zahl (Acht oder Zwei) geht in Ihr Denken ein, ob Sie dies wollen oder nicht. Wenn Sie dann den entsprechenden Gegenstand greifen, dann geht diese wahrgenommene Größe in die Programmierung der Greifbewegung ein, und zwar vor allem am Anfang, also dann, wenn die Physik des Gegenstandes (seine Länge) noch nicht die allergrößte Rolle spielt. Das Experiment zeigt aus meiner Sicht sehr schön, wie viel Geist in einer simplen Bewegung steckt.

Diese Erkenntnis fügt sich mühelos in die Reihe der bereits an dieser Stelle geschilderten Befunde zu unbewussten Prozessen ein: Sehe ich das Wort „Greifen“, so werden Bereiche in primären sensomotorischen Arealen aktiviert, die der Repräsentation der Hand entsprechen. Entsprechendes gilt für das Wort „Treten“ („Fußareale“ werden aktiviert) oder für das Wort „Lecken“ (Mund- und Zungenareale werden aktiviert) (12), und wer gerade an das allgemeine Konzept „Alter“ durch eine bestimmte Technik erinnert wurde, ohne dass er es merkte, läuft hinterher langsamer (10). Wer französische Musik hört, greift eher zu französischem Wein und wer deutsche Musik hört, greift eher zu deutschem Wein und wer gerade Geldscheine gesehen hat, ist geiziger (11), und wer in einer vermüllten oder Graffiti-verunstalteten Gegend ist, hält sich weniger an soziale Normen (s. Kap. 10 Unordnung ist nicht Ordnung,

S. 89). Kurz: Unser Verhalten wird auf der makroskopischen Ebene bis hinunter zur mikroskopischen Ebene der Ausführung von Bewegungen im Einzelnen durch Bedeutungsgehalte mitgesteuert, die sich aktiv bereits im System befinden, das heißt die von anderen kortikalen Modulen derzeit gerade in Form aktivierter Erregungsmuster repräsentiert werden.

Nicht nur das Gesehene wirkt sich auf die Hand aus, die Hand wirkt sich auch auf das Gesehene aus: Eine Reihe von Studien hat nachgewiesen, dass Dinge, die sich im Raum neben der Hand befinden, visuell genauer wahrgenommen werden als andere Dinge. Ganz offensichtlich macht dies Sinn, denn es ist ganz besonders wichtig, dass Objekte, die unmittelbar zur Manipulation (*manus*, lat. die Hand) zur Verfügung stehen, entsprechend genauer „angeschaut" werden. Man fand dies dadurch heraus, dass man Versuchspersonen ihre Hand an unterschiedliche Orte positionieren ließ, an denen sich jeweils unterschiedliche Objekte befanden. Diese Objekte wurden dann, wenn sie sich näher an der Hand befanden, visuell mit mehr Aufmerksamkeit bedacht (1, 3, 8, 9, 13). Wie eine neue Untersuchung zeigt, geschieht dies selbst dann, wenn die Bewegung der Hand *nur vorgestellt* ist (6).

Sogar für das Lernen von Bedeutungsaspekten der Welt, also beispielsweise von Kategorien, spielt die Bewegung eine wichtige Rolle. Das gleiche Objekt wird anders gelernt, wenn man beim Lernen eine Handbewegung macht, die zu ihm passt, als wenn man nur auf das Objekt deutet. Im ersten Fall kommt es auch zu entsprechender Aktivierung in motorischen Arealen (7, s. auch S. 115).

Ganz allgemein gilt, dass das Gehirn *modular und vernetzt* aufgebaut ist. Das bedeutet, dass nicht alles überall verarbeitet wird (wie man noch vor einigen Jahrzehnten mit Bezug auf die Experimente von Lashley vermutet hatte), sondern dass es spezialisierte Module, beispielsweise für Sprache, das Farbensehen, die Gesichtererkennung oder den Tastsinn gibt. Wie wir alle zuweilen leidvoll erfahren, wenn uns beispielsweise ein Wort auf der Zunge liegt oder der Name einer Person, die wir uns lebhaft vorstellen, einfach nicht einfallen will, können modular gespeicherte Informationen zuweilen nicht für uns verfügbar sein, weil der Zugriff nicht möglich ist. Hinzu kommt, dass unser Gehirn sehr viele Informationen implizit gespeichert hat, über die wir explizit nicht verfügen: Unser Sprachproduktionsapparat hat beispielsweise die gesamte Grammatik der Muttersprache gespeichert, obwohl kaum jemand diese explizit aufschreiben kann. Unsere Motorik muss die Hebelgesetze und die Gravitationskonstante der Erde gespeichert haben, sonst könnten wir beispielsweise nicht Laufen. Dennoch können wir diese Informationen nicht direkt auslesen.

Aus der expliziten Unzugänglichkeit vieler implizit gespeicherter Informationen folgt jedoch nicht, dass diese Informationen nicht abgerufen und verwendet werden. Ganz im Gegenteil: Gerade weil die kortikalen Module in einem hohen Grade miteinander vernetzt sind, geschieht dies dauernd! Zum einen ist aus vielen Untersuchungen des visuellen Systems bekannt, dass der Informationsfluss keineswegs nur von einfacheren zu komplexeren Arealen geht (Bottom-up), sondern dass vielmehr ebenso massive Verbindungen in die andere Richtung vorliegen, dass also ein Top-down-Einfluss gespeicherter Informationen auf einfachere Verarbeitungsareale vorliegt. Aus rein quantitativen Überlegungen folgt weiterhin, dass über zwei bis drei zwischengeschaltete Synapsen jedes Neuron im Gehirn prinzipiell mit jedem anderen Neuron verbunden ist (4). Genau aus diesem Grund liegen Geist und Bewegung so nahe beieinander.

Literatur

1. Abrams RA, Davoli CC, Du F et al. Altered vision near the hands. Cognition 2008; 107: 1035–1047.
2. Andres M, Olivier E, Badets A. Actions, Words, and numbers. A motor contribution to semantic processing? Curr Dir Psychol Sci 2008; 17: 313–317.
3. Berti A, Frassinetti F. When far becomes near: Remapping of space by tool use. J Cogn Neurosci 2000; 12: 415–420.
4. Braitenberg V, Schütz A. Cortex: Hohe Ordnung oder größtmögliches Durcheinander. Spektrum der Wissenschaft 1989; Mai: 74–86.
5. Creem-Regehr SH, Lee JN. Neural representations of graspable objects: Are tools special? Cogn Brain Res 2005; 22: 457–469.

6. Davoli CC, Abrams RA. Reaching out with the imagination. Psychol Sci 2009; 20: 293–295.
7. Kiefer M, Sim E-J, Liebich S et al. Experience-dependent Plasticity of Conceptual Representations in Human Sensory–Motor Areas. J Cogn Neurosci 2007; 19: 525–542.
8. Reed CL, Grubb JD, Steele C. Hands up: Attentional prioritization of space near the hand. J Exp Psychol Hum Percept Perform 2006; 32: 166–177.
9. Schendel K, Robertson LC. Reaching out to see: Arm position can attenuate human visual loss. J Cogn Neurosci 2004; 16: 935–943.
10. Spitzer M. Beobachtet werden. Nervenheilkunde 2007; 26: 847–852
11. Spitzer M. Geld macht einsam. Nervenheilkunde 2007; 26: 119–124
12. Spitzer M. Gemeinschaft wärmt – Metaphern und Körperlichkeit (I). Nervenheilkunde 2008; 27: 1079–1082.
13. Vishton PM, Stephens NJ, Nelson LA et al. Planning to reach for an object changes how the reacher perceives it. Psychol Sci 2007; 18: 713–719.

10 Unordnung ist nicht in Ordnung

Graffiti und die Verletzung sozialer Normen

Graffiti ist ein Sammelbegriff für Grafik und Schrift im öffentlichen Raum, angebracht von Privatleuten ohne Erlaubnis. Das Spektrum reicht von künstlerisch anspruchsvollen Bildern (Abb. 10-1) und interessanten Texten (1) bis hin zu sogenannten „Klograffiti", die – wie der Name schon andeutet – in ästhetischer oder gesellschaftskritischer Hinsicht eher wenig zu bieten haben und einfach nur stören. Das Wort „Graffiti" kommt letztlich aus dem Griechischen (*graphein*) und meint ganz einfach „schreiben". Das Phänomen ist, von Vorläufern, die bis in die Antike zurückreichen einmal abgesehen, relativ neu und existiert mittlerweile weltweit (3, 4, 7), in seiner heutigen Ausprägungsform seit etwa 30 bis 40 Jahren.

In Berlin stand mit der Mauer lange das längste Kunstwerk der Welt (Abb. 10-2), wobei mittlerweile vieles abgerissen ist. Dennoch demonstriert gerade dieses große Werk die Vielfältigkeit und

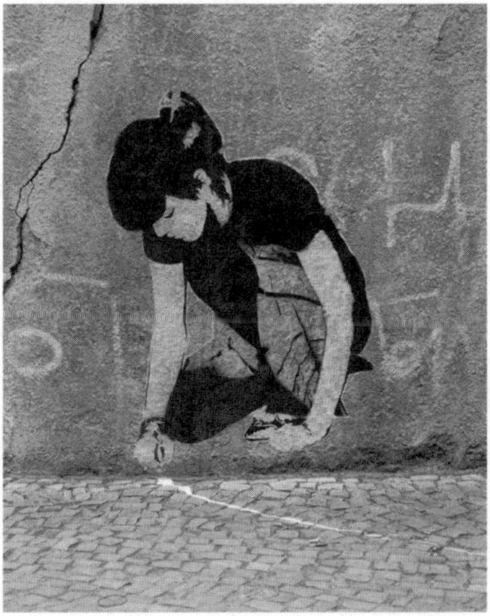

Abb. 10-1 Wandbild eines unbekannten Künstlers 2008 (Foto: Johannes Stahl, aus: „AP Street Art", Ullmann publishing 2009). Sehr kreative, witzige und/oder tiefsinnige Straßenkunst ist auch mit dem Künstler Robin Banksy (Künstlername) verknüpft, dessen wahre Identität nicht bekannt ist.

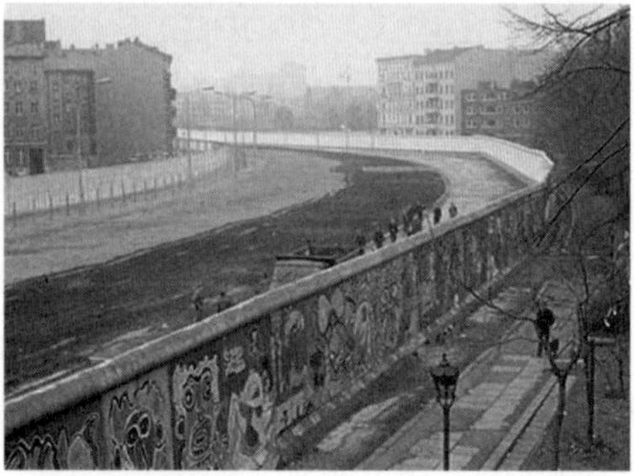

Abb. 10-2 Graffiti entlang der Berliner Mauer (Foto: Wikipedia.de). Auf vielen Straßen ist der Verlauf der Berliner Mauer nur noch durch eine in die Straße eingelassene Doppelreihe Kopfsteinpflaster zu erkennen.

Kreativität von Graffiti in ganz besonderer Weise. Eine sehr tiefgehende Auseinandersetzung mit dem Thema, von Graffiti in Darstellungen von Kircheninnenräumen durch niederländische Maler im 17. Jahrhundert bis zur Vermarktung des Genres in den USA und medialen Aspekten der Graffitikultur, findet sich in der Dissertation von Johannes Stahl (7).

Am Beispiel des Züricher Graffitikünstlers (Sprayers) Harald Naegeli lässt sich die Problematik von Normverletzung im öffentlichen Raum, wie sie Graffiti zunächst einmal darstellen, gut verdeutlichen. Wegen seiner „Schmierereien“ wurde er in der Schweiz 1981 zu neun Monaten Haft und 206 000 Franken Strafe verurteilt. Diese Strafe musste er 1984 absitzen, nachdem er zuvor nach Deutschland geflohen, dann aber international gesucht worden war. Wegen guter Führung wurde er jedoch nach sechs Monaten entlassen.

Ein im Jahr 1978 illegal entstandenes Sprühwerk (man sagt dazu auch Graffito, aber der Singular wird nur von Kennern verwendet), eine Strichfrau, die den Wassergeist *Undine* darstellen soll, wurde 2004 vom Kanton Zürich restauriert, aus der „Schmiererei“ wurde also Kunst und aus dem Kriminellen ein Künstler.

Ein Grund für die Kritik an Graffiti war neben ihrer Aggressivität gegenüber Sachen und teilweise auch Menschen (Graffiti als Spraybombe des anarchistisch engagierten, militanten Künstlers; 7) die Überlegung, dass offensichtliche Normverletzung „ansteckend" wirkt und Graffiti damit der Gesellschaft schaden. In ihrer klassischen Arbeit *Broken windows* schreiben James Wilson und George Kelling das Folgende: „... if a window in a building is broken and is left unrepaired, all the rest of the windows will soon be broken. This is as true in nice neighbourhoods as in rundown ones. [...] one unrepaired broken window is a signal that no one cares, and so breaking more windows costs nothing. (It has always been fun.)" (9)[1]. Auf Graffiti übertragen heißt dies: Wer die Wände beschmiert, der sorgt dafür, dass andere auch die Wände beschmieren und vielleicht sogar zudem noch dafür, dass sie sich auch anderweitig gegen die gültigen Normen verhalten.[2]

Aber stimmt die Theorie? Führt die Wahrnehmung von Normverletzung tatsächlich zu einer größeren Wahrscheinlichkeit, dass der Wahrnehmende selbst Normen verletzt? Und um welche Normen handelt es sich? Ist das Ganze spezifisch? Werfe ich also Abfall eher achtlos auf die Straße, wenn dort schon viel Müll liegt? Werfe ich einen Stein in ein Fenster, nur weil die Scheibe im Fenster daneben bereits kaputt ist? Führen Graffiti an der Wand einfach nur zu

---

1 „... wenn das Fenster eines Gebäudes zerbrochen wird und man es danach nicht repariert, sind bald alle Fenster des Gebäudes zerbrochen. Dies trifft zu, egal ob es sich um eine gute Gegend handelt oder eine heruntergekommene. [...] ein nicht repariertes zerbrochenes Fenster ist ein Signal dafür, dass sich niemand kümmert, sodass der Eindruck entsteht, dass man weitere Fenster ungestraft kaputt machen kann. (Das hat schon immer Spaß gemacht.)"

2 Die Tatsache, dass Graffiti bereits 1981 von Joachim Schmid als „Medium derjenigen, die dagegen sind" bezeichnet wurden (7), könnte zudem als Beleg dafür gelten, dass Nonkonformismus zu den ureigensten Anliegen der Sprüher gehört.

mehr Graffiti an der gleichen oder nahe gelegenen Wand? Oder führt die Wahrnehmung „hier wurde eine Norm verletzt" zur Vergrößerung der Wahrscheinlichkeit, dass auch ganz andere Normen verletzt werden? Führt also Müll zu Graffiti oder Graffiti zu Müll; oder bewirken ein zerbrochenes Fenster, Graffiti oder Müll gar eine Erhöhung der Wahrscheinlichkeit von kriminellem Verhalten?

Um diese Fragen zu klären, führten der Psychologe Kees Keizer und seine Mitarbeiter Siegwart Lindenberg und Linda Steg (6) von der Universität Groningen in den Niederlanden insgesamt sechs Experimente durch. Sie wurden alle als Feldexperimente geplant und durchgeführt, also die „Versuchspersonen" waren allesamt Passanten, deren Verhalten unbemerkt beobachtet und registriert wurde.

Das erste Experiment wurde in einem Groninger Einkaufszentrum durchgeführt. In einer Straße, die von vielen Menschen benutzt wird, um ihr Fahrrad abzustellen, war eine Hauswand entweder sauber oder mit Graffiti überzogen. In beiden Fällen war ein deutlich zu lesendes Schild an der Wand angebracht, dass das Besprühen der Wand mit Graffiti verboten ist (Abb. 10-3). Es war also klar, dass hier eine Norm aufgestellt war und es war – im Falle der besprühten Wand – klar, dass diese Norm verletzt worden war. Das Experiment bestand zum einen in der Veränderung der Wand (mit oder ohne Graffiti) sowie darin, dass an die abgestellten Fahrräder ein Zettel mit Hilfe eines Gummibandes am Lenker angebracht wurde, auf dem ein Weihnachtsgruß (eines nicht vorhandenen Kaufhauses) zu lesen war. Als „Versuchspersonen" wurden alle Leute gewertet, die ihr Fahrrad abholten. Registriert wurde, ob sie den Zettel wegwarfen (in der

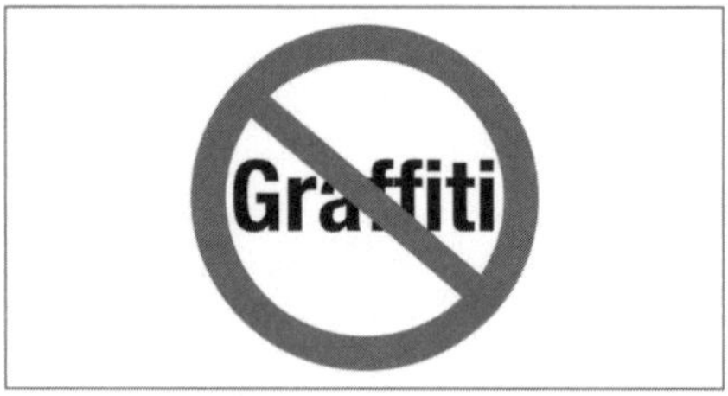

Abb. 10-3 Verbotsschild für Graffiti, wie es ähnlich in Experiment 1 verwendet wurde.

Straße gab es keinen Papierkorb) oder ob sie ihn einsteckten, um ihn ordnungsgemäß zu entsorgen. Die beobachtete Normverletzung bestand also in diesem Fall im Wegwerfen eines Stück Papiers, was in den Niederlanden zwar nicht bestraft wird, aber dennoch eine klare Verletzung der Norm, keinen Müll einfach auf die Straße zu werfen, darstellt. Insgesamt 154 Personen wurden beobachtet (je 77 pro Bedingung) und es zeigte sich (Abb. 10-4), dass bei Graffiti an der Wand mehr als doppelt so viele Menschen den Zettel wegwarfen (69%) als bei einer sauberen Wand (33%).

In einem zweiten Experiment wurden die beiden Normen variiert, das heißt, es wurde sowohl eine andere Normverletzung experimentell eingeführt als auch ein anderes Verhalten beobachtet. Der Zugang zu einem Parkhaus wurde mit einem Gitter so abgesperrt, dass man sich gerade noch so durch einen Spalt hineinzwängen konnte, um nicht einen etwa 200 m langen Umweg laufen zu müssen. Ein Schild *Durchgang verboten* machte die Norm klar, die nicht verletzt werden sollte. Im Gegensatz zu Experiment 1 war dies also eine von der Polizei für diesen bestimmten Ort und zu dieser Zeit ganz konkret aufgestellte Norm (und nicht die allge-

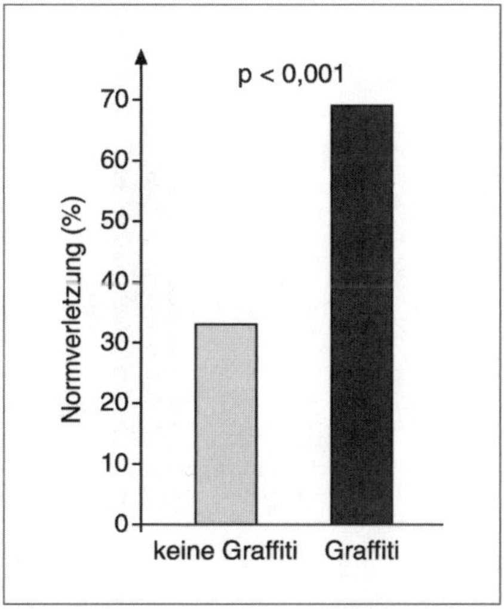

Abb. 10-4 Häufigkeit der Verletzung einer sozialen Norm (Man wirft seinen Müll nicht auf die Straße!) in Abhängigkeit davon, ob eine andere Norm (An dieser Wand keine Graffiti anbringen!) offensichtlich verletzt wurde (Graffiti an der Wand) oder nicht (saubere Wand). Der Unterschied in der Häufigkeit des normverletzenden Verhaltens war mit $p < 0{,}001$ hoch signifikant (6).

meine Norm, keinen Papiermüll achtlos wegzuwerfen). Die beobachtbare Normverletzung wurde wie folgt implementiert. An der Absperrung war ein zweites Schild angebracht, welches das Anschließen von Fahrrädern an der Absperrung verbot. Beide Schilder hingen nur 60 cm weit auseinander, waren also deutlich sichtbar. In der Experimentalbedingung waren vier Fahrräder am Zaun zur Sicherung gegen Diebstahl angeschlossen, in der Kontrollbedingung (keine Verletzung der Norm) waren vier Fahrräder nur vor dem Zaun abgestellt. Das Ergebnis dieses zweiten Experiments (mit insgesamt 93 „Versuchspersonen") war letztlich das gleiche wie in Experiment 1 (Abb. 10-5): War keine Normverletzung beobachtbar, zwängten sich 27% der Leute (n = 44), die zu ihrem Auto im Parkhaus wollten, durch die Absperrung; bei beobachtbarer Normverletzung (n = 49) waren es 82%.

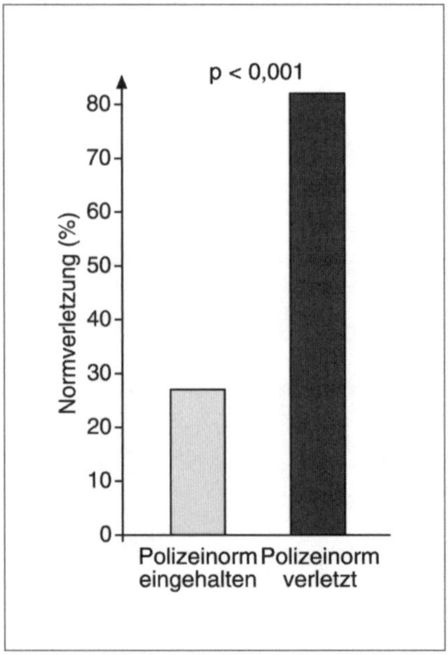

Abb. 10-5 Häufigkeit der Verletzung einer von der Polizei aufgestellten Norm (Hier kein Durchgang!) in Abhängigkeit davon, ob eine andere von der Polizei aufgestellte Norm (An dieser Absperrung keine Fahrräder anschließen!) offensichtlich verletzt wurde (Fahrräder an der Absperrung angeschlossen) oder nicht (Fahrräder vor dem Zaun abgestellt). Der Unterschied in der Häufigkeit des normverletzenden Verhaltens war mit $p < 0{,}001$ hoch signifikant (6).

Dass auch eine nicht befolgte Bitte von Privatleuten (und nicht eine von Ordnungsbehörden aufgestellte Norm) als Normverletzung ausreicht, um normverletzendes Verhalten zu bewirken, zeigt Experiment 3. In einem Parkhaus wurde das Schild *Bitte den Einkaufswagen zurückbringen* deutlich sichtbar aufgehängt. Dann wurde entweder dafür gesorgt, dass vier Einkaufswagen wahllos herumstanden oder dass sich keine Einkaufswagen im Parkhaus befanden. Als Normverletzungsprovokation dienten wieder die Weihnachtsgrüße. Dieses Mal wurde der Zettel unter den Scheibenwischer an der Windschutzscheibe geklemmt. Gemessen wurde wiederum (wie in Experiment 1), wie viele Menschen den Zettel auf den Boden warfen bzw. wie viele ihn einsteckten und mitnahmen, um ihn ordnungsgemäß zu entsorgen (Abb. 10-6). Und auch diesmal zeigte sich, dass die Normverletzung (Einkaufswagen wurden trotz Aufforderung nicht zurückgebracht) erneut ausreichte,

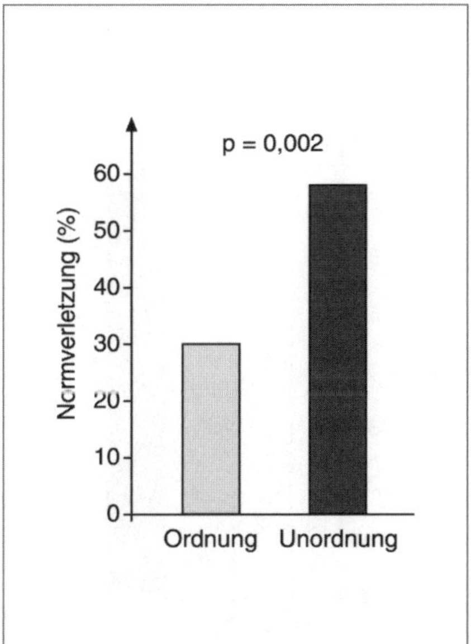

Abb. 10-6 Häufigkeit der Verletzung einer allgemeinen Norm (Man wirft seinen Müll nicht auf den Boden!) in Abhängigkeit davon, ob eine andere von privat aufgestellte Norm (Bitte Einkaufswagen zurückbringen!) offensichtlich verletzt wurde (Einkaufswagen standen herum) oder nicht (keine Einkaufswagen sichtbar). Der Unterschied in der Häufigkeit des normverletzenden Verhaltens war mit $p = 0{,}002$ hoch signifikant (6).

um Verhalten zu fördern, das eine andere soziale Norm (Müll nicht einfach wegwerfen) verletzte.

Ein viertes Experiment diente dazu, herauszufinden, ob die Normverletzung sichtbar (also „offensichtlich", im konkreten Sinne des Wortes) sein muss, damit der Effekt der Verletzung einer anderen Norm zustande kommt.

Daher wurde die Normverletzung akustisch inszeniert, indem man in der Nähe deutlich hörbar, aber nicht sichtbar Feuerwerkskörper („Kracher") anzündete und für unerlaubten Lärm sorgte. Die Autoren bemerken hierzu, dass in den Niederlanden das Abfackeln von Feuerwerkskörpern in den beiden Wochen vor Silvester verboten ist und mit einer Strafe von 60 Euro belegt wird. Jeder kenne daher diese Norm, weswegen man auch auf ein explizites Konstatieren der Norm (etwa durch ein Schild mit der Aufschrift *Das Abfackeln von Feuerwerk ist gesetzlich verboten!*) verzichtete. Das Experiment wurde dann wieder ganz ähnlich durchgeführt wie Experiment 1: Fahrräder in einem Abstellschup-

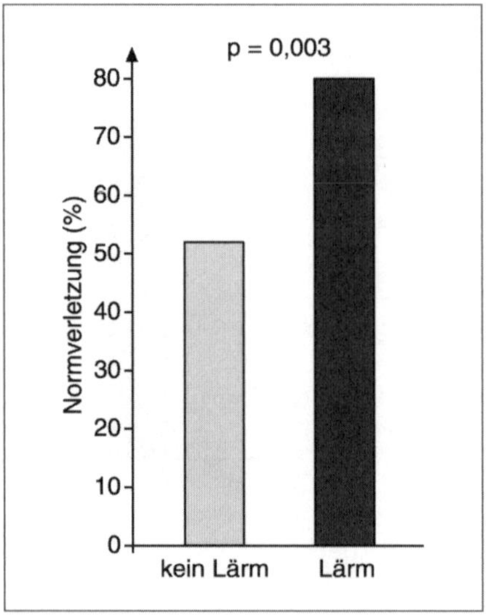

Abb. 10-7 Häufigkeit der Verletzung einer allgemeinen Norm (Man wirft seinen Müll nicht auf den Boden!) in Abhängigkeit davon, ob ein Gesetz (Kein Feuerwerk in den zwei Wochen vor Silvester!) hörbar verletzt wurde (man hört das Knallen von Feuerwerkskörpern) oder nicht. Der Unterschied in der Häufigkeit des normverletzenden Verhaltens war mit p = 0,003 hoch signifikant (6).

pen nahe einer stark frequentierten Bahnhaltestelle wurden mit den Weihnachtsgrüßen am Lenker versehen, und wenn ein Abholer kam, wurden Feuerwerkskörper angezündet oder nicht. Registriert wurde wieder, ob der Zettel weggeworfen wurde oder nicht (Abb. 10-7). Auch in diesem Experiment zeigte sich ein Effekt der (akustischen) Umweltverschmutzung in dem Sinne, dass es sich um eine Normverletzung handelt, die andere Menschen zum Verletzen anderer Normen bringt.

In den Experimenten 5 und 6 ging es um die Verletzung einer allgemein sehr gut akzeptierten Norm (*Du sollst nicht stehlen!*) in Abhängigkeit von zwei unterschiedlichen verletzten kontextuellen Normen: Ein Briefumschlag wurde so in einen Briefkasten gesteckt, dass er noch aus dem Schlitz herausschaute und dass eine Fünf-Euro-Banknote deutlich zu sehen war, die in dem Briefumschlag enthalten war (Abb. 10-8). Wer an dem Briefkasten vorbei lief,

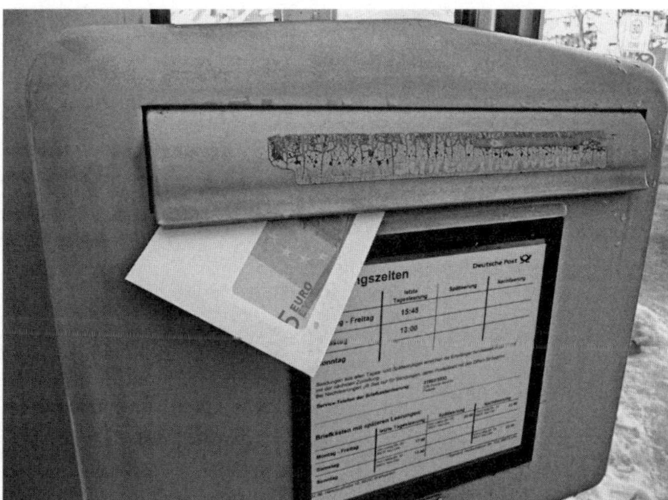

Abb. 10-8 Wer hier vorbeigeht, gerät in Versuchung, den Briefumschlag mitzunehmen.

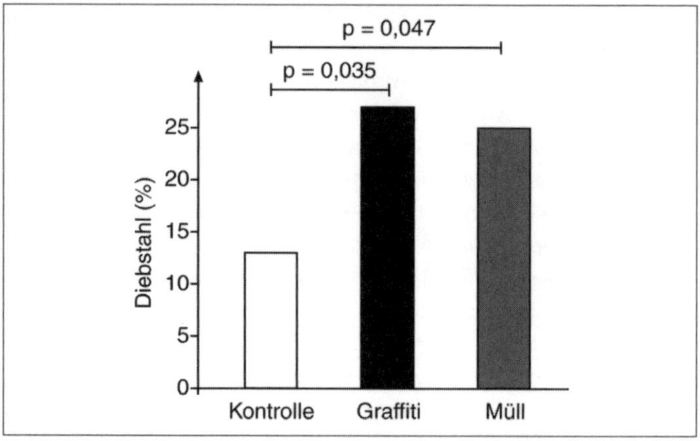

Abb. 10-9 Häufigkeit der Verletzung einer allgemeinen Norm (Du sollst nicht stehlen!) in Abhängigkeit von Normverletzungen durch Graffiti oder Müll. Die Unterschiede zwischen der Kontrollbedingung (normaler Briefkasten in sauberer Umgebung) und den beiden Experimentalbedingungen (Briefkasten mit Graffiti; Müll um den Briefkasten herum) sind jeweils signifikant (6).

musste also sehen, dass man fünf Euro „mitnehmen" konnte. Taten die Leute dies? Handelte es sich um einen ganz normalen Briefkasten in ordentlicher Umgebung, betrug die Häufigkeit dieser Normverletzung 13%. War der Briefkasten hingegen voller Graffiti oder lag in der Umgebung des Briefkastens Abfall herum, stieg die Häufigkeit der Normverletzung auf 27% (Graffiti) bzw. 25% (Müll; Abb. 10-9). In diesen beiden Experimenten führte also die offensichtliche Verletzung einer Norm (*Keine Briefkästen bemalen!* bzw. *Man wirft seinen Müll nicht auf die Straße!*) zu einer Verdopplung der Häufigkeit kriminellen Verhaltens (Stehlen)! Die Ergebnisse aller sechs Experimente sind in Tabelle 10-1 zusammenfassend dargestellt.

Die Autoren interpretieren ihre Ergebnisse wie folgt: Wenn jemand beobachtet, dass es „in Ordnung" ist, eine Norm zu verletzen

Tab. 10-1 Zusammenfassende Darstellung der sechs Experimente zur Verletzung von Normen nach beobachteter Normverletzung (6).

Experiment Nr.	**Beobachtungen (Gesamt N)**	**Beobachtete kontextuelle Normverletzung**	**Gebrochene Norm**	**Anstieg der Häufigkeit von Normverletzungen bezogen auf die Kontrolle in %**
1	154	Graffiti	Abfall	109
2	93	Polizei-Norm	Polizei-Norm	204
3	120	private Bitte	Abfall	93
4	96	Gesetz	Abfall	54
5	60	Graffiti	Eigentum	107
6	72	Abfall	Eigentum	92

(z.B. Unordnung zu verbreiten, Abfall wegzuwerfen), dann steigt die Wahrscheinlichkeit, dass sich diese Person selbst normverletzend verhält. Dabei ist es offensichtlich egal, um welche Normen es sich handelt, das heißt, der Effekt bezieht sich ganz allgemein auf die Verletzung von Normen und nicht auf die Verletzung einer bestimmten Norm. „Durch das bloße Vorhandensein von Graffiti wird die Häufigkeit, mit der Leute ihren Abfall achtlos wegwerfen oder gar stehlen, mehr als verdoppelt", kommentieren die Autoren (6) entsprechend. Und sie ziehen klare Schlussfolgerungen für die Politik: Es geht darum, bereits erste Anzeichen von Normverletzungen zu beseitigen, weil sich sonst das Verletzen von Normen gleichsam wie eine Epidemie ausbreitet. Besonders bedeutsam ist dabei, dass der Effekt über die Grenzen von Normen hinweggeht, also von Graffiti über Müll bis hin zu kriminellem Verhalten gehen kann. Zu beachten ist weiterhin, dass die beobachteten Effektstärken sehr groß sind: 50 bis 200% mehr Normverletzungen sind nicht nichts!

Zurück zur Straßenkunst: Es wäre schade, wenn es sie nicht gäbe! Nicht nur wäre Berlin um das längste Kunstwerk der Welt ärmer, auch anderswo würde man den lebendigen Ausdruck von kreativem Kunst-Schaffen und berechtigter Sozialkritik vermissen. Aber andererseits sollte der Straßenkünstler die dargestellten Forschungsergebnisse bedenken und wissen, dass er mehr tut als seine Meinung oder sein ästhetisches Erleben kundzutun. Er verändert die Welt zum Negativen hin, indem er seine Mitmenschen zum Überschreiten sozialer Normen, ohne die unsere Gemeinschaft nicht funktionieren würde, verleitet. Wie so oft im Leben gilt es also auch hier abzuwägen, denn wir Menschen sind soziale Wesen! Unordnung, einfach so und zum Spaß – entweder als Müll oder aus der Sprühdose – ist damit gerade nicht in Ordnung!

Man kann die Sache allerdings auch umdrehen und Ordnung verbreiten, genau wie Unordnung auch. Ein mir bekannter Direktor einer guten privaten Schule in Mittelhessen hat sehr viel in die Ausstattung der Schulräume investiert. Es sieht dort aus wie in einer Bank oder einer noblen Firma. Entsprechend hat er mit Schmierereien und Sachbeschädigungen praktisch keine Sorgen: Es traut sich niemand, die schönen Räume zu zerstören. Auch akustisch geht die Sache umgekehrt, wie das Beispiel des Hamburger Hauptbahnhofs zeigt: Hier vertreiben Mozart und Co. (deren Musik per Lautsprecher deutlich vernehmbar gespielt wird) Menschen, die auf den Bahnhofsvorplatz eigentlich ohnehin gar nicht hingehören, weil sie etwas anderes im Sinne haben als Ankommen oder Abfahren. Und die gleiche Musik führte nach einem aufgeheizten Rockkonzert der Rolling Stones zu einem ganz ordentlichen Verhalten der Konzertbesucher beim Verlassen der Halle ohne größere Randale oder Sachbeschädigung. Mittlerweile gibt es sogar randomisierte Studien zur Effektivität von Ordnung und Sauberkeit auf die kriminelle Aktivität, die einen klaren Effekt zeigen (2).

Es ist dabei vor allem von Bedeutung, was die Menschen *glauben*, was andere Menschen tun. So findet sich in vielen Hotelbadezimmern der Hinweis, dass man die Handtücher am nächsten Tag noch einmal verwenden kann (man soll sie dann aufhängen und – möchte man neue – ansonsten auf den Boden werfen). Etwa 38% der Gäste tun dies und leisten damit einen Beitrag für eine saubere Umwelt. *Sagt* man ihnen, dass die Mehrheit der Gäste ihre Handtücher mehrfach benutzt, steigt der Anteil der Gäste, die dies tun, auf die Hälfte (5).

Prosoziales Verhalten entsteht nicht zuletzt durch die Beobachtung von prosozialem Verhalten. Stellt man Wände für Graffiti auf oder erlaubt man Graffiti explizit in einer bestimmten Straße (wie beispielsweise in Wien), dann entkoppelt man diese Aktionen von der Normverletzung. Und Bücher über den Sachverhalt entkoppeln Kritik und Kunst in den Köpfen von Gewalt einerseits und Normverletzung andererseits. Denken wir also nach und lassen wir uns weder von einem weggeworfenen Papierschnipsel zum Dieb machen, noch uns den Spaß an Kunst im öffentlichen Raum verderben!

Literatur

1. Beck H. Graffiti. Reclam: Stuttgart 2004.
2. Braga AA, Bond BJ. Policing crime and disorder hot spots: a randomized controlled trial. Criminology 2008; 46: 577–607.
3. Chalfant H, Cooper M. Subway Art. London: Thames & Hudson Ltd, 1984; Nachdruck 2006.
4. Ganz N. Graffiti world. Street art from five continents. New York: Abrams 2006.
5. Holden C. Study shows how degraded surroundings can degrade behavior. Science 2008; 322: 1175.
6. Keizer K, Lindenberg S, Steg L. The spraying of disorder. Science 2008; DOI: 10.1126/science.1161405.
7. Stahl J. Graffiti: Zwischen Alltag und Ästhetik. Dissertation. Universität Bonn 1988. München: ScanegVerlag 1990.
8. Stahl J. Street Art. Königswinter: Ullmann publishing 2009.
9. Wilson JQ, Kelling GL. Broken Windows. The police and neighborhood safety. The Atlantic Monthly 1982; 249: 29–38.

11 Fettnäpfchen und weiße Bären

„Wenn etwas schief gehen kann, dann wird es auch schief gehen!" – So lautet das nach dem US-amerikanischen Ingenieur Edward Murphy benannte Gesetz (Murphy's law). Hierzulande spricht man davon, dass man ins Fettnäpfchen tritt, also etwas tut, was man eigentlich nicht will und noch dazu ganz *gezielt*: das Näpfchen (es ist kein „Napf"!) ist klein, und eigentlich würde man gar nicht hineintreten, sondern es verfehlen. Aber zuweilen machen wir eben nicht nur einfach Fehler; nein, wir machen genau das, was wir nicht wollen und aktiv zu vermeiden suchen. Jetzt bitte nicht an grüne Elefanten denken! – Wenn Sie versuchen, dieses Denkverbot zu befolgen, wissen Sie, wovon ich rede ...

Kein geringerer als Sigmund Freud war fasziniert von Fettnäpfchen. Wer seine Freud-Lektüre ganz ordentlich mit dem Anfang des ersten Bandes der 18-bändigen Gesamtausgabe beginnt, der stößt schon im Titel der Arbeit auf einen eigenartigen Begriff: den *Gegenwillen* (2). Der sorge dafür, so Freud, dass wir zuweilen genau die Dinge tun, die wir nicht tun wollen. Seine Beispiele: Eine Mutter will ihr Kind stillen, *will auf keinen Fall dabei versagen* – und versagt prompt. Eine andere Mutter, will ihr Kind *keinesfalls aufwecken* – und schnalzt laut mit der Zunge. „Es wird mir nicht gelingen, meinen Vorsatz auszuführen, weil dies oder jenes für mich zu schwer ist, ich dafür ungeeignet bin" (2). Versagensängste wie diese kennt jeder. Freud bezeichnet sie als „peinliche Kontrastvorstellungen" und geht davon aus, dass wir sie normalerweise hemmen, aber bei Ermüdung oder Erschöpfung dazu nicht fähig sind. Und dann passiert genau das, was nicht geschehen soll. Ganz am Schluss seiner Erörterung findet sich noch die Anmerkung „dass es lohnend sein dürfte, der Objektivierung des Gegenwillens auch außerhalb der Hysterie [...] nachzuspüren, wo sie im Rahmen der Norm so häufig vorkommt".

Gut zehn Jahre später widmete Freud genau diesem Thema ein ganzes, bis heute sehr unterhaltsames Buch, *Zur Psychopathologie des Alltagslebens* (3), in dem der Gegenwille zur Erklärung vielerlei psychischer Fehlleistungen herangezogen wird: „Verlegen – Zerbrechen – Vergessen – als Ausdruck eines zurückgedrängten Gegenwillens". Und ein gutes Jahrzehnt später taucht er in der vierten *Vorlesung zur Einführung in die Psychoanalyse* bei der Erörterung von Fehlleistungen wieder auf, vom Versprechen bis zum Vergessen der Bezahlung von Rechnungen (4).

So viel Spaß es auch heute noch macht, Freud in seinen Gedankenspielen zu folgen, so willkürlich erscheinen sie dem kritischen Verstand aber auch: „die Unterdrückung der Absicht, etwas zu sagen", ist beispielsweise aus heutiger Sicht keineswegs, wie Freud meinte, „die unerlässliche Bedingung dafür [...], dass ein Versprechen zustande kommt" (4), sondern ein eher seltener Fall, wie linguistische Studien zu Versprechern zeigen (5). Es gibt also zwar die mittlerweile so bezeichneten *Freud'schen Versprecher*, aber sie sind selten, und nicht jeder Versprecher ist ein Freud'scher Versprecher.

Wie also kommt es, dass wir ins Fettnäpfchen treten und manchmal wider bessere Absicht genau das Falsche tun? Warum planen wir Handlungen und stellen uns vor allem bestimmte Fehler und Fallstricke vor, nehmen also Dinge vorweg, um unser Verhalten besser zu kontrollieren und um Fehler zu vermeiden – und machen sie dann prompt? Warum tun wir gelegentlich genau das, was wir bewusst und kontrolliert zu vermeiden suchten?

In den vergangenen Jahren ist sehr viel experimentelles Wissen über die Wirkungsweise unbewusster Prozesse zu Tage gefördert worden (8–11), womit auch die Entstehung der hier diskutierten Fehlleistungen der wissenschaftlichen Aufarbeitung zugänglicher wurden. Sehr viele Dinge geschehen in unserem Gehirn, ohne dass wir davon normalerweise etwas mitbekommen. Ein sehr bekanntes Beispiel sind Bahnungseffekte: „Was soll ich dir vom Metzger mitbringen?" – „Das ist mir Wurst". Hier bahnte der Metzger in der Frage die Wurst in der Antwort. Man hätte auch antworten können „das ist mir egal". Automatische Prozesse, die darauf zurückzuführen sind, dass in unserem Gehirn die Dinge nach Art eines Netzwerks gespeichert sind, sorgen jedoch dafür, dass von der neuronalen Repräsentation von „Metzger" Impulse zur neuronalen Repräsentation von „Wurst" laufen.

Diese Repräsentation wird dadurch aktiviert und hat dadurch eine größere Chance, bei der Planung des Outputs, das heißt, der Antwort auf die Frage, berücksichtigt zu werden. Oder es bedarf mehr Aufwand, die eine aktivierte Repräsentation vom Output gleichsam fernzuhalten. Und wenn man dann abgelenkt ist und diesen bewussten (Denk-)Aufwand nicht leisten kann, dann schleicht sich die aktivierte Repräsentation dann eben doch in den Output ...

Ein schönes Beispiel hierfür stammt aus dem Bereich der Motorik. Dass auch einfache Bewegungen durch unbewusste semantische Prozesse beeinflusst werden können, wird in diesem Buch mehrfach diskutiert (s. Kap. 9, S. 83 und Kap. 12, S. 115). Es wundert daher nicht, dass sich eine bewusst unterdrückte Bewegung unter bestimmten Umständen als eine reale Bewegung manifestieren kann. So kann man beispielsweise eine Versuchsperson bitten, ein Pendel in der Hand zu halten und ihr die Instruktion geben, dieses Pendel ruhig zu halten, also so, dass es wenn irgend möglich nicht schwingt. Diese zunächst eigenartig klingende Aktivität war in spirituellen Kreisen vor 150 Jahren als Zeitvertreib durchaus beliebt. Das Pendel bleibt nämlich nicht ruhig, sondern schlägt aus, und dies geschieht vermeintlich ohne das Zutun der das Pendel in der Hand haltenden Person. Weil man damit behauptete, die chemische Zusammensetzung von Stoffen, über denen „gependelt" wird, ausfindig machen zu können, war es kein anderer als der Erfinder der Margarine, der Chemiker Michel Chevreul (1786–1889), der durch entsprechende Studien die psychische Verursachung der Pendelbewegungen nachweisen konnte.

Neue Studien bestätigen dies: Sagt man einer Versuchsperson mit einem Pendel in der Hand beispielsweise, dass das Pendel nicht seitwärts von links nach rechts schwingen soll, so tut es nach einer Weile genau dies: Es schwingt in die „verbotenen" Richtungen (Abb. 11-1 u. 11-2). Wenn man die Versuchsperson zusätzlich am bewussten Denken hindert, indem man sie von 1 000 immer drei rückwärts zählen lässt, so schlägt das Pendel in alle Richtungen etwas stärker aus, ganz besonders stark aber in die „verbotenen" Richtungen. Wieder zeigt sich ganz deutlich, dass bei Abschwä-

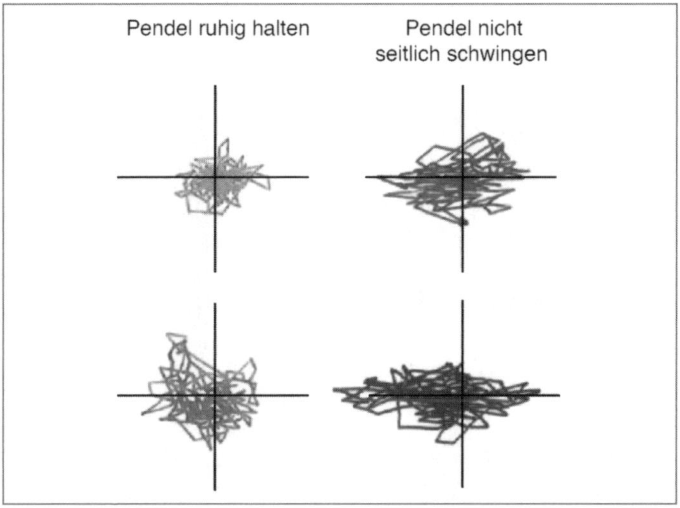

Abb. 11-1 Schematische Darstellung der Aufzeichnung der Bewegung eines Pendels, das von einem Probanden in Ruhe gehalten werden soll, entweder ohne weitere Instruktion (oben links) oder mit der Instruktion, es soll nicht in eine bestimmte Richtung schwingen (oben rechts). Man sieht, dass das Pendel in genau die Richtung, in die es nicht schwingen soll, schwingt. Bei Ablenkung des Probanden bewegt sich das Pendel nicht nur insgesamt unruhiger (unten links), es schlägt vor allem noch stärker in die „verbotene" Richtung aus (unten rechts; nach 18).

chung bewusster Prozesse, die unbewussten „verbotenen Prozesse" stärker zum Tragen kommen.

Unbewusste Prozesse lassen sich mit einer Reihe experimenteller Verfahren untersuchen, in denen man Reaktionszeiten und Fehler misst. Die Aktiviertheit einer nicht bewussten mentalen Repräsentation lässt sich beispielsweise dadurch nachweisen, dass man im Experiment den zu ihrer Unterdrückung nötigen Aufwand misst. Stellen Sie sich vor, Sie sollen die Farbe von Wörtern benennen (Abb. 11-3). Zugleich wird Ihnen gesagt, dass Sie bitte nicht an

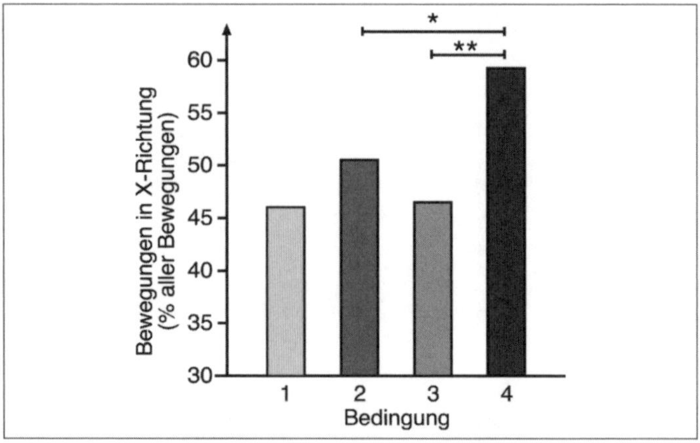

Abb. 11-2 Quantifizierung der Effekte, die in Abbildung 11-1 beispielhaft dargestellt sind. Bewegungen (berechnet als Prozentwert aller Bewegungen) des ruhig zu haltenden Pendels in der X-Achse (also seitwärts) unter den vier Bedingungen aus Abbildung 11-1, also 1) ohne zusätzliche Instruktion, 2) mit der Instruktion, das Pendel nicht seitwärts schwingen zu lassen, 3) ohne Instruktion aber mit Ablenkung und 4) mit der Instruktion, das Pendel nicht seitwärts schwingen zu lassen und mit Ablenkung (*: $p < 0{,}01$; **: $p < 0{,}001$; nach 17).

Katzen denken sollen. Bestimmt man nun die Reaktionszeit mit der Sie die Farben der Wörter aussprechen, so zeigt sich, dass Sie bei der Farbe des Wortes „Katze“ länger brauchen (14–16). Dieser Effekt ist dann besonders stark, wenn Ihre bewussten Prozesse noch zusätzlich beispielsweise dadurch geschwächt werden, dass man Ihnen vor der Aufgabe eine fünfstellige Telefonnummer zum Merken gegeben hat, die man nach der Farbbenennungsaufgabe wieder abfragt. In diesem Fall müssen Sie sich die Nummer merken, was man mit dem Arbeitsgedächtnis macht, welches dadurch schon gut beschäftigt ist und ansonsten nicht mehr viel zu leisten vermag. Da man das Arbeitsgedächtnis auch zum Ausüben von Hemmprozessen braucht, und genau diese Hemmprozesse beim

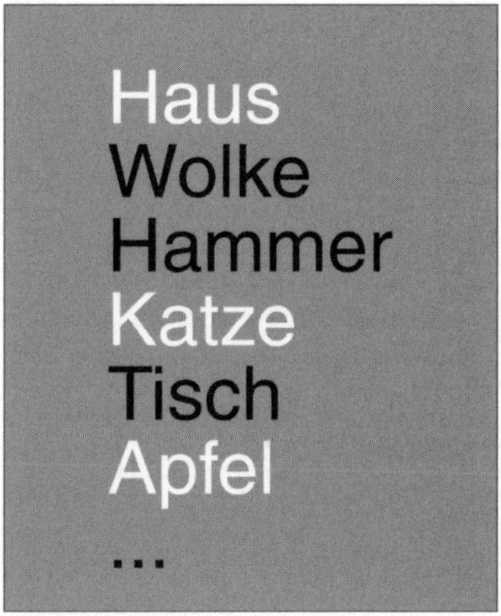

Abb. 11-3 Bitte denken Sie nicht an eine Katze und benennen Sie die Farbe der obigen Wörter so rasch es geht. Wegner und Erber (15) konnten zeigen, dass diese Instruktion zu (um etwa 20 Millisekunden) verlängerten Reaktionszeiten bei der Benennung der Farbe desjenigen Wortes führt, das zu unterdrücken ist.

Benennen der Farbe von Wörtern gegen die Wortbedeutung gleichsam ankämpfen müssen, wirken sich voraktivierte Wortbedeutungen (X nicht denken) gegenüber dem geschwächten Bewusstsein stärker aus (19, 20).

Halten wir fest: Auch Inhalte, die wir *bewusst nicht denken wollen*, sind zunächst einmal aktiviert. Um bewusst X nicht zu denken, muss ich X ja zunächst einmal denken. Diese Aktivierung von X bahnt nicht nur ähnliche, mit X in Verbindung stehende Inhalte, sondern nicht zuletzt auch den Inhalt X selbst. Kurz: Der Gedanke „nicht X" aktiviert zunächst einmal vor allem eines, nämlich X. Werden nun bewusste Prozesse der Kontrolle unserer Gedanken in ihrer Stärke reduziert, so gelingt ihnen ihre Funktion, andere Vorgänge aktiv zu unterdrücken (also zu hemmen), in geringerem Maße. Wird also beispielsweise eine Person abgelenkt, entweder im realen Leben oder im psychologischen Experiment, so ist ihr bewusstes Denken geschwächt und unbewusste Prozesse haben eine größere Chance, sich im tatsächlichen Verhalten der Person zu manifestieren. So lässt sich erklären, dass wir bei Ablenkung der

Aufmerksamkeit nicht nur allgemein mehr Fehler machen, sondern vor allem auch zuweilen genau dasjenige tun, von dem wir noch vor wenigen Augenblicken explizit gedacht hatten, dass wir es auf keinen Fall tun wollen.

Man kann solche Prozesse auch experimentell untersuchen: Wenn man Versuchspersonen bittet, ein bestimmtes Wort nicht auszusprechen und sie dann in einem Wort-Assoziationsexperiment bittet, auf bestimmte Worte mit dem was ihnen gerade als erstes einfällt zu reagieren, dann kann es vorkommen – insbesondere wenn man den Druck steigert und die Antworten immer rascher kommen müssen – dass die Personen gerade das „verbotene" Wort als Antwort geben.

Hier kommt nun der weiße Bär ins Spiel. Das klassische Beispiel eines Denkverbots stammt aus dem Reisebericht Fjodor Dostojewskis, *Winterliche Aufzeichnungen über sommerliche Eindrücke* von 1863: „Stelle dir selbst diese Aufgabe: Denke nicht an einen Eisbären, und du wirst sehen, dass dieses verfluchte Ding jede Minute in deinem Kopf sein wird." US-amerikanische Psychologen gaben dem russischen Schriftsteller 124 Jahre später im Wesentlichen Recht: Daniel Wegner und Mitarbeiter (12) brachten Studenten zunächst bei, den Strom ihrer bewussten Gedanken zu verbalisieren, also ständig laut zu sagen, was sie denken. Bittet man die Studenten dann, für fünf Minuten nicht an einen weißen Bären zu denken und dann für weitere fünf Minuten, an einen weißen Bären zu denken (oder in umgekehrter Reihenfolge), so zeigte die Auswertung der Tonaufnahmen dessen, was die Studenten sagten, Folgendes: In den fünf Minuten, während derer man an einen weißen Bären denken durfte, wurde im Mittel 19,2-mal an ihn gedacht. Aber auch, wenn man nicht an einen weißen Bären denken sollte, wurde noch 6,8-mal an ihn gedacht, also etwas öfter als einmal pro Minute (Abb. 11-4).

Auch was im Gehirn geschieht, wenn man nicht an einen weißen Bären denken soll, wurde mittlerweile mittels fMRT untersucht (6). Siebzehn rechtshändige Probanden im Alter von 19 bis 28 Jahren (acht weiblich) lagen im MR-Scanner und mussten für zwei Minuten versuchen, nicht an einen weißen Bären zu denken

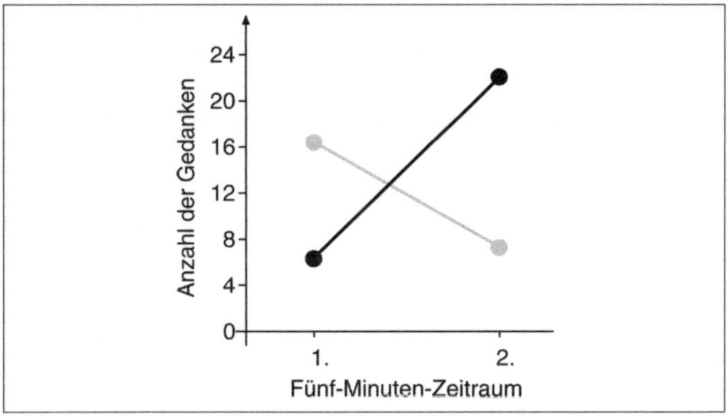

Abb. 11-4 Wie oft denken Studenten an einen weißen Bären, wenn sie in einem Zeitraum von fünf Minuten erst an ihn denken sollen und dann für weitere fünf Minuten nicht an ihn denken sollen (grau), oder wenn sie zunächst nicht an ihn denken sollen und dann an ihn denken sollen (schwarz). In der Bedingung „nicht an einen weißen Bären denken" denken die Studenten während fünf Minuten im Mittel 6,8-mal an einen weißen Bären. Durften die Studenten zunächst nicht an einen weißen Bären denken, so entstand hierdurch offenbar ein gewisser Druck, es dennoch zu tun, der in den fünf Minuten danach zum Tragen kommt: Sie denken dann besonders oft an ihn, wenn sie dazu aufgefordert werden, das heißt, signifikant öfter als die Studenten, die ohne vorherige Unterdrückung des Gedankens dazu aufgefordert werden (nach Daten aus 12).

oder konnten für zwei Minuten denken, was immer sie wollten (einschließlich weißer Bären). Immer dann, wenn sie an den weißen Bären dachten, sollten sie einen Knopf drücken, was tatsächlich während beider Bedingungen geschah. Der Trick der Studie bestand in der Auswertung der Daten. Man verglich einerseits die Aktivierung während der jeweiligen zwei Minuten, um die Frage zu beantworten, wo im Gehirn mehr los ist, wenn ich kontrolliere, was ich nicht denken soll. Zudem wurde die Aktivierung in den jeweiligen 20 Sekunden nach einem Tastendruck verglichen, um die Frage zu beantworten, wo im Gehirn beim tatsächlichen Auftreten eines „verbotenen" Gedankens mehr los ist als beim Auftreten des gleichen Gedankens, wenn er erlaubt ist.

Man bestimmte also ein länger andauerndes (tonisches) Signal der versuchten Kontrolle über zwei Minuten sowie ein kurzes (phasisches) Signal, das als Reaktion auf gerade misslungene Kontrolle aufgefasst werden kann. Das eine fand man im rechten dorsolateralen präfrontalen Kortex (DLPFC), das andere beidseits im anterioren Gyrus cinguli (ACC). Von Bedeutung ist, dass in diesen Arealen das jeweils andere Signal nicht nachweisbar war (Abb. 11-5), was auf unterschiedliche Funktionen beider Areale bei der Ausübung von Kontrolle über die Gedanken gewertet werden kann: Diese Ergebnisse passen recht gut zu den diskutierten Funktionen beider Areale. Der ACC reagiert bekanntermaßen auf Fehler, wobei die meisten diesbezüglichen Studien bei den Probanden einen *response conflict* provozierten, um das ACC-Signal zu finden. Die Probanden konnten also einen Fehler begehen, das heißt, eine falsche Handlung ausführen, und der ACC reagiert sowohl auf den Fehler einerseits als auch schon auf die erhöhte Chance, einen Fehler zu machen (22, 23). Das Bemerkenswerte an der vorliegenden Studie ist, dass man gar keinen Fehler machen braucht und nicht einmal zwei Handlungen miteinander in möglichem Konflikt stehen müssen, damit der ACC aktiv wird. Es genügt schon, dass die Kontrolle der eigenen Gedanken nicht funktioniert!

Richtig peinlich kann die Sache werden, wenn es um soziale Vorurteile oder gar um Tabuthemen geht. Wenn Leute gebeten werden, jetzt nicht an Sex zu denken, steigt ihr Erregungsniveau in ganz ähnlicher Weise an, wie wenn man sie um das Gegenteil bittet: „An Sex denken" (16). Bittet man die gleichen Leute hingegen, an etwas Neutrales (das Wetter) nicht zu denken, so steigert das nicht ihr Erregungsniveau. Wer seine Vorurteile gegenüber Skinheads bewusst unterdrückt, setzt sich in einem Wartezimmer weiter von ihnen weg (21), und wer sich insbesondere unter Stress korrekt verhalten will, tut mitunter das genaue Gegenteil. Man denke nur an Ex-Bundeskanzler Helmut Kohl, der von seinen Sicherheitsleuten

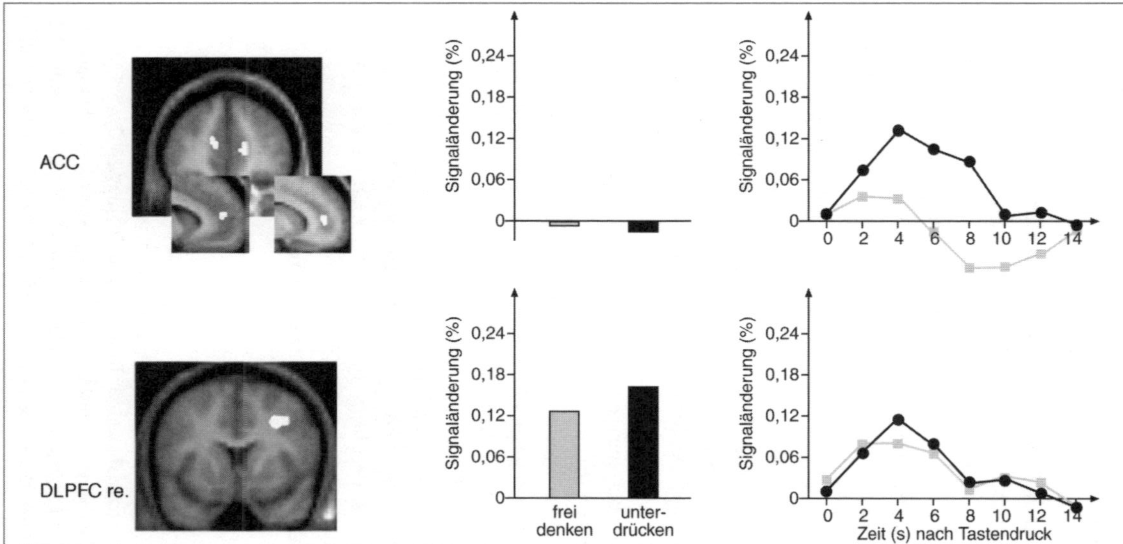

Abb. 11-5 Aktivierungen beim Versuch, für zwei Minuten nicht an einen weißen Bären zu denken. Im rechten DLPFC findet sich während des gesamten Zeitraums mehr Aktivität (unten Mitte), wobei sich das Signal als Reaktion auf einen einzelnen Gedanken nicht unterscheidet, wenn er erlaubt ist oder nicht (unten rechts). Umgekehrt ist es im ACC: Hier gibt es kein tonisches Signal (oben Mitte), das Areal reagiert aber auf einen verbotenen Gedanken (oben rechts; nach Daten aus 6).

zurückgehalten werden musste, als er auf Passanten losging, die ihn mit faulen Eiern etc. beworfen hatten.

Manche Menschen haben ihre Gedanken besser unter Kontrolle als andere, und wieder andere versuchen wenigstens heftiger als andere, sie im Griff zu haben (7). Das Ausmaß der Kontrolle und das Ausmaß der Versuche von Kontrolle sind also von Mensch zu Mensch verschieden und wahrscheinlich von unterschiedlichen Faktoren abhängig: Das Ausmaß an Kontrolle korrelierte in einer Studie an 60 Probanden mit einem Maß für die Leistungsfähigkeit des Arbeitsgedächtnisses (1), das bekanntermaßen unter dopaminerger Kontrolle steht. Die Versuche hingegen, Kontrolle über die eigenen Gedanken auszuüben, korrelieren mit Zwängen, Depressivität und Ängstlichkeit (16) und können daher eher mit dem serotonergen System in Verbindung gebracht werden. Im Lichte der Studie von Mitchell und Kollegen könnte man auch sagen, dass es darauf ankommt, wie die Funktionen des DLPFC und des ACC bei der jeweiligen Person ausgebildet sind und moduliert werden (6).

„You can't always get what you want", singen die Rolling Stones. In Wahrheit ist es noch schlimmer: Man bekommt nicht nur *nicht* immer, was man will, man kann nicht einmal immer das denken, was man will (14)! Und wenn man daran denkt, was man nicht will, dann geschieht zuweilen genau das. Warum das so ist und wir zuweilen zielgenau ins Fettnäpfchen treten, bewegt die Menschen schon lange. Es beruhigt, dass sich die Gehirnforschung des Problems angenommen hat und uns dabei helfen kann, die Kontrolle zu behalten – auch über unser Denken.

Literatur

1. Brewin CR, Beaton A. Thought suppression, intelligence, and working memory capacity. Behaviour Research and Therapy 2002; 40: 923–930.
2. Freud S. Ein Fall von hypnotischer Heilung. Nebst Bemerkungen über die Entstehung hysterischer Symptome durch den „Gegenwillen". In: Gesammelte Werke. Freud A et al. (Hrsg.), 5. Aufl., Bd. I. Frankfurt am Main: S. Fischer 1892/93; 1977.

3. Freud S. Zur Psychopathologie des Alltagslebens. Gesammelte Werke. Freud A et al. (Hrsg.), 7. Aufl., Bd. IV. Frankfurt am Main: S. Fischer 1904; 1978.
4. Freud S. Vorlesungen zur Einführung in die Psychoanalyse. Gesammelte Werke. Freud A et al. (Hrsg.), 7. Aufl., Bd. XI. Frankfurt am Main: S. Fischer 1916/17; 1978.
5. Levelt WJM. Speaking: From intention to articulation. Cambridge, MA: MIT Press 1989.
6. Mitchell JP, Heatherton TF, Kelley WM, Wyland CL, Wegner DM, Macrae CN. Separating sustained from transient aspects of cognitive control during thought suppression. Psychological Science 2007; 18: 292–297.
7. Nixon RDV, Flood J, Jackson K. The generalizability of thought suppression ability to novel stimuli. Personality and individual differences 2007; 42: 677–687.
8. Spitzer M. Vom Geld zur Aktion. Unbewusste Motivation im Scanner. Nervenheilkunde 2007; 26: 710–712.
9. Spitzer M. Unbewusste Logik. Nervenheilkunde 2007; 26: 79–82.
10. Spitzer M. Gemeinschaft wärmt. Nervenheilkunde 2008; 27: 1079–1082.
11. Spitzer M. Sich rein waschen. Nervenheilkunde 2008; 27: 1147–1149.
12. Wegner DM, Schneider DJ, Carter SR, White TL. Paradoxical effects of thought suppression. J Personality and Social Psychology 1987; 53: 5–13.
13. Wegner DM, Shortt JW, Blake AW, Page MS. The suppression of exciting thoughts. J Personality and Social Psychology 1990; 58: 409–418.
14. Wegner DM. You can't always think what you want: Problems in the suppression of unwanted thoughts. Advances in Experimental Psychology 1992; 25: 193–225.
15. Wegner DM, Erber R. The hyperaccessibility of suppressed thoughts. J Personality and Social Psychology 1992; 63: 903–912.
16. Wegner DM, Zanakos S. Chronic thought suppression. Journal of Personality 1994; 62: 615–640.
17. Wegner DM, Ansfield M, Pilloff D. The putt and the pendulum: Ironic effects of the mental control of action. Psychological Science 1998; 9: 196–199.
18. Wegner DM. How to think, say, or do precisely the worst thing for any occasion. Science 2009; 325: 48–50.

19. Page AC, Locke V, Trio M. An online measure of thought suppression. J Pers Soc Psychol 2005; 88: 421.
20. Newman LS, Duff KJ, Baumeister RF. A new look at defensive projection: thought suppression, accessability, and biased person perception. J Pers Soc Psychol 1997; 72: 980.
21. Macrae CN, Bodenhausen GV, Milne AB et al.: Out of mind but back in sight: Stereotypes on the rebound. J Pers Soc Psychol 1994; 67: 808–817.
22. Kerns JG, Cohen JD, MacDonald AW et al. Anterior cingulate conflict monitoring and adjustments in control. Science 2004; 303: 1023–1026.
23. Ridderinkhof KR, Ullsperger M, Crone EA et al. The role of the medial frontal cortex in cognitive control. Science 306: 443–447.

12 Werkzeuge des Geistes

Der Mensch gebraucht Werkzeuge. Sie sind ein wesentlicher – *vielleicht sogar der wichtigste* – Teil unserer Kultur. Die meisten Menschen denken bei „Werkzeug“ zunächst an „Hammer“, aber Jahrhunderte menschlicher, aufeinander aufbauender kreativer Akte haben uns weitaus mehr beschert als das Sortiment im Baumarkt: Maschinen, die Dinge fast vollautomatisch herstellen; Maschinen, die Maschinen herstellen; Maschinen, die uns am Leben erhalten, wenn wir schwer krank sind; und sogar Maschinen für geistige Arbeit (Computer). Stellen Sie sich vor, plötzlich gäbe es infolge von Krieg oder Naturkatastrophen keine Werkzeuge mehr und diejenigen, die sie herstellen, seien umgekommen. Sie und ich würden nächtens vor Lagerfeuern kauern und uns Sorgen darüber machen, was es morgen zu essen gibt. Wir wären auf das Niveau der Steinzeit zurückgeworfen und hätten wenig Chancen, das zu ändern. Wir müssten entsetzt feststellen, dass wir keine Autos und Intensivstationen, keine Kühlschränke oder Handys mehr hätten. Schon die Gewinnung von Eisen für den Hammer würde die meisten Menschen vor unlösbare Probleme stellen, womit klar ist, dass auch die Werkzeuge, um Kleidung oder Schuhe herzustellen sowie um einfache Landwirtschaft zu betreiben, fehlen würden. Weil die meisten Menschen beim Thema „Kultur“ an Theater, Bücher und den Inhalt der Seiten des Feuilletons denken, sei dies noch einmal sehr klar gesagt: Werkzeuge sind nicht Biologie, sie sind vielmehr Kultur im besten Sinne des Wortes. Und im Gegensatz zu Theaterstücken und Romanen bauen Werkzeuge in sehr realer Hinsicht aufeinander auf[1]: Ohne Hammer kein Staudamm, ohne Staudamm keine Wasserkraft, ohne Wasserkraft kein

---

1 Die Tatsache, dass diese Abhängigkeiten jedem in Technik versierten Menschen konstruiert und unzulänglich vereinfacht erscheinen mögen, schwächt mein Argument nicht, sondern macht es nur noch stärker: Ja (!), es ist in Wahrheit noch viel komplexer. Mein Beispiel kann diese Komplexität nur andeuten.

Strom, ohne Strom keine Maschinen, ohne Maschinen keine Werkzeugmaschinen und ohne Werkzeugmaschinen keine Computer.[2]

Trotz ihrer enormen Bedeutung behandelt die Gehirnforschung Werkzeuge bislang recht stiefmütterlich: Es gibt Zehntausende von Studien über Sprache, mit eigenen wissenschaftlichen Journals wie beispielsweise *Brain and Language*; zum Werkzeuggebrauch hingegen erscheint nur gelegentlich irgendwo ein Artikel, und ein Journal *Brain and Tools* gibt es nicht.

Aber kann es eine Neurowissenschaft des Werkzeuggebrauchs geben? Und wenn ja, was hätten wir davon? Geht man dieser Frage nach, hilft der Vergleich mit dem Thema Sprache: Die Forschung zum Thema Gehirn und Sprache begann vor etwa 150 Jahren mit Beobachtungen zur Sprachlosigkeit von Patienten nach Schlaganfällen, ging also von der Pathologie aus und fragte erst später, wie das bei Gesunden funktionieren könnte. Heute geht man grundlagenwissenschaftlich vor, untersucht die neuronalen Prozesse beim Sprachverstehen direkt im Gehirn gesunder Probanden und leitet daraus nicht nur Schlüsse für die Behandlung von Patienten, sondern auch für den Spracherwerb, das Lernen, die Erziehung und die Bildung insgesamt ab. In vielen Forschungsfeldern kann

---

2 Man kann selbstverständlich darüber diskutieren, ob Hollywood (oder ein „Tatort") ohne Shakespeare oder Goethe möglich wäre. Auch in der Kultur hängt nichts „in der Luft", wie jede Kulturgeschichte deutlich zu machen sucht. Aber stellen Sie sich vor, es gäbe keine Theater mehr, weil alle Gebäude, alle Bücher und alle damit befassten Menschen nicht mehr existierten. Dann würden die nach einer solchen Katastrophe übrig gebliebenen Menschen sich erinnern, Märchen erzählen und vielleicht eine ganze Menge „Kulturgut" kollektiv bewahren können, auch das Theaterspielen und Romaneschreiben. Aber stellen Sie sich vor, es fehlten in analoger Weise Technik und Industrie! Durch Erinnern entsteht kein Werkzeug, und ohne Werkzeuge keine komplexe Produktion, und ohne diese entsteht nichts von alledem, was wir meist als „natürlich gegeben" hinnehmen (unser Kühlschrank, das Handy oder der Aldi an der Ecke), obwohl es sich um kulturelle Höchstleistungen (im besten Sinne des Wortes!) handelt.

man diese Entwicklung beobachten[3]; beim Werkzeuggebrauch noch nicht. Wie facettenreich eine solche Wissenschaft sein könnte, zeigen entsprechende Studien.

Vor etwa 15 Jahren machte ich mir schon darüber Gedanken, wie unterschiedliche Bedeutungen im Gehirn gespeichert sein könnten (7). Vor dem Hintergrund von Netzwerkmodellen zu selbstorganisierenden Karten und mit einigen Erfahrungen in der funktionellen Bildgebung schloss ich mich 1994 während meines zweiten Aufenthaltes an der Harvard-University der Bildgebungsgruppe um Belliveau, Kwong und Rosen an und führte eine kleine Studie zur kortikalen Lokalisation von Werkzeugen durch (6). Es war die erste diesbezügliche Studie, und bevor die Resultate da waren, haben alle darüber gelacht. Daher ging es mir damals um nichts anderes als einen Existenzbeweis: Ja, es gibt kategorienspezifische lokalisierte neuronale Repräsentationen – das war der Punkt, nicht hingegen deren Taleirach-Koordinaten (denn die Menschen und deren Gehirne erschienen mir damals noch zu verschieden, als dass man nach solchen Koordinaten suchen sollte oder könnte). Die Suche nach *irgendeiner* Form von Lokalisation wurde damals schon verlacht (2), nicht unähnlich dem „Großmutter-Neuron", über das sich Generationen von Psychologen lustig gemacht haben, bis schließlich die Neurowissenschaft festgestellt hat, dass es genau solche Neuronen tatsächlich gibt. Auch im Hinblick auf Werkzeuge ist die Sache mittlerweile ganz anders, liegt doch seit geraumer Zeit sogar schon eine Metaanalyse zu mehr als zwei Dutzend Studien zur Lokalisation von Bedeutungsgehalten (wie Werkzeugen und Tieren) im menschlichen Kortex vor (3).

---

3 Eine schöne Formulierung fand ich kürzlich in einer Rezension über ein Grundlagenwerk zu Sozialendokrinologie (ja, auch das gibt es, und das Buch ist sehr spannend!) „Research on humans is no longer being driven primarily by a search for causes of behavioral pathology. Instead, it is inspired by a foundation of concepts and theories of normal behavior taken from evolutionary biology ... biological anthropology ... and ... psychology" (1, S. 1145f).

Will man verstehen, wie diese neuronalen Repräsentationen von Werkzeugen funktionieren, also wie sie (man könnte sie „Werkzeugneuronen“ nennen) unser Verhalten beeinflussen und welche Wirkungen sie haben, sind die Methoden der funktionellen Bildgebung eingeschränkt, denn sie sind zu langsam, um dem Geist millisekundengenau bei der Arbeit zuzusehen. Man kann sich aber des EEG bzw. der ereigniskorrelierten Potenziale (EKP) bedienen, bei denen Ladungsänderungen an der Kopfhaut gemessen und zeitgenau bei vielen Reizen aufaddiert werden. Man erhält dadurch ein millisekundengenaues Abbild (wenn auch nicht auf den Millimeter, sondern nur auf einige Zentimeter genau) dessen, was elektrisch im Gehirn geschieht.

Will man zudem wissen, ob Objekte, mit denen wir hantieren, anders abgespeichert werden als Objekte, die wir beispielsweise nur anschauen, will man also wissen, ob Werkzeuge auf eine bestimmte, besondere Weise in unseren Köpfen repräsentiert sind, dann muss man das Erlernen von Werkzeugen forschend begleiten. Nun kennt aber schon jeder einen Hammer oder eine Schere, und man kann gesunden jungen erwachsenen Probanden in dieser Hinsicht nichts mehr beibringen.

Daher kamen Markus Kiefer und Mitarbeiter auf die Idee, sich 64 neue, nicht existierende Objekte („Nobjects“) auszudenken (4), sie dreidimensional mittels Computergrafik zu zeichnen und ihnen einen Namen zu geben (Abb. 12-1). Dadurch wurde es möglich, die Rolle des hantierenden Umgangs mit Dingen beim Lernen von neuen Objekten und sogar Objektbegriffen zu untersuchen. Dies ist ein wichtiger Unterschied. Für Einzelheiten ist schon lange klar, dass das gleichzeitige Tun beim Lernen dem Lernen hilft. Die Phrase „Stein auf Stein, das Häuschen wird bald fertig sein“ lernt sich besser, wenn man dabei die Fäuste wiederholt übereinander setzt. „Die Kurbel drehen“ wird besser gelernt, wenn man mit der rechten Hand eine entsprechende (pantomimische) Kurbeldrehbewegung macht. Die Wissenschaft hat damit „modalitätsspezifische Handlungsrepräsentationen als Teil der episodischen Gedächtnisspur“ (5) relativ klar erkannt; und sogar den Fachterminus – einen die Gedanken verknotenden wissenschaftschinesischen Zungen-

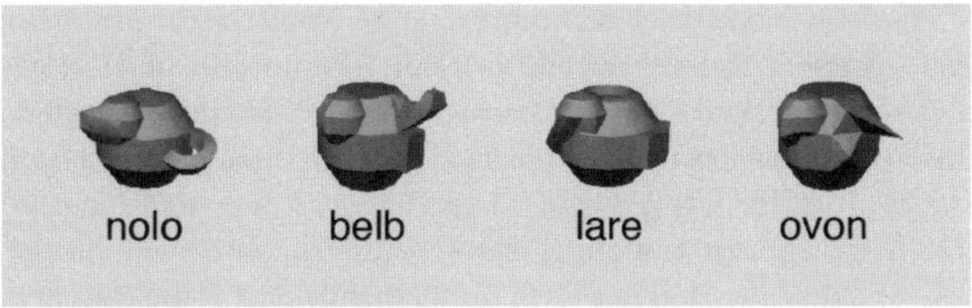

Abb. 12-1 Beispiele der Nobjects (nach 4). Objekte, Kategorien, Umrissformen, Detailmerkmale und die mit den Objekten durchzuführenden Handlungen wurden mit Kunstwörtern bezeichnet.

brecher – durch die einfache Bezeichnung „Tu-Effekt" handhabbar gemacht.

Es ist jedoch eine Sache, Handlungen als Teil einzelner konkreter Erinnerungen (des episodischen Gedächtnisses) nachzuweisen und eine ganz andere, den Nachweis zu führen, dass unser begriffliches Wissen (was ein Hammer ist, dass man in Häusern wohnen kann, dass eine Tasse ein Küchenutensil ist und jedes Küchenutensil ein unbelebter Gegenstand) nicht irgendwie allgemein und modalitätslos in uns gespeichert ist, sondern ebenfalls mit Handlungsaspekten aufs engste verknüpft ist.

In neurowissenschaftlicher Hinsicht lässt sich dies noch weiter konkretisieren. In jedem Buch der Anatomie der Gehirnrinde wird zwischen einfachen (primären) kortikalen Arealen, die für das Sehen, Hören oder für Bewegungsausführung zuständig sind einerseits und Bereichen des „multimodalen Assoziationskortex" andererseits unterschieden, also Bereichen des Gehirns, die nicht nur für Sehen oder Hören oder Greifen, sondern für „abstrakte" Gedanken zuständig sind. Sind also, so könnte man nun fragen, die Bedeutungen von Wörtern (unser begriffliches Allgemeinwissen) nur im multimodalen Assoziationskortex gespeichert oder auch in modalitätsspezifischen kortikalen Arealen?

Um dies herauszufinden unterzogen sich 28 rechtshändige Studierende der Universität Ulm einem aufwändigen Lernprogramm (16 Sitzungen von jeweils etwa 90 Minuten Dauer), dessen

Ziel es war, semantisches Wissen über 64 Nobjects zu vermitteln: Bild, Namen, Kategorienzugehörigkeit, Umrissform und Detailmerkmal. Die Studenten wurden hierzu in zwei Gruppen eingeteilt: In der Handlungsgruppe wurde nach dem Zeigen des Nobjects und dessen Namens ein Aktionsbild gezeigt, „das eine vom Nobject-Detail nahegelegte Handlung (stecken, greifen, schneiden, hineinlegen) darstellte. Hierzu führte der Lernende eine standardisierte, diese Handlung abbildende Handlungspantomime aus, die der Versuchsleiter bei der ersten Sitzung demonstriert hatte. Dadurch sollte eine funktionale Beziehung von Objektmerkmal und motorischer Interaktion aufgebaut werden", beschreiben Soden-Fraunhofen und Mitarbeiter (5) die Trainingsprozedur im einzelnen. In der zweiten Gruppe hingegen wurde nach Bild und Name statt des Aktionsbildes nur das Nobject mit Detail, das durch einen Kreis hervorgehoben wurde gezeigt, auf das der Proband mit dem Zeigefinger deuten sollte (Abb. 12-2).

Aufgaben zur Benennung der Nobjects, deren Kategorienzugehörigkeit (Bild oder Wort), zum Umrissvergleich und Detailvergleich (mit Erfassung von Reaktionszeiten und Fehlern) waren zudem Bestandteil der Trainingssitzungen, sodass der Lernfortschritt der Probanden genau gemessen werden konnte. Die ganze Prozedur war sehr aufwändig, sodass man die Probanden dafür gut bezahlen musste und dennoch vier von ihnen auf der Strecke blieben und nicht durchhielten.

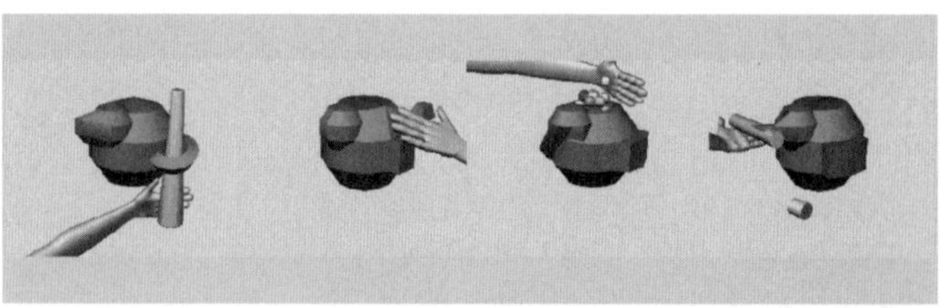

Abb. 12-2 Lernen durch eine Handlungspantomime mit dem Nobject oder durch Zeigen (nicht dargestellt) auf ein kritisches Merkmal des Nobjects (nach 4).

Zur Auswertung kamen damit die Daten von zwölf Probanden in jeder Gruppe (Handlung: Durchschnittsalter 25 Jahre, sieben weiblich; Zeigen: Durchschnittsalter 23 Jahre, sechs weiblich). In beiden Gruppen wurde zunächst einmal gelernt, und zwar, bei oberflächlicher Betrachtung des Ergebnisses, gleich gut: Die Probanden beherrschten die Nobjects, konnten sie richtig benennen und korrekt den übergeordneten Kategorien zuordnen.

Beim genaueren Hinsehen zeigten sich jedoch Unterschiede, wie die Analyse der Aufgaben zur Kategorienzugehörigkeit am deutlichsten zeigte. Hierbei sahen die Probanden nacheinander zwei Nobjects und sollten dann durch Tastendruck angeben, ob diese zur gleichen Kategorie gehörten oder nicht. Ab der fünften Trainingssitzung (die Nobjects und deren Namen waren zu diesem Zeitpunkt schon halbwegs gut bekannt) wurde zudem eine Variante der Aufgabe dahingehend zum Test eingesetzt, das nicht die Nobjects, sondern nur deren Namen – ebenfalls hintereinander – gezeigt wurden. Wieder sollten die Probanden angeben, ob die bezeichneten Nobjects zur gleichen oder zu verschiedenen Kategorien gehörten. In beiden Aufgaben zeigte sich, dass die Probanden der Pantomimegruppe die Objekte signifikant schneller kategorisieren konnten (Abb. 12-3).

Machen wir uns einmal klar, worum es hier genau geht: werden die Nobjects am Bildschirm gezeigt, dann braucht man bloß nachsehen, welche Merkmale sie haben. Hat man dann die Kategorienzugehörigkeit der einzelnen Nobjects (anhand der Umrisse oder Details) gelernt, dann kann man auch sagen, ob die beiden der gleichen Kategorie zugehören oder nicht. Werden jedoch nur die Namen der Nobjects am Bildschirm gezeigt, muss man recht viel Hirnschmalz (kognitive Ressourcen) für die Erledigung der Aufgabe verwenden: Anhand des Namens das Nobject erinnern, dieses sich vorstellen (also ein mentales Bild generieren), die Vorstellung inspizieren und das Nobject kategorisieren; dann das ganze noch einmal mit dem zweiten Nobject und dann die beiden Kategorien vergleichen. Gerade diese aktiven geistigen Leistungen werden durch das Training in ganz unterschiedlichem Maße ermöglicht, wie die Reaktionszeitdaten zeigen: Wer beim Lernen der Nobjects

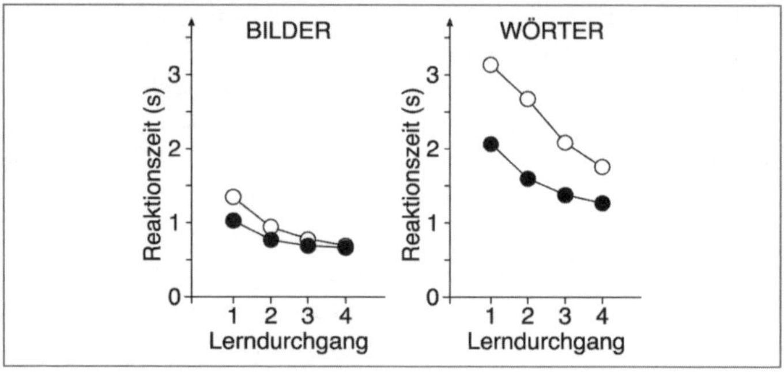

Abb. 12-3 Lernfortschritt bei der Kategorisierungsaufgabe. Dargestellt sind die mittleren Reaktionszeiten der Probanden, getrennt nach den Lerngruppen – handeln (schwarze Kreise) versus zeigen (weiße Kreise) – jeweils bei den ersten vier Durchgängen der Aufgaben. Die Reaktion auf die Bilder der Nobjects (links) war deutlich schneller als auf die Namen (rechts), was nicht wundert, müssen doch hierbei zunächst ausgehend von den beiden gezeigten Namen die Nobjects erinnert werden, um dann deren mentale Bilder auf kategorienspezifische Merkmale hin zu inspizieren. Der Unterschied zwischen den beiden Gruppen – handelndes Lernen bewirkte eine raschere Erledigung der Kategorisierungsaufgabe – erwies sich jeweils als signifikant (nach 5).

handelnd mit ihnen umging, konnte mit ihnen ganz offensichtlich mental besser (schneller) umgehen als wer beim Lernen nur zeigte (gerade zu Beginn waren die Probanden der Zeigegruppe etwa 50% langsamer als die der Handlungspantomimengruppe).

Das handelnde Lernen wirkte sich also nicht nur auf das Handeln (sprich: Hantieren) aus, sondern auch auf andere Aspekte des geistigen Umgangs mit den gelernten Inhalten. Dies zeigte sich nicht nur in den Verhaltensdaten, sondern konnte auch elektrophysiologisch untermauert werden. Während der Kategorisierungsaufgabe wurde ein 64-Kanal-EEG abgeleitet und die Daten ereigniskorreliert ausgewertet. Hierbei zeigten sich nur in der Handlungspantomimegruppe frühe Aktivierungen frontaler motorischer kortikaler Areale (Abb. 12-4).

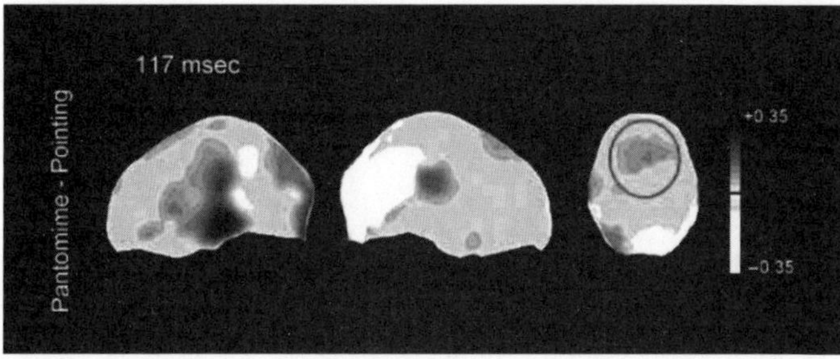

Abb. 12-4 Ereigniskorreliertes Potenzial (Differenzkarte, projiziert auf die Kopfoberfläche) 117 Millisekunden nach Reizdarbietung. Die größere Aktivierung in der Handlungspantomimegruppe ist durch die dunkleren Bereiche gekennzeichnet. Eingekreist ist die stärkere Aktivierung frontaler Areale (nach 4).

Dieser Befund lässt sich dahingehend interpretieren, dass nur bei der Form des Trainings, nicht aber beim bloßen Zeigen, neuronale Repräsentationen der Handlungen Teil der gelernten begrifflichen Struktur geworden sind. Anders ausgedrückt: Die Art wie etwas gelernt wird, bestimmt die Art, wie das Gelernte kortikal repräsentiert ist.

Dies mag manchem trivial erscheinen, ist es aber beileibe nicht! Denken wir nur daran, dass sich heute manche Kinder und Jugendliche die Welt nur durch Mausklick erschließen. Manche Medienpädagogen verkünden dies stolz und befürworten diese mediale Erweiterung der Welterschließung ausdrücklich (9). Sie können sich dabei jedoch nicht auf Daten berufen (und tun es auch nicht), sondern nur auf ihren eigenen ganz privaten Eindruck (8). Nun kann ein Erwachsener, der die Welt und die Dinge in ihr schon kennt, durchaus noch anderes Neues über das Netz der Netze in Erfahrung bringen. Wer jedoch erst dabei ist, sich Welt anzueignen, der sollte hierfür tunlichst auch die Welt, die reale, mit der sich umgehen lässt, verwenden. Ein Mausklick ist nichts weiter als ein Akt des Zeigens und kein Akt des handelnden Umgangs mit einer Sache. Lerne ich also Sachen am Computer, so werden diese Sachen in mir anders repräsentiert als bei handelndem Umgang. Die Daten der Studie von Kiefer und Mitarbeitern zeigen dies aus meiner Sicht so klar wie in noch keiner Studie zuvor geschehen (4).

Literatur

1. Adkins-Regan E. Under the influence of hormones. Science 2009; 324: 1145–1146.
2. Cohen M. Functional MRI: A phrenology for the 1990s? JMRI 1996; 6: 273–274.
3. Joseph JE. Functional neuroimaging studies of category specificity in object recognition: a critical review and meta-analysis. Cognitive, Affective & Behavioral Neuroscience 2001; 1: 119–136.
4. Kiefer M, Sim E-J, Liebich S, Hauk O, Tanaka J. Experience-dependent plasticity of conceptual representations in human sensory-motor areas. Journal of Cognitive Neuroscience 2007; 19: 525–542.
5. Soden-Fraunhofen Rv, Sim E-J, Lieblich S, Frank K, Kiefer M. Die Rolle der motorischen Interaktion beim Erwerb begrifflichen Wissens. Zeitschrift für Pädagogische Psychologie 2007; 22: 47–58.
6. Spitzer M, Kwong KK, Kennedy W, Rosen BR, Belliveau JW. Category-specific brain activation in fMRI during picture naming. Neuroreport 1995; 6: 2109–2112.
7. Spitzer M, Kischka U, Gückel F, Bellemann ME, Kammer T, Seyyedi S, Weisbrod M, Schwartz A, Brix G. Functional magnetic resonance imaging of category-specific cortical activation: evidence for semantic maps. Cogn Brain Res 1998; 6: 309–319.
8. Spitzer M. Achtung: Baby-TV. Nervenheilkunde 2007; 26: 1036–1040.
9. Wagner WR. Medienkompetenz revisited. Medien als Werkzeuge der Weltaneignung: ein pädagogisches Programm. München: Kopaed Verlag 2004.

13 Moral in Millisekunden! – Ethik im EEG?

Die Moral gibt Antworten auf die Frage, was wir tun sollen. Die Ethik ist die Wissenschaft von den Möglichkeiten der Begründung solcher Antworten. Das wird heute meist verwechselt und viele sprechen von Ethik, wenn sie eigentlich Moral meinen. Ethik-Kommissionen beispielsweise beschäftigen sich damit, ob eine Studie wie geplant durchgeführt werden soll oder nicht, es geht also darum, was man tun soll, also um Moral. Und ein bestimmtes Verhalten ist unmoralisch, auch wenn man heute gerne von „unethischem" Verhalten spricht. Bei den „Mores" geht es tatsächlich um die Sitten, und meistens sind sogar die guten Sitten gemeint. Daher kann man unsittliches Verhalten auch als unmoralisches Verhalten beschreiben. „Unethisch" hingegen kann ein Verhalten gar nicht sein, denn in der Ethik geht es ja um jegliches Verhalten: „unethisches Verhalten" bedeutet daher wörtlich „unverhaltensmäßiges Verhalten" – also ganz offensichtlich Unsinn. Dass viele dennoch so reden, hat wahrscheinlich den Grund, dass „Moral" mittlerweile einen negativen Beigeschmack hat, nach erhobenen Zeigefingern, verklemmten Sittenwächtern oder gar Moralaposteln klingt. Wer will sich schon in diese Nähe begeben? Und so hat man den inflationären Gebrauch der Ethik stillschweigend in Kauf genommen, etwa so wie heute aus (vermeintlich alter) „Technik" die (moderne) „Technologie" geworden ist, obwohl die Technologie die Lehre (*logos*, griech. Lehre) von der Technik ist und nicht die Technik selbst. Ein Motor kann also gar nicht über eine neue Technologie verfügen, sondern nur über neue Technik, aber für Marketingstrategen klingt das nicht gut genug.

Warum diese sprachanalytische Einführung? Weil es im Folgenden darum geht, wie unser Gehirn mit Moral umgeht, und sich mancher Leser vielleicht die Frage stellt, ob solche Untersuchungen für die Ethik relevant sein könnten. Um hier die Dinge klar zu bekommen, ist es aus meiner Sicht wichtig, dass wir in klaren Wörtern reden.

Moralische Urteile wurden schon vor einigen Jahren mittels funktioneller Magnetresonanztomografie (fMRT) untersucht (11). Hierdurch konnten Fragen nach der Lokalisation von Modulen im

Gehirn, die sich mit Moral befassen, beantwortet werden. Was mit der fMRT hingegen nicht geht, ist die Beantwortung der Frage nach dem genauen zeitlichen Ablauf der Prozesse. Dies wiederum ist die Domäne des Elektroenzephalogramms (EEG) bzw. der ereigniskorrelierten Potenziale (EKP). Hierbei handelt es sich um an der Kopfhaut abgeleitete Schwankungen des elektrischen Potenzials, die letztlich durch die Aktivität der Milliarden von Nervenzellen im Gehirn verursacht sind. Man könnte nun meinen, dass ein solches Signal viel zu grob sei, um irgendwelche Aussagen zu machen, denn es resultiert ja aus der Summe der Aktivität ganz vieler kleiner Informationsverarbeitungseinheiten (der Neuronen) und muss zudem noch durch den knöchernen Schädel (ein guter Isolator) sowie die darüberliegenden Gewebsschichten dringen, bis es durch am Kopf klebende Elektroden aufgefangen wird. Eine solche Elektrode ist daher vergleichbar mit einem Mikrofon, das über einem Fußballstadion hängt: Man wird damit kaum ein Gespräch zwischen zwei Zuschauern aufnehmen können. Wenn jedoch ein Tor fällt, kriegt man das mit, und zwar sofort.

Die an der Kopfhaut nach einem Reiz messbaren EKP unterscheiden sich nach ihrer Polarität und ihrer Latenz: es gibt positive und negative Potenziale und es gibt frühere und spätere. Die in den ersten paar Dutzend Millisekunden nach einem Reiz ableitbaren Potenziale hängen vor allem von der Physik des Reizes ab und stehen insbesondere mit den Stationen seines Weges vom Sinnesorgan bis in die Gehirnrinde in Zusammenhang. Aus diesem Grund kann man sie untersuchen, um Erkrankungen in den Gehirnbereichen dieser Wege näher zu diagnostizieren: Ist ein Stück des Weges kaputt, ist das entsprechende Potenzial verändert. Spätere Potenziale zeigen dagegen die Verarbeitung in der Gehirnrinde an, und da diese Verarbeitung vom dort bereits vorhandenen Wissen abhängt, werden diese Potenziale auch als *endogen* oder zuweilen auch als *kognitiv* bezeichnet.

Ein gut untersuchtes Potenzial ist beispielsweise die N400, also ein negatives Potenzial, das 400 Millisekunden nach einem bestimmten Reiz auftritt. Bei diesem Reiz handelt es sich um ein Wort, das in einem Satz auftritt und nicht zu diesem Satz passt. Betrachten wir ein Beispiel: „Heute morgen gab es zum Frühstück Brot, Butter und *Autos.*“ – Etwa 400 Millisekunden nachdem Ihnen das Wort „Autos“ präsentiert wurde, kann man ein negatives Potenzial ableiten, was sich insbesondere dann zeigt, wenn man die Hirnstromkurve mit derjenigen vergleicht, die bei dem Satz „Heute morgen gab es Brot, Butter und *Honig*“ abgeleitet wurde. Passt das Wort ein bisschen („... Brot, Butter und *Senf*“ – der ist immerhin essbar), dann kann man auch ein bisschen von der N400 sehen, d. h. man findet ein kleineres negatives Potenzial als nach „Autos“ aber ein größeres als nach „Gelee“. Die N400 wird damit allgemein als Zeichen dafür gesehen, dass unser Gehirn die Bedeutung eines Wortes nicht in den Kontext des gerade verarbeiteten Satzes einbetten kann, das Potenzial steht also für semantische Verarbeitung bzw. für semantische Passung und deren Fehlen (3–5).

„Sex vor der Ehe finde ich gut/schlecht“ – gibt es auch ein Potenzial für moralische Verarbeitung, also für moralisches Passen eines Inhalts zu dem von mir sonst und im Allgemeinen vertretenen Wertesystem? – Diese Frage ist ziemlich radikal, denn sie weicht von den eingetretenen Pfaden, welche die Forscher in der Ethik und in der Linguistik beschritten haben, deutlich ab: Moralische Fragen werden in der Ethik seit mehr als zwei Jahrtausenden diskutiert und semantische Passung wird in der Linguistik der vergangenen zwei bis drei Jahrzehnte ebenfalls ausgiebig erforscht. Die Brücke – moralische Passung im EEG – gab es bislang nicht.

Man könnte nun zunächst meinen, dass moralische Urteile das Resultat längerer, abwägender Überlegung seien und dass sie daher zeitlich nicht in Millisekunden zu messen und schon gar nicht elektrophysiologisch abbildbar seien. Aber gerade die Ergebnisse aus der funktionellen Bildgebung legen nahe, dass Bereiche des Gehirns, die in emotionale Prozesse involviert sind, beim Bewerten eine wichtige Rolle spielen. Da diese Prozesse teilweise ohne Bewusstsein und bekanntermaßen sehr rasch ablaufen, kann man nicht notwendigerweise annehmen, dass der Versuch, moralische Urteile mittels der sehr zeitkritischen Methodik der EKP abzubilden, von vorneherein scheitern muss.

Wissenschaftler am Max-Planck-Institut für Psycholinguistik im niederländischen Nijmegen (15) zeigten ihren Probanden Wort für

Wort Sätze wie „Ich denke, Euthanasie ist eine akzeptierbare Handlungsweise" bzw. „Ich denke, Euthanasie ist eine unakzeptierbare Handlungsweise". Die Studie wurde an zwei Gruppen von männlichen Probanden im Durchschnittsalter von Mitte 40 durchgeführt: an 21 strenggläubigen Christen und an 22 Atheisten, die vorher mittels einer eigens hierfür entwickelten Meinungsumfrage identifiziert worden waren. Zudem wurde darauf geachtet, dass die beiden Gruppen im Hinblick auf Bildung und verbale Fähigkeiten vergleichbar waren.

Um sicherzustellen, dass die hirnelektrische Antwort auf das jeweils kritische Wort im Satz (also beispielsweise „gut" oder „schlecht" bzw. „akzeptierbar" oder „unakzeptierbar") durch dessen Einbau in den Satzkontext und nicht durch das Wort allein hervorgerufen wurde, führten die Autoren eine Kontrollbedingung ein, in der das entsprechende Wort *vor* der Bewertung im Satz auftrat: „Ich halte es für akzeptierbar, dass die Leute Euthanasie als Handlungsalternative ansehen".

Insgesamt mussten die Versuchspersonen auf 180 solcher Statements, die visuell Wort für Wort am Computer dargeboten wurden, mittels Tastendruck auf einer 4-Punkte-Skala reagieren. Im Hinblick auf die Reihenfolge der Sätze, die Bedingungen und weitere experimentelle handwerkliche Aspekte wurde mit großer Sorgfalt vorgegangen, sodass mögliche Ergebnisse nicht auf triviale Effekte wie Wortlängen oder Worthäufigkeiten etc. zurückgeführt werden konnten.

Im Hinblick auf die erhobenen Verhaltensdaten ist zunächst bemerkenswert, dass die Antwortlatenzen (Reaktionszeiten) über die Gruppen und Bedingungen vergleichbar waren und bei etwas mehr als einer Sekunde (1 052 bis 1 080 ms) lagen. Die Analyse der ereigniskorrelierten Potenziale wurde nach wertekonsistenten bzw. nicht wertekonsistenten Statements getrennt durchgeführt, wobei das Wertesystem der Gruppenmitglieder als auch die einzelnen Reaktionen der Probanden Berücksichtigung fanden (d. h. nur solche Statements gingen in die Auswertung ein, die jeweils zur Gruppe passten und vom einzelnen Subjekt auch entsprechend beantwortet wurden). Hierbei zeigten sich bemerkenswerte Unterschiede im Kurvenverlauf der EKP (Abb. 13-1).

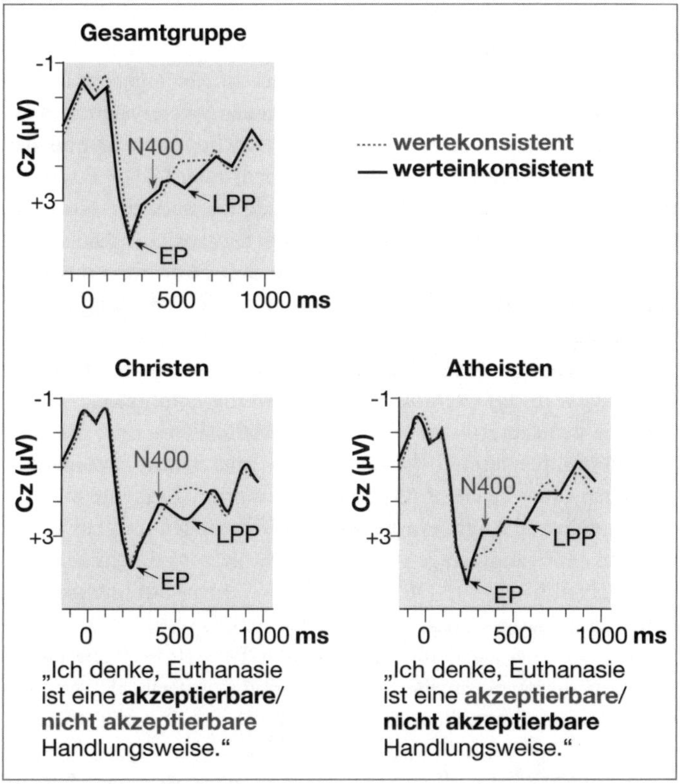

Abb. 13-1 Ereigniskorrelierte Potenziale (EKP) bei wertkonsistenten und werteinkonsitenten Aussagen, abgleitet an der Zentralelektrode (Cz) nach dem Auftreten des jeweils kritischen Wortes (oben). Die Kurven unterscheiden sich signifikant in drei Zeitfenstern: einer frühen Positivität (*early positivity*, EP) bei 200 bis 250 ms (p < 0,009), einer *N400* im Zeitfenster von 375 bis 425 ms (p < 0,029) und einem späten positiven Potenzial (*late positive potential*, LPP) bei 500 bis 650 ms (p < 0,005). Unten ist zu sehen, dass diese Unterschiede in beiden Subgruppen in gleicher Weise vorhanden sind (nach Daten aus 15, Fig. 1).

Die von Wörtern (die im Kontext eines Satzes an kritischer, bedeutungstragender Stelle auftraten) hervorgerufenen ereigniskorrelierten Potenziale unterschieden sich in Abhängigkeit davon, ob die Bedeutung des Satzes mit dem eigenen Wertesystem konsistent war oder nicht. Das vielleicht überraschendste Ergebnis der Studie war, dass diese Unterschiede in Form einer frühen Positivierung (*early positivity*, EP) bereits 200–250 ms nach der Nennung des kritischen Wortes auftraten, also noch *bevor* sich das Gehirn bekanntermaßen mit der Konstruktion von Bedeutung aus dem Satzgefüge befasst. Rein zeitlich kommt also die Bewertung *vor* der Bedeutung.

So erstaunlich dieses Ergebnis auf den ersten Blick ist, so gut fügt es sich in die Literatur zur Verarbeitung emotionaler Valenz ein: Die zentralnervösen Module wie Mandelkern oder Nucleus accumbens reagieren bekanntermaßen sehr rasch, automatisch und auch ohne bewusste Prozesse auf emotional saliente Stimuli, wie Studien zur Angstverarbeitung, zu Vorurteilen und zur unbewussten Motivation zeigen konnten (vgl. die zusammenfassenden Übersichten in 12–14). Die Antwort des Gehirns auf unterschiedliche affektgeladene Gesichter lässt sich bereits nach 160 ms nachweisen (8) und ganz allgemein fließen Bewertungen zu einem früheren Zeitpunkt in die Reizverarbeitung mit ein als man zunächst gedacht hatte (2, 9, 10). Dies hat wahrscheinlich historische Gründe: Lange betrachtete man Emotionen bei der Untersuchung kognitiver Prozesse der Wahrnehmung oder der Sprachverarbeitung als störend und versuchte daher von vorneherein, die verwendeten Reize so neutral wie möglich zu gestalten. Erst in jüngerer Zeit wechselte die Perspektive und die Fehlervarianz von einst wurde zum interessanten Forschungsgegenstand von jetzt.

In systematischer Hinsicht gibt es gute Gründe, warum sich das Gehirn zuerst um die Bewertung und dann um die (genaue) Bedeutung kümmert: Das Gehirn ist ein Produkt der Evolution und zunächst auf das Überleben (und erst in zweiter Linie auf Sinnkonstruktion) hin ausgerichtet. Hierzu ist das rasche Bewerten einer Situation wichtiger als deren genaues Einordnen und Verstehen. Und genau deswegen ist die schnelle Reaktion des Gehirns auf

Wörter, die eine Bewertung anzeigen, welche dem jeweils persönlichen Wertesystem widerspricht, letztlich nicht überraschend.

Dass es daraufhin zu Schwierigkeiten beim Einbau dieser Bewertung in die Bedeutung des Satzes kommt, leuchtet unmittelbar ein: Mit „... Euthanasie ist akzeptierbar" hat der Christ Probleme bei der Sinnkonstruktion. Das Potenzial, welches mit dieser Leistung traditionell in Verbindung gebracht wird, die N400, fällt entsprechend stärker aus. Zwar ist schon bekannt, dass die Amplitude der N400 bei emotionsgeladenen Wörtern insgesamt höher ist als bei emotional eher neutralen Wörtern. Dass jedoch die N400 auf die Integration eines bewertenden Satzes in das eigene Wertesystem reagiert, ist neu und zeigt an, wie eng Bewertung und Bedeutung im Gehirn gekoppelt sind bzw. dass beides im Gehirn nicht getrennt voneinander verarbeitet wird. Man hat vielmehr guten Grund zu der Annahme, dass Bewertungen und die entsprechenden kortikalen Areale (ebenso wie beispielsweise Aspekte der Bewegung und Bewegungsareale) ein integraler Bestandteil der zentralnervösen Repräsentation von Bedeutung sind (6).

Das dritte signifikante Potenzial, die späte Positivierung (*late positive potential*, LPP), deuten die Autoren als Hinweis darauf, dass wir für Sätze, mit deren Inhalten wir nicht übereinstimmen, mehr Zeit und Ressourcen benötigen.

Fassen wir zusammen: Moralische Urteile werden im Gehirn sehr rasch einem Vergleich mit dem persönlichen Wertesystem unterzogen und je nach Grad der Integration anders verarbeitet. Beides beeinflusst die Konstruktion der Bedeutung des Satzes. Diese wird also nicht vorher und gleichsam zunächst wertneutral generiert, um *danach* Bewertungen vorzunehmen. Vielmehr *ist* die Bewertung ein Teilaspekt der Bedeutung und wird parallel zu ihr bzw. interaktiv mit ihr generiert.

Vor dem Hintergrund, dass das Gehirns aus stark vernetzten Modulen aufgebaut ist, ist dies nicht weiter verwunderlich. Für den Anspruch mancher Moralapostel, die moralische Urteile emotionsfrei betrachten möchten und denen zufolge Emotionen bei moralischen Urteilen nur stören, ist dies ein schwer verdaulicher Befund. Was aber sagt er für die Ethik, also für die Frage nach der Begründung und Begründbarkeit von Bewertungen oder Handlungen? Folgt aus dem neuronalen *Sein* ein moralisches *Sollen*, wie der Princetoner Neurowissenschaftler und Ethiker Josua Greene (1) diese Frage einmal formuliert hat? – Ich denke nicht! Eine Begründung ist etwas völlig anderes als eine Heuristik des „Draufkommens". Ich kann im Gespräch mit einem Patienten ein eigenartiges oder aggressives Gefühl haben und hierdurch geleitet Fragen stellen, die mich auf die richtige Diagnose bringen. *Begründen* darf ich diese Diagnose jedoch nicht mit einem Präcoxgefühl bzw. mit meiner latenten Aggressivität. Vielmehr muss ich (erfragte) Tatsachen bezüglich des Erlebens und Verhaltens des Patienten anführen, um meine diagnostische Meinung zu begründen.

Schon bei der Begründung *moralischer Urteile*, die entsprechend zu erfolgen hat, darf ich also nicht bei meinen Gefühlen bleiben, sondern kann sie allenfalls als Richtschnur beim Erkenntnisgewinn heranziehen. Die Erkenntnisse selbst hingegen sollten von ihnen ebenso unbeeinflusst sein wie die Wahrheit der Relativitätstheorie unabhängig davon ist, mit wem Einstein wann geschlafen hat. Geht es um *Ethik* als die Wissenschaft von den möglichen Formen solcher Begründung, dann können Emotionen zwar ebenfalls mein Denken begleiten und in bestimmte Richtungen lenken (dies ist im Grunde immer der Fall, weil emotionsfreies Denken im menschlichen Gehirn aufgrund seiner vernetzten Modularität nicht geleistet werden kann), sie werden jedoch erstens empirisch vielleicht weniger salient sein (weil die Wissenschaft möglicher Begründungsformen moralischer Urteile weiter „entfernt" ist von den konkreten moralischen Sachverhalten bzw. Dilemmata) und sollten zweitens keine Rolle spielen, weil sie Einsicht eher behindern: Tatsachen sind wahr oder falsch, unabhängig von der Emotion desjenigen, der sie feststellt. Darauf hat sich das aufgeklärte abendländische Denken (und nicht nur das, welches man Wissenschaft nennt, sondern auch beispielsweise die Jurisprudenz) schon lange verständigt. Und daran ändern hirnelektrische Potenziale, die – zunächst für die Wissenschaftler unerwartet – einige Millisekunden zu früh auftreten, gar nichts.

Literatur

1. Greene JD. From neural 'is' to moral 'ought': What are the moral implications of neuroscientific moral psychology? Nature Reviews Neuroscience 2003; 4: 847–850.
2. Kisley MA, Wood S, Burrows CL. Looking at the sunny side of life: Age-related change in an event-related potential measure of the negativity bias. Psychological Science 2007; 18: 838–843.
3. Kutas M, Hillyard SA. Brain potentials during reading reflect word expectancy and semantic association. Nature 1984; 307: 161–163.
4. Kutas M, Van Petten C, Kluender R. Psycholinguistics electrified II (1994–2005). In: Traxler M, Gernsbacher MA (Hrsg). Handbook of psycholinguistics. 2nd ed. New York: Elsevier 2006; 659–724.
5. Lau EF, Phillips C, Poeppel D. A cortical network for semantics: (De) constructing the N400. Nature Reviews Neuroscience 2008; 9: 920–933.
6. Morris JP, Squires NK, Taber CS, Lodge M. Activation of political attitudes: a psychophysiological examination of the hot cognition hypothesis. Political Psychology 2003; 24: 727–745.
7. Otten M, Van Berkum JJA. Discourse-based anticipation during language processing: prediction or priming? Discourse Processes 2008; 45: 464–496.
8. Pizzagalli DA, Lehmann D, Hendrick AM, Regard M, Pascual-Marqui RD, Davidson RJ. Affective judgments of faces modulate early activity (160 ms) within the fusiform gyri. NeuroImage 2002; 16: 663–677.
9. Schupp HT, Öhman A, Junghöfer M, Weike AI, Stockburger J, Hamm AO. The facilitated processing of threatening faces: an ERP analysis. Emotion 2004; 4: 189–200.
10. Smith NK, Cacioppo JT, Larsen JT, Chartrand TL. May I have your attention, please: electrocortical responses to positive and negative stimuli. Neuropsychologia 2003; 41: 171–183.
11. Spitzer M. Ethik im Scanner: Zur Geburt eines Wissenschaftszweiges. Nervenheilkunde 2001; 20: 589–592.
12. Spitzer M. Vom Geld zur Aktion. Unbewusste Motivation im Scanner. Nervenheilkunde 2007; 26: 710–712.
13. Spitzer M. Soziale Neurowissenschaft: Zur kognitiven Neurowissenschaft sozialer Prozesse oder warum Vorurteile dumm machen. Nervenheilkunde 2004; 23: 1–4.

14. Spitzer M. Der Mandelkern und die metakognitive Kernkompetenz. Gehirnforschung für die Schule. Nervenheilkunde 2003; 22: 216–219.
15. Van Berkum JJA, Holleman B, Nieuwland M, Otten M, Murre J. Right or wrong? The brain's fast response to morally objectionable statements. Psychological Science 2009; 20(9): 1092–1099.

14 Orientierung im Kindergarten, in Ulm und in Sanskrit

Wenn wir uns in der freien Natur oder in geschlossenen Räumen zurechtfinden, so können wir dies auf unterschiedliche Weise tun. Wir können uns beispielsweise auf „Landmarken“ beziehen: „Die Toilette ist nach der Küchentür gleich links“, „Der Eingang der Höhle ist am Fuße des Berges da drüben“. Man spricht in diesem Zusammenhang von einem intrinsischen Referenzrahmen bzw. von einem *objektzentrierten, relationalen* Raumbezug. In einem solchen Bezugsrahmen wird der Raum gleichsam durch die Objekte in ihm aufgespannt, er ist ein relationales Gefüge der Objekte untereinander, bestimmt durch die Geometrie von deren Lage.

Ganz anders ist es beim *egozentrischen* Referenzrahmen: „Zur Toilette geht es hier geradeaus und dann links“, „Die Höhle ist links unten am Berg“. In einem egozentrischen Referenzrahmen wird der Raum durch das jeweilige Subjekt aufgespannt: Für mich liegen die Dinge vor mir oder hinter mir, zur Linken oder zur Rechten.

Noch einmal etwas ganz anderes ist der *absolute* oder *geozentrische* Referenzrahmen: „Die Toilette liegt an der Nordseite des Hauses“, „Die Höhle befindet sich südwestlich vom Berg“. Sprechen wir heute von Navigation und Orientierung, so meinen wir meistens diesen absoluten Referenzrahmen.

Der durch die Objekte in der Welt aufgespannte Raum wird auch von Tieren zur Orientierung verwendet (5), wie man in Experimenten zeigen konnte: Ratten oder Hühner in einem rechteckigen Käfig erhalten ihr Futter immer in der gleichen Ecke des Käfigs. Befindet sich dort eine Landmarke, also beispielsweise ein roter Punkt oder Ähnliches, ist die Sache für die Tiere besonders einfach und sie finden im Käfig ihr Futter, auch wenn es versteckt liegt. Entfernt man die Landmarke, so suchen sie mit etwa gleicher Häufigkeit an der Stelle der Landmarke und an der gegenüberliegenden Stelle. Denn die Geometrie des Rechtecks erlaubt in Relation zum Betrachter beispielsweise die Feststellung „an der breiten Seite des Rechtecks rechts“ liegt das Futter. Wenn nun beide Seiten des Rechtecks absolut gleich aussehen, dann weiß das Huhn nicht, welche der beiden breiten Seiten in Frage kommt, aber es sucht das Futter nur jeweils auf der aus seiner Sicht rechten oder linken Seite. Es verfügt also über einen egozentrischen Bezugsrahmen.

Interessant ist, dass dieser samt bestimmter, einfacher geometrischer Sachverhalte angeboren und erfahrungsunabhängig ist. Man konnte zeigen, dass Hühner, die in drei unterschiedlichen Käfigen aufwuchsen, einem runden, rechteckigen und u-förmigen (Abb. 14-1), sich nicht darin unterschieden, wie gut sie ihr Futter an einer Ecke im rechteckigen Käfig ohne Landmarken fanden. Auch ein Huhn, das noch nie ein Rechteck erfahren hat, findet sich also in einem solchen zurecht und die Autoren sprechen von einem angeborenen Geometriemodul (2).

Kinder im Kindergartenalter können ebenfalls die geometrische Struktur eines Rechtecks dazu verwenden, die richtige Ecke eines Rechtecks zu finden (6). Man zeigte ihnen zunächst mehrmals, in welcher Ecke sich ein (auf der Unterseite einer von vier kleinen runden Schachteln, die sich jeweils in einer Ecke befanden, nicht sichtbar angebrachter) Aufkleber befand, verband ihnen dann die Augen, drehte sie im Kreis, nahm ihnen die Augenbinde ab, und achtete darauf, wo sie suchten (Abb. 14-2). In einem rechteckigen „Raum“ mit 90 cm hohen Wänden suchten sie an den richtigen Stellen, also z. B. an der linken Ecke der langen Wand. Wurden die Wände bzw. deren Ecken durch vier Säulen ersetzt, klappte es mit der Orientierung nicht, waren die Wände nur 30 cm hoch, klappte es wiederum, jeweils signifikant. Wurden sie nur auf den Fußboden als Striche gezeichnet, klappte es wieder nicht (Abb. 14-3).

Man kann daraus folgern, dass es für Kleinkinder nicht egal ist, wie und wodurch der Raum um sie herum aufgespannt ist. Feste

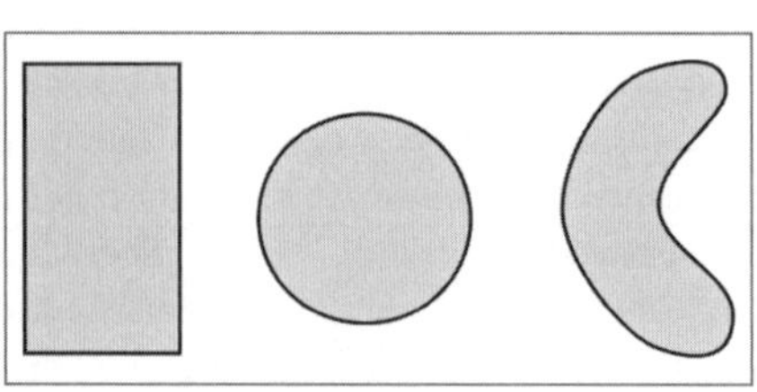

Abb. 14-1 Form der Käfige, in denen die Hühner aufwuchsen, um sich dann – alle gleich gut – in rechteckigen Räumen zu orientieren (nach 2).

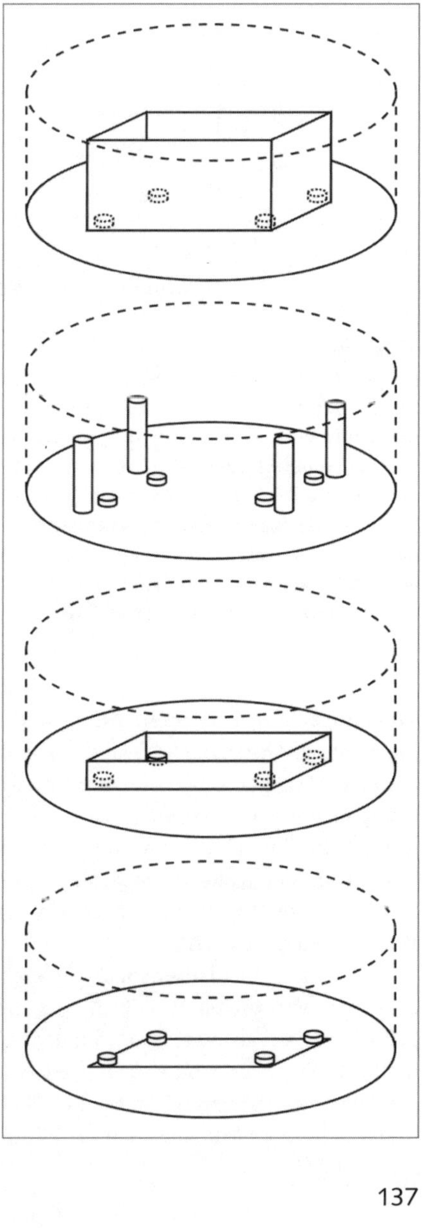

Abb. 14-2 Versuchsaufbau der vier Experimente von Lee und Spelke (6). Das gesamte Experiment fand in einem runden Raum statt, der eine Orientierung anhand von Landmarken ausschloss.

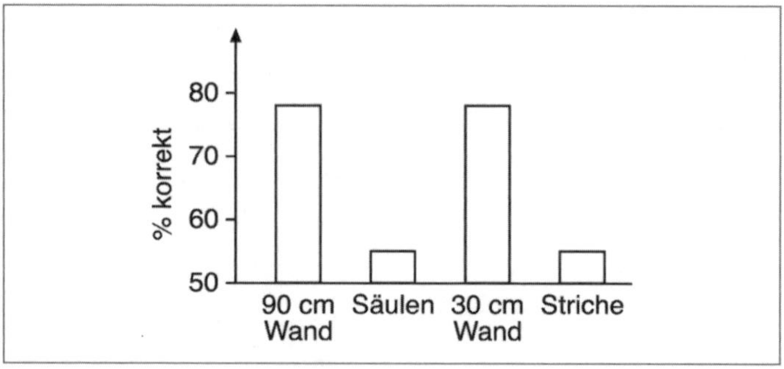

Abb. 14-3 Ergebnisse der vier Experimente von Lee und Spelke (6). Dargestellt ist die relative Häufigkeit (%) des Suchens an der richtigen Stelle oder an der entsprechenden Stelle diagonal gegenüber (die für die Kinder von der richtigen nicht unterschieden werden konnte). Weil es zwei weitere Ecken gab (also zwei richtige und zwei falsche Lösungen) betrug die Zufallswahrscheinlichkeit eines „Treffers" 50%. Daher beginnen die Säulen bei einer Wahrscheinlichkeit von 50%. Man sieht deutlich, dass unter zwei Bedingungen – 90 cm hohe Wände und 30 cm hohe Wände – eine Orientierung gelang, also an den richtigen Orten überzufällig häufig gesucht wurde.

Wände bieten ihnen Orientierung, feste Säulen ohne Wände hingegen nicht. Gezeichnete „Wände" ebenfalls nicht, kleine Wände, die eigentlich gar keine sind, weil man über sie steigen und vor allem über sie hinwegsehen kann, aber durchaus. Reine Muster (Striche am Boden oder Säulen in den Ecken) haben noch nicht die strukturierende Kraft wie tatsächliche Wände, aber offenbar genügt eine Höhe von 30 cm, um für ein Kleinkind aus einem Strich eine Wand werden zu lassen.

Die meisten Erwachsenen, und manche Tiere wie beispielsweise Zugvögel, verwenden zusätzlich zu Landmarken, Geometrie und Selbstbezug ein absolutes Koordinatensystem. Wir haben die Himmelsrichtungen gelernt, wissen, dass Mainz auf dem 50. Breitengrad liegt und Greenwich auf dem 0. Längengrad. Dies haben wir in der Schule gelernt, wie auch die Himmelsrichtungen und deren

Namen: „Nicht Ohne Seife Waschen" fiel meinem Kollegen Georg Grön bei der Diskussion des Sachverhalts der räumlichen Orientierung sofort ein, was er persönlich am ehesten für ein Relikt aus seiner bayerischen Gymnasialerziehung der 1970er-Jahre hält. „Im Osten geht die Sonne auf, im Süden..." konterte die Chefsekretärin sogleich. Bei so manchem hat dies dazu geführt, dass er sich gut auskennt, sich zurechtfindet und vor allem immer den Weg findet. Manch anderer hingegen hat Probleme bei der Orientierung und geht – buchstäblich – verloren.

Wir bewegen uns hierzulande – sprachlich und tatsächlich – in allen drei Referenzsystemen, das heißt, benutzen die drei Systeme immer gerade so, wie es angemessen erscheint. „Die Toilette befindet sich in nordnordöstlicher Richtung" ist eine recht ungewöhnliche Antwort auf die entsprechende, an den Hausherrn oder den Kellner gerichtete Frage. Denn die wenigsten Menschen überlegen sich ständig, wo Norden oder Süden ist. Wenn dann auch noch gerade die Sonne nicht scheint, man die Uhrzeit nicht weiß und sich sowieso innerhalb eines Hauses befindet, erscheinen geozentrische Richtungsangaben wenig zielführend. In Häusern sind daher Landmarken („gleich nach der Garderobe") oder der egozentrische Referenzrahmen („hier geradeaus und nach sieben Meter links") eher zur Orientierung geeignet.

Welcher Referenzrahmen zum Raumbezug jeweils verwendet wird, hängt nicht zuletzt von der Umgebung, also vom Raum selber, ab: In München darf beispielsweise nichts gebaut werden, was höher ist als die Frauenkirche, sodass es praktisch keine Landmarken zur Orientierung in der Stadt gibt. Hier bietet sich der egozentrische Referenzrahmen an: „Gehen Sie da hinunter, etwa 500 Meter, nehmen Sie dann die dritte Straße nach links und dann wiederum die zweite rechts." So findet man in der bayerischen Metropole seinen Weg. Ganz anders ist es in Ulm (Abb. 14-4): „200 Meter Richtung Münster und dann halb links die Straße hinunter." In einer kleinen Stadt mit dem weltweit höchsten Kirchturm kann man sich den egozentrischen Bezugsrahmen getrost sparen. Wer nicht weiß, wo er ist, muss sich nur nach der unübersehbaren Landmarke „Münster" umschauen.

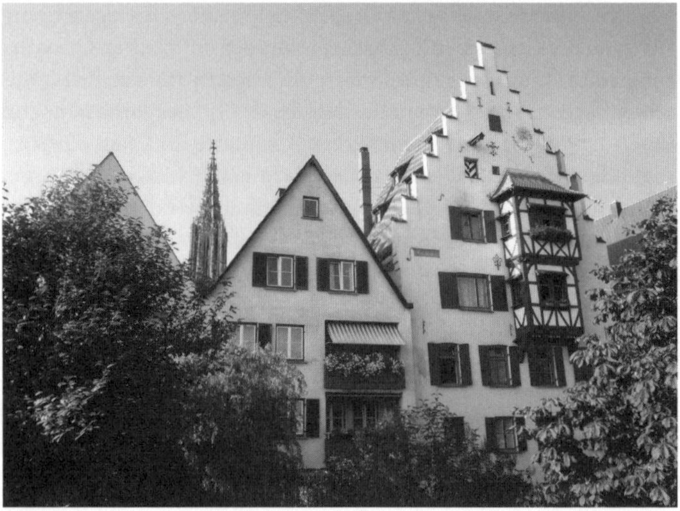

Abb. 14-4 Man sieht ihn immer und von überall: Der höchste Kirchturm der Welt ist in einer kleinen Großstadt wie Ulm sehr praktisch bei der Orientierung (Foto: privat).

Sprachforscher haben herausgefunden, dass nicht alle Sprachen alle drei Referenzrahmen enthalten. Dies ist bei europäischen Sprachen wie beispielsweise dem Deutschen der Fall, wenn wir auch meistens den egozentrischen Bezugsrahmen verwenden und beispielsweise in geschlossenen Räumen praktisch nie den geozentrischen. Es gibt jedoch zum Beispiel die Sprache Tzeltal aus der Familie der Maya-Sprachen, die im mexikanischen Staat Chiapas von etwa 280 000 Menschen gesprochen wird, in welcher der egozentrische Bezugsrahmen nicht vorkommt, wohl aber der relationale und der geozentrische (7). Es gibt also nur Landmarken und Himmelsrichtungen, aber kein links und rechts. Im Tamilischen, einer von 66 Millionen Menschen als Muttersprache gesprochenen indischen Sprache, gibt es zwar alle drei Referenzsysteme, die ländliche Bevölkerung verwendet jedoch hauptsächlich den geozentrischen Bezugsrahmen, wohingegen die städtische Bevölkerung vor allem den egozentrischen verwendet (9).

Aus diesen Beobachtungen lässt sich die Vermutung ableiten, dass die Verwendung des Bezugsrahmens nicht nur von der Struktur des Raumes selbst, sondern von kulturellen Gegebenheiten und Traditionen geprägt wird, also von unserem Handeln im Raum. Dies belegen Studien aus Indien und Nepal. So geht es den ländlichen Nepalesen im Hinblick auf Orientierungsmöglichkeiten nicht viel anders als den Ulmern, haben sie doch das Himalayagebirge beständig als Bezugspunkt vor Augen, im Hinblick auf den es hinauf- oder hinabgehen kann. Den Indern aus der Ebene des Ganges hingegen ist eine geozentrische Orientierung mithilfe von Himmelsrichtungen weitaus nützlicher, weil es keine Landmarken gibt. In Städten hingegen orientiert man sich egozentrisch und geht geradeaus und dann links und dann rechts (8).

Je nachdem, welche Raumstruktur ich vor allem „im Kopf" habe, wenn ich mich orientiere, fällt mir die Orientierung unterschiedlich leicht bzw. schwer. Insbesondere dann, wenn keine Landmarken vorhanden sind und ich komplexe Wege zu navigieren habe. In diesem Fall hilft mir ein absolutes geozentrisches Raumverständnis bei der Orientierung ganz eindeutig weiter (wie jeder weiß, der schon einmal mit Karte und Kompass unterwegs war). Es wurde daher vorgeschlagen, dass Menschen, die sich sprachlich auf den Raum vor allem in absoluten Koordinatensystemen beziehen, bei Aufgaben der Orientierung besser abschneiden (7). Daraus wiederum lässt sich die Hypothese ableiten, dass Kinder bzw. Jugendliche, die in indischen Sanskrit-Schulen aufwachsen, in Tests zur Orientierung im Raum besser abschneiden. Warum sollte das so sein?

Wie Latein ist Sanskrit eine heute tote Sprache aus der indogermanischen Sprachfamilie, die im Rahmen religiöser Rituale bis in die Gegenwart verwendet wird. Im Gegensatz zum Lateinischen ist sie eine von insgesamt 22 anerkannten Nationalsprachen in Indien. Die Sprache ist mehr als 3000 Jahre alt, wurde in verschiedenen Schriften geschrieben und mehrere Jahrhunderte vor Christi Geburt bereits systematisiert. Bei den Hindus gilt sie als heilige

Sprache, sind doch alle wichtigen religiösen Schriften (die Veden und Upanischaden) in Sanskrit verfasst (1, 4). Auch im Deutschen gibt es Sanskrit-Wörter, nicht nur „Guru“ und „Yoga“, sondern auch „Dschungel“, „Ingwer“ oder „Orange“.

Sanskrit ist nicht nur in den meisten Schulen der Sekundarstufe des modernen Indien nach Hindi und Englisch die dritte Sprache, es ist auch die Sprache der überlieferten Kultur. Die älteste der vier Veden ist die Rig-Veda, eine religiöse Schrift über Götter, Mächte, Kräfte und die Natur, in der – wie in der übrigen Sanskrit-Literatur auch – der Raum in zehn Raumrichtungen aufgeteilt ist: Neben oben und unten gibt es acht Himmelsrichtungen, also nicht nur Nord, Süd, Ost und West, sondern auch Nordost, Nordwest, Südost und Südwest. Die mentale Repräsentation des Raumes ist daher bei Menschen, die eine gründliche Ausbildung in Sanskrit erfahren haben, durch dieses Schema geprägt. Dieses Schema bestimmt gewissermaßen die Güte der kognitiven Landkarte, spielt also eine wichtige Rolle in der Bestimmung des eigenen Ortes in der Welt. Menschen, die in dieser „Weltsicht“ sozialisiert sind, betrachten den Raum, ihre Welt, in einer ganz bestimmten Weise, etwa so, wie Musiker ihre Instrumente in besonderer Weise betrachten bzw. erleben.

Es geht in diesem Zusammenhang keineswegs nur um ein paar Namen für Raumrichtungen: Vielmehr durchzieht das geozentrische Sanskrit-Raumverständnis viele Aktivitäten des täglichen Lebens, sowohl in der Schule als auch im familiären Umfeld, die durch religiöse und kulturelle Praktiken gemeinschaftlich eingeübt und damit intensiv gelernt werden (Abb. 14-5). Bei Kindern in Sanskrit-Schulen ist die Vermittlung von Wissen über die Himmelsrichtungen damit ein aktiver Prozess: Den Kindern werden nicht nur die acht Haupthimmelsrichtungen und ihre kulturelle Bedeutung vermittelt; sie werden vielmehr auch angehalten, sie in ihren alltäglichen Übungen wie beispielsweise beim Morgen- und Abendgebet anzuwenden, und sie werden entweder vom Lehrer oder von älteren Schülern genauestens angeleitet. Wenn jemand einen Fehler macht, wird er korrigiert und dahingehend unterwiesen, wie er solche Fehler seines Urteils (im Hinblick auf die richtige Himmelsrichtung) künftig vermeiden kann (8).

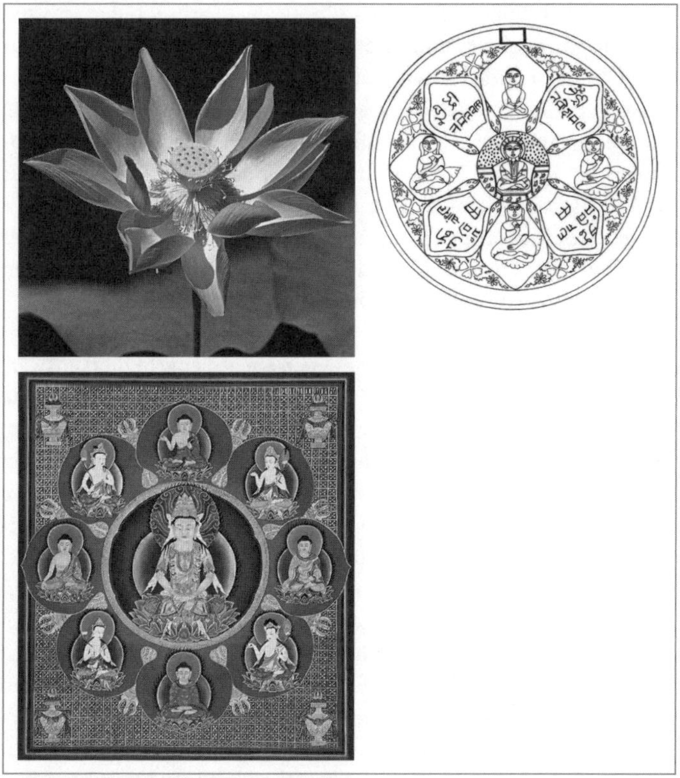

Abb. 14-5 Werden Lotosblüten (links oben) stilisiert als religiöses Symbol (Mandala) dargestellt, dann geschieht dies häufig in Form von acht Blütenblättern, mit denen die acht Himmelsrichtungen symbolisiert werden (links unten und rechts).

Wenn Kinder aus Sanskrit-Schulen aber so auf den geozentrischen Raum und seine acht Richtungen „eintrainiert" sind, sollte sich dies in ihrer räumlichen Orientierungsfähigkeit niederschlagen. Eine erste Untersuchung an 376 10- bis 14-jährigen Schülern einer Sanskrit-Schule bzw. einer Hindi-Mittelstufenschule konnte dies eindrucksvoll nachweisen. 87% der Sanskrit-Schüler wussten über die Himmelsrichtungen exakt Bescheid im Vergleich zu lediglich 43% der Hindi-Mittelschüler. Die Aufgabe bestand darin, sowohl im Freien als auch in einem geschlossenen Raum anzugeben, wo die entsprechenden Himmelsrichtungen lagen. Auch verwendeten die Sanskrit-Schüler in ihrer Sprache mehr Wörter der geozentrischen räumlichen Orientierung, als die Hindi-Schüler. Es fanden sich weiterhin Hinweise darauf, dass die Sanskrit-Schüler bei Tests zu allgemeinen räumlichen kognitiven Fähigkeiten vergleichsweise besser abschnitten (10).

Im Rahmen einer weiteren Studie an 51 indischen Schulkindern im Alter von 11 bis 15 Jahren zeigte sich ebenso eine bemerkenswerte Fähigkeit zur räumlichen Orientierung. Zunächst wurden sie nach den Himmelsrichtungen gefragt – erst im Freien und dann im Raum, in dem sie getestet wurde. Alle 51 Kinder waren hierzu in der Lage. Dies ist bemerkenswert, insbesondere im Vergleich zu einer ähnlichen, in Genf durchgeführten Studie (3), in der kein einziges Kind im Testraum die Himmelsrichtungen angeben konnte. Nachdem die Kinder die Himmelsrichtungen im Raum angegeben hatten, wurden ihnen die Augen verbunden und sie wurden im Kreise gedreht (Dreieinvierteldrehungen). Dann wurden sie erneut nach den Himmelsrichtungen befragt. Gut 80% der Kinder konnten diese Aufgabe bewältigen! Dann wurden sie noch immer mit verbundenen Augen um ein paar Ecken in einen anderen Raum geführt und nochmals dreieinviertel Mal gedreht und nach den vier Himmelsrichtungen befragt. Man achtete in allen Fällen darauf, dass die Kinder nach den Drehungen nicht in der gleichen Richtung standen wie vorher und dass der Versuchsleiter, der die Kinder drehte und mit ihnen sprach sowie sie über die Richtungen befragte, nicht am gleichen Ort stehen blieb. Noch immer konnten 56% der Kinder die Aufgabe voll lösen – das heißt, nach Verblindung, einer Dreieinvierteldrehung, der Überführung in einen zweiten Raum um einige Ecken und nach einer weiteren Dreieinvierteldrehung um die eigene Achse und noch immer mit verbundenen Augen!

Danach wurde die Augenbinde entfernt und alle Kinder sollten eine Wegbeschreibung eines auf einer Landkarte abgebildeten

Weges abgeben, um die Verwendung geozentrischer oder egozentrischer Raumbeschreibungen zu erfragen. Dann wurden dem Versuchsleiter die Augen verbunden und das Kind hatte jeweils die Aufgabe, ihn verbal einen bestimmten Pfad entlang zu leiten. Wiederum wurden die von den Kindern verwendeten Raumbeschreibungen aufgezeichnet. Hierbei zeigte sich eine bevorzugte Verwendung des geozentrischen Raumbezugs.

Die Option, das geozentrische Bezugssystem zur Orientierung im Raum zu verwenden, haben wir Europäer also durchaus – schließlich stellt uns unsere Sprache die entsprechenden begrifflichen Werkzeuge zur Verfügung. Dies geschieht aber nicht oft, schon gar nicht in geschlossenen Räumen („die Toilette? – Richtung Südsüdwest"). Wer seine Schulzeit in einer Sanskrit-Schule verbracht hat, der nimmt hingegen die Himmelsrichtungen gleichsam immer mit sich mit, und zwar in 45°-Feineinteilung! Und kann sie daher auch immer verwenden. „Sanskrit-Schulkinder [...] können mit Richtungen geistig effizienter operieren als Kinder, deren Raumwissen auf egozentrische Weise mit Bezug auf links und rechts organisiert ist", schließen die Autoren aus ihrer Studie (8, Übersetzung durch den Autor).

Wie so oft zeigen auch diese Daten: Es ist nicht egal, was man lernt. Denn „auf die Dauer nimmt die Seele die Farben deiner Gedanken an", wie schon der römische Kaiser Marc Aurel bemerkte. Er wusste nichts von Neuroplastizität – aber Recht hatte er.

Literatur

1. Cardona G. Sanskrit. In: Comrie B. (Hrsg.) The world's major languages. Oxford, UK: University Press 1990.
2. Chiandetti C, Vallortigara G. Is there an innate geometric module? Effects of experience with angular geometric cues on spatial reorientation based on the shape of the environment. Animal Cognition 2007; 11: 139–146.
3. Dasen PR, Mishra RC, Niraula S, Wassmann J. Développement du langage et de la cognition spatiale géocentrique. Enfance 2006; 58: 146–158.
4. Katzner K. The languages of the world. London: Routledge 1995.

5. Landau B, Lakusta L. Spatial representation across species: geometry, language, and maps. Current Opinion in Neurobiology 2009; 19: 12–19.
6. Lee SA, Spelke ES. Children's use of geometry for reorientation. Developmental Science 2008; 11: 743–749.
7. Levinson S. Space in language and cognition. Cambridge: University Press 2003.
8. Mishra RC, Singh S, Dasen P. Geocentric dead-reckoning in Sanskrit- and Hindi-Medium school children. Culture & Psychology 2009; 15: 386–408.
9. Pederson E. Geographic and manipulable space in two Tamil linguistic systems. In Frank AU, Campari I (eds.), Spatial information theory, Berlin: Springer 1993.
10. Vajpayee A, Dasen PR, Mishra RC. Spatial encoding: A comparison of Sanskrit- and Hindi-medium schools. In: Srinivasan N, Gupta AK, Pandey J (eds.): New Delhi: Advances in cognitive science 2008.

15 Natur und Gemeinschaft

Auswirkungen des Naturerlebens auf prosoziale Motive

Geht es Ihnen auch zuweilen so wie mir: Sie leben und arbeiten in einer Stadt, und der Anblick von asphaltierten Straßen, Betonwänden und Steinmauern geht Ihnen irgendwann schrecklich auf die Nerven? Sie sehnen sich nach Wiesen, Bäumen, Bergen, Flüssen und Seen, nach Landschaft, nach Natur? Und sind Sie dann endlich entkommen und befinden sich irgendwo in der Natur, dann spüren Sie, dass es Ihnen plötzlich irgendwie besser geht? Sie sind besser gelaunt, die Kleinigkeiten des Tages fallen irgendwie von Ihnen ab und Ihnen wird plötzlich wieder klar, worum es im Leben eigentlich geht?

Wenn es Ihnen so vorkommt, als redete ich gerade unverständlich von böhmischen Dörfern und kaum nachvollziehbaren ganz persönlichen Gefühlen, dann überblättern Sie getrost die nächsten Seiten. Wenn die Beschreibung meines Naturerlebnisses bei Ihnen jedoch irgendeine Saite zum Schwingen gebracht hat, ist dieser Artikel ganz für Sie: Geht es doch im Folgenden um nichts anderes als um vier experimentelle Untersuchungen an mehreren hundert gesunden Probanden zur Frage, wie sich das Erleben von Natur auf uns Menschen auswirkt. Bereits vor einigen Jahren war an dieser Stelle vom Thema Landschaft die Rede: Anlässlich der vom Saturnmond Titan durch eine Raumsonde der NASA zurückgefunkten Landschaftsbilder – die in mir eigenartigerweise „heimische" Gefühle erweckten – wurde der Frage nachgegangen, inwieweit unser Landschaftserleben tief in der menschlichen Evolution verwurzelt ist. Auch damals gab es schon interessante Studien: Der Blick ins Grüne aus dem Krankenzimmer (im Vergleich zum Blick auf eine Backsteinwand) beschleunigt die Heilung nach einer Gallenoperation; Bäume geben nicht nur ein gutes Gefühl, sie erzeugen auch das Gefühl von Sicherheit; und Zimmerpflanzen im Prüfungsraum erhöhen die Wahrscheinlichkeit, dass man die Führerscheinprüfung besteht (7).

Ganz allgemein lässt sich beobachten, dass sehr viele Menschen gerne hinaus in die Natur gehen bzw. sich die Natur zumindest nach Kräften in ihre Wohnungen holen. Wir hängen Landschaftsbilder an die Wand, stellen Pflanzen im Zimmern auf und freuen uns über Blumen. Hin und wieder relativ versprengt publizierte Forschungsarbeiten haben entsprechend gezeigt, dass die Menschen vom Kontakt mit der Natur profitieren: Sie fühlen sich wohler, energiegeladener, gesünder, ruhiger und haben weniger Stress (4, 5, 7, 9). So hat man beispielsweise Versuchspersonen einen Film über Arbeitsunfälle gezeigt, der bekanntermaßen Stress auslöst. Danach wurden sie zufällig verschiedenen Gruppen zugeordnet (Entspannung, Naturbetrachtung, Betrachtung anderer Bilder) und es wurden unter anderem körperliche Parameter der Stressreaktion gemessen. Hierbei zeigte sich, dass die Betrachtung von Natur den durch den Film ausgelösten Stress am besten reduzierte, insbesondere durch Aktivierung des parasympathischen Nervensystems, also desjenigen Anteils des vegetativen Nervensystems, der für das Gegenteil von Kampf und Flucht, nämlich den Erhalt des Körpers (Reparieren und Regenerieren) als Antipode des bei Stress aktivierten sympathischen Nervensystems zuständig ist (10).

Amerikanische Psychologen von der Universität Rochester interessierten sich für die Frage, welche Auswirkungen das Erleben von Natur auf die Motivationslage von Menschen und insbesondere deren Einstellung zu anderen Menschen hat. Sie unterschieden hierzu zunächst zwei generelle Lebensziele, intrinsische und extrinsische. Intrinsische Motive betreffen unsere ureigenen Grundbedürfnisse wie das Bedürfnis nach Gemeinschaft, nach Vertrautheit und nach persönlichem Wachstum und sind nicht von diesen Bedürfnissen irgendwie abgeleitet. Extrinsische Motive hingegen betreffen Dinge, die nicht selbst einen Wert haben, sondern deren Wert davon abgeleitet ist, dass alle danach streben, wie beispielsweise Geld oder ein guter Ruf. Letztlich beziehen sich intrinsische Motive auf die Gemeinschaft, wohingegen extrinsische Motive sich auf uns selbst beziehen. Das persönliche Glück hängt sehr stark davon ab, ob man eher auf die Gemeinschaft oder auf sich selbst fokussiert ist: Gibt man beispielsweise Geld für andere aus, dann steigert das das persönliche Glück (8). Gibt man Geld für sich selbst aus, wird das persönliche Glück hierdurch nicht positiv beeinflusst.

Wenn es nun so ist, dass unser Erleben von Natur eher Gedanken an das Aufgehobensein in einem größeren Zusammenhang, Gedanken an Gemeinschaft und Gedanken an andere Menschen als Teil dieser Gemeinschaft bahnt, das heißt, in uns aktiviert, wohingegen das Erleben von künstlichen Umgebungen uns eher an Einschränkungen auch durch andere und an letztlich egoistische Wertvorstellungen erinnert, dann sollten sich entsprechende Effekte auch nachweisen lassen. Künstliche Umgebungen bringen wir eher mit unserem alltäglichen Leben und dem Stress, der damit einhergeht, in Verbindung: Druck, Hast, Interessen und deren Konflikte, Abhängigkeiten und Schwierigkeiten. Naturerleben bringt für uns demgegenüber Ruhe, Stressfreiheit, Autonomie und Freiheit.

Die Autoren der oben beschriebenen Studie formulieren dies wie folgt: „Aus phänomenologischer Sicht wird Autonomie erfahren als Verbindung mit sich selbst bzw. als Gefühl der Übereinstimmung mit sich selbst und Gefühl der Selbst-Autorenschaft sowie der Freiheit von externem und internem Druck [...]. Insbesondere kann die Natur unsere Autonomie direkt stärken, indem sie uns mit stimulierenden Empfindungen, das heißt, interessanten und persönlich befriedigenden Umgebungsreizen, die uns an der Gegenwart orientieren, sowie Gelegenheiten, diese Erfahrungen mit aufmunternder Introspektion und einem kohärenten Sinn für sich selbst zu integrieren, versorgt. Zudem gibt uns die Natur eine Alternative zum Stress des täglichen Lebens" (11, Übers. durch den Autor).

Zur empirischen Überprüfung der Überlegungen führten die Autoren vier einfache Experimente durch. In allen Fällen wurden die Probanden zunächst zufällig der Natur- bzw. Nichtnaturgruppe zugeordnet und hatten dann eine ganze Reihe von Fragebögen auszufüllen, in die entsprechende Fragen nach extrinsischen oder intrinsischen Motiven eingestreut waren. Dann erfolgte in den ersten drei Experimenten eine Bildbetrachtung mit gleichzeitiger akustischer meditativer Anweisung über Kopfhörer, wonach sich wiederum Fragebögen anschlossen, die erneut intrinsische und extrinsische Motive sowie den Grad ihres Eintauchens (Immersion) in die jeweils betrachteten Landschaften und das Vorhandensein positiver Emotionen wie Freude und Glück abfragten.

Beim ersten Experiment schauten sich die 98 Versuchspersonen vier Bilder an, entweder vier Landschaftsbilder (natürliche Landschaften) oder vier Bilder von Städten, also von Umgebungen, die von Menschenhand gestaltet wurden. Die Bilder wurden jeweils für zwei Minuten auf einem Computer-Farbbildschirm betrachtet, wobei eine Stimme die Bildbetrachtung begleitete, um die Stärke der Einfühlung in den Aufforderungscharakter der Bilder zu erhöhen. Dieser Text ist wiedergegeben: „Stellen Sie sich vor, Sie befinden sich an diesem Ort [Pause]. Schauen Sie sich um und achten Sie auf alle Aspekte Ihrer Umgebung [Pause]. Richten Sie Ihre Aufmerksamkeit auf die Farben [Pause]. Achten Sie auf die Strukturen. Stellen Sie sich vor, Sie würden die Luft atmen; achten Sie auf Gerüche in der Luft [Pause]. Stellen Sie sich Geräusche vor, die Sie hören könnten [Pause]. Nehmen Sie alle Aspekte der Umgebung vor Ihnen tief in sich auf" (11, Übers. durch den Autor). Danach wurden die Probanden nach dem Grad ihrer Immersion bei der Bildbetrachtung befragt. „Wie stark waren alle Ihre Sinne dabei?"; „Wie stark fühlten Sie, dass Sie an dem Ort, den Sie sahen, wirklich waren?"; „Wie stark beeindruckten Sie die visuellen Aspekte der Umgebung?" Diese Fragen waren jeweils auf einer Skala von 1 (gar nicht) bis 5 (sehr stark) zu beantworten. Danach wurden mit entsprechenden Skalen Motive abgefragt. Intrinsische Motive betrafen soziale Beziehungen und Gemeinschaft, wie beispielsweise „tiefe und andauernde Beziehungen haben" oder „für die Verbesserung der Gesellschaft arbeiten". Extrinsische Motive betrafen Geld und Ruf und wurden beispielsweise mit „finanziell erfolgreich sein" oder „von anderen Menschen bewundert werden" charakterisiert. Die beiden Skalen waren vor der Bildbetrachtung nicht miteinander korreliert; nach der Bildbetrachtung waren sie signifikant negativ miteinander korreliert ($r = -0{,}25$; $p < 0{,}05$).

Die Analyse der Daten gestaltete sich insofern komplex, als die Menschen ja ohnehin ihre Werte mit sich herumtragen, unabhängig davon, ob sie gerade Natur oder Stadt betrachten. Es kommt also auf die Veränderungen dieser bestehenden Motivationslage an sowie darauf, ob diese Veränderung mit der Bildbetrachtung in Verbindung steht, also korreliert. Abbildung 15-1 zeigt die Korrelationen zwischen der experimentellen Bedingung (Natur/Stadt) und der jeweils subjektiv eingeschätzten persönlichen Bedeutung der extrinsischen Motive Reichtum und guter Ruf sowie der intrinsischen Motive Gemeinschaft und menschliche Beziehung.

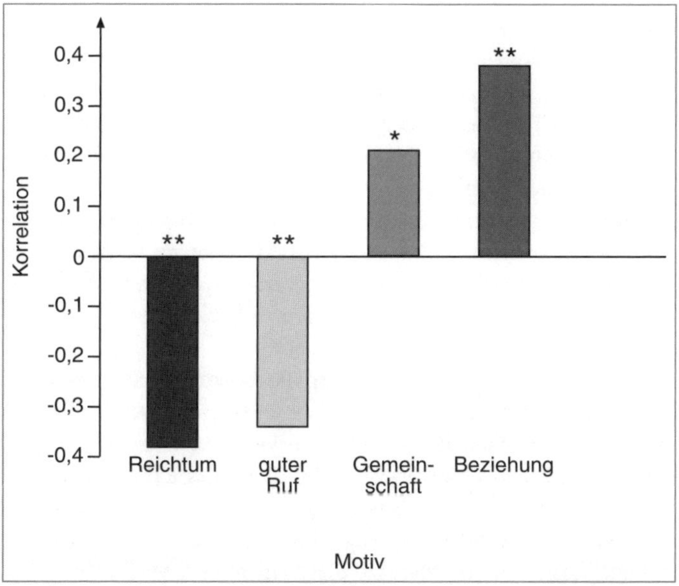

Abb. 15-1 Beziehungen zwischen Naturerleben und der Aktiviertheit von persönlichen Motiven: Taucht man acht Minuten in die Natur ab, werden einem die Gemeinschaft mit anderen Menschen sowie die Beziehungen zu ihnen wichtiger und Geld bzw. eigener guter Ruf werden unwichtiger (nach Daten aus 11).

Es zeigte sich weiterhin, dass diese Effekte stärker ausgeprägt waren, wenn das Eintauchen in die Landschaft auch wirklich gut gelang. Ein zweites Experiment an weiteren 112 Probanden konnte diese Befunde mit letztlich den gleichen Prozeduren bestätigen. Zugleich wurden zwei zusätzliche Fragebögen eingesetzt. Der erste betraf die Verbundenheit mit der Natur und beinhaltete Sätze wie „ich empfinde einen Sinn von Einheit mit der Natur um mich herum" oder „ich fühle, dass die Erde zu mir gehört, ebenso wie ich zur Erde gehöre", die jeweils von 1 (stimme gar nicht zu) bis 5 (stimme voll zu) zu beurteilen waren. Der zweite Fragebogen betraf die personale Autonomie und beinhaltete Sätze wie „ich fühle mich gerade frei und in der Lage, für mich selbst zu entscheiden, wie ich mein Leben führen will" oder „gerade jetzt fühle ich, dass ich ich selbst sein kann", die wiederum entsprechend zu beurteilen waren. Im zweiten Experiment wurden zudem andere Bilder verwendet als im ersten, sodass gewährleistet ist, dass die Effekte nicht durch bestimmte Charakteristika einzelner Bilder, sondern durch deren allgemeine Konnotation (Naturlandschaft versus artifizielles Stadtbild) zustande kommen.

Dieses Experiment hatte nicht nur prinzipiell das gleiche Ergebnis wie Experiment 1 (Abb. 15-2), sondern zeigte auch, dass die Effekte des Eintauchens in die Natur (versus in die Stadt) durch den Grad der Verbundenheit mit der Natur sowie den Grad der Autonomie, die jemand erlebt, vermittelt sind.

Ein drittes Experiment folgte, um die direkten Verhaltenskonsequenzen des Erlebens von Natur zu überprüfen. 85 Probanden führten die gleichen Prozeduren aus wie in den Experimenten 1 und 2. Zusätzlich erhielten sie gegen Ende des Experiments fünf US-Dollar und hatten die Gelegenheit, eine Art „Diktatorspiel" (6) zu spielen. Es wurde ihnen gesagt, dass sie die fünf Dollar entweder behalten könnten oder dass sie diese einem anderen Versuchsteilnehmer geben könnten, der dann doppelt so viel Geld (zehn Dollar, die anderen fünf vom Versuchsleiter) erhalten würde. Dies könne er entweder gänzlich behalten oder fünf Dollar dem Teilnehmer zurückgeben, sodass am Ende jeder fünf Dollar hat. Den Probanden wurde gesagt, dass alles vertraulich geschehen würde und dass

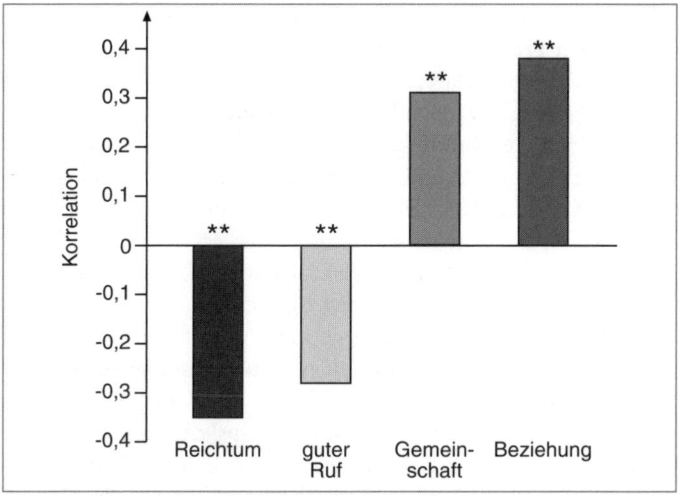

Abb. 15-2 Ergebnisse aus dem zweiten Experiment zum Einfluss des Naturerlebens auf persönliche Motive (entsprechend Abb. 15-1): Das Eintauchen in die Natur führt zu mehr Gemeinschaftsgefühl und zur höheren Wertschätzung sozialer Beziehungen, wohingegen Geld bzw. eigener guter Ruf unwichtiger werden (nach Daten aus 11).

der Versuchsleiter ihre (online am Computer getroffene) Entscheidung nicht erfahren würde und dass sie den anderen Probanden nicht persönlich kennen lernen würden. Die Probanden konnten also entweder – ganz privat und anonym – einem anderen Probanden vertrauen und ihm etwas Gutes tun oder nicht. Knapp 59% der Probanden vertrauten hierbei den anderen und verhielten sich prosozial, die anderen 41% behielten ihr Geld.

Die Ergebnisse des Experiments zeigten in den Worten der Autoren insgesamt Folgendes: „Je mehr die Probanden in die Naturbilder eintauchten, desto wahrscheinlicher machten sie großzügige Entscheidungen; und je mehr sie in Nichtnaturbilder eintauchten, desto weniger großzügig und geiziger wurden sie" (11, Übers. durch den Autor).

Im einem vierten Experiment an 72 Probanden gingen die Autoren der Frage nach, ob diese Effekte auch durch „reale" Natur anstatt Bilder der Natur hervorzurufen sind. Sie statteten den Raum, in dem die Probanden die Fragebögen ausfüllen mussten, entweder mit vier Zimmerpflanzen aus oder nicht – das war alles. Die Probanden füllten einige Fragebögen schon am Abend vor der Studie aus und mussten sich nach der Ankunft im psychologischen Labor erst einmal fünf Minuten entspannen. Nach den Fragebögen bekamen sie wieder die fünf Dollar mit den beschriebenen Instruktionen. 54% der Probanden gaben das Geld weiter, 46% behielten es. Das Ergebnis des Experiments war wie in Experiment 3: Die Leute waren stärker intrinsisch motiviert und verhielten sich entsprechend auch tatsächlich großzügiger, wenn sich Pflanzen im Raum befanden. „Die Immersion in ein [psychologisches] Labor voller Pflanzen verstärkt Großzügigkeit, wohingegen die Immersion in ein Labor ohne Pflanzen diese hemmt" stellen die Autoren lapidar fest (11, Übers. durch den Autor). Was bedeutet das alles? – Man hat den ökonomischen „Wert" der Natur längst berechnet. Sie versorgt uns mit sauberer Luft, sauberem Wasser und jeder Menge Energie und Nahrung. Die psychologischen Effekte blieben dabei jedoch außen vor. Die vorliegende Studie zeigt aber, wie wichtig die Auswirkungen des Erlebens von Natur und nicht nur deren Verbrauch für uns sind. Das Erleben der Natur lässt unseren Egoismus schrumpfen, als würde unser Ego angesichts von Bergen und Tälern, Bäumen und Flüssen kleiner, wie andere Studien zeigen konnten (2). Es ist daher nicht egal, ob der nächste Betriebsausflug in die Natur oder in die Stadt geht, und schon gar nicht, ob wir einen Park in der Stadt anlegen oder nicht.

Lassen wir abschließend noch einmal die Autoren der Studie zu Wort kommen: „Zusammen genommen legen unsere Befunde nahe, dass der Kontakt mit der Natur menschliche Auswirkungen auf uns hat und unsere Authentizität und Verbundenheit stärkt, was zu einer Orientierung im Hinblick auf andere versus auf uns selbst führt, die zu deren Wertschätzung und zur Großzügigkeit ihnen gegenüber führt. [...] Unsere Daten legen nahe, dass wir in dem Maße, in dem wir unsere Verbindung mit der Natur verlieren, auch unsere Verbindung zu anderen Menschen verlieren" (11, Übers. durch den Autor). Städteplaner und Lehrer, Politiker und Eltern, nehmt das zur Kenntnis: Schafft Natur und geht hinein – für mehr Miteinander!

Literatur

1. Emmons RA. Personal strivings, daily life events, and psychological and physical well-being. Journal of Personality 1991; 59: 453–472.
2. Frantz C, Mayer FS, Norton C, Rock M. There is no „I" in nature: The influence of self-awareness on connectedness to nature. Journal of Environmental Psychology 2005; 25: 427–436.
3. Kaplan S. The restorative benefits of nature: Toward an integrative framework. Journal of Environmental Psychology 1995; 15: 169–182.
4. Kaplan S, Talbot JF. Psychological benefits of a wilderness experience. In: Altman I, Wohlwill JE (Hrsg.). Behavior and the natural environment. New York: Plenum Press 1983.
5. Plante TG, Cage C, Clements S, Stover A. Psychological benefits of exercise paired with virtual reality. Outdoor exercise enerizes whereas indoor virtual exercise relaxes. International Journal of Stress Management 2006; 13: 108–117.
6. Spitzer M. Neuroökonomie. Nervenheilkunde 2003; 22: 325–327.
7. Spitzer M. Landschaft. Ästhetik von Petrarca bis zum Titan, über Darwin und den Tsunami. Nervenheilkunde 2005; 24: 137–143.
8. Spitzer M. Geben ist seliger denn Nehmen 2.0. Wie man Geld ausgibt, um glücklich zu sein. Nervenheilkunde 2008; 27: 495–498.
9. Stilgoe JR. Gone barefoot lately? American Journal of Preventive Medicine 2001; 20: 243–244.
10. Tarrant MA. Attending to past outdoor recreation experiences: Symptom reporting and changes in affect. Journal of Leisure Research 1996; 28: 1–17.
11. Weinstein N, Przybylski AK, Ryan RM. Can nature make us more caring? Effects of immersion in nature on intrinsic aspirations and generosity. Personality and Social Psychology Bulletin 2009; 35: 1315–1329.

16 Gemütlich dumpf

Neulich in einem wunderschönen kleinen deutschen Schlösschen (Abb. 16-1): der Waffenbesitzer Peter Viczena, der Präsident des Nordwestdeutschen Schützenbundes Jonny Otten, die evangelische Pfarrerin Kathinka Korn (die Täter und Opfer des vierfachen Mordes von Eislingen kennt), ein in Therapie befindlicher spielsüchtiger junger Mann, ein Eventmanager für Online-Spiele, zwei Mütter von Opfern sinnloser Gewalt, der Innenminister von Baden-Württemberg Heribert Rech, der Moderator Wieland Backes und ich (Abb. 16-2).

Es ging, wie schon so oft, um Gewalt in den Medien, um Computerspiele, was sie mit uns machen und was wir tun könnten oder sollten, um deren Auswirkungen im Sinne realer Gewalt zu verhindern (12). „Nichts" lautete wie immer die Antwort der

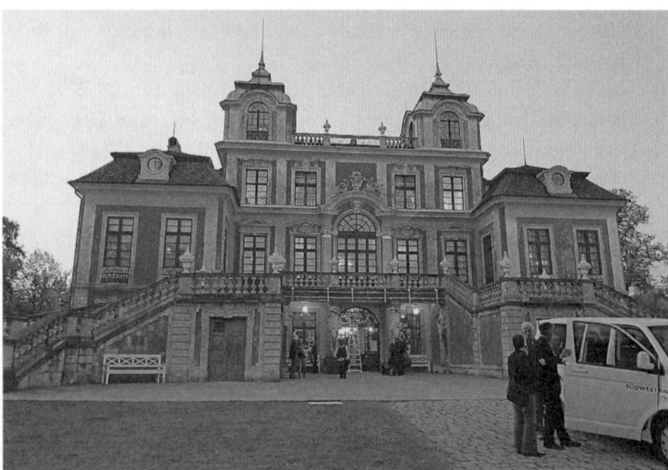

Abb. 16-1 Die Talkshow Nachtcafé wird im Favorite-Schlösschen in Ludwigsburg bei Stuttgart produziert. Inmitten dieses wunderschönen Ambientes, zwischen den Bäumen im Park, wurde angeregt diskutiert.

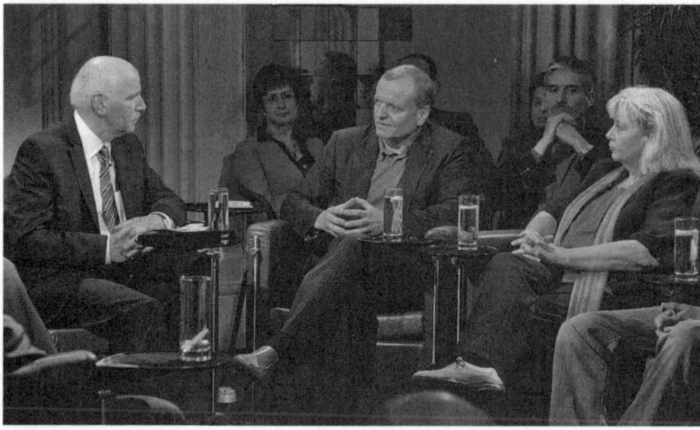

Abb. 16-2 Szenenfoto aus dem Nachtcafé vom 24. April 2009: Der Moderator Wieland Backes (links), Fabienne Schneider (rechts), deren Sohn im August 2007 im Alter von 19 Jahren von zwei jungen Männern in einen Hinterhalt gelockt und brutal ermordet wurde, sowie der Autor (Mitte).

Spieler und Eventmanager, denn das Ganze sei doch nur harmloser Zeitvertreib. „Schärfere Waffengesetze" meinten andere, obwohl in der Diskussion deutlich wurde, dass wir hierzulande eigentlich schon sehr strenge Waffengesetze haben[1], ihre Einhaltung aber nicht genügend kontrollieren. Mit einer Ausnahme: Der Umgang

1 Ein befreundeter Kollege, Hausarzt auf dem Lande, wurde bei nächtlichen Einsätzen auf einsamen Bauernhöfen schon öfters von scharfen Hunden bedroht und beantragte – zu seinem Schutz in solchen Fällen – die Erlaubnis zum Führen einer Waffe. Ich hätte Verständnis gehabt und würde dem Mann (aufgrund seines Alters und seines Berufs) zudem genügend Verantwortung zutrauen. Der Antrag wurde jedoch abgelehnt und vom Fachmann, Herrn Viczena (der übrigens hauptberuflich ein Meditationslehrer und Experte für Personenschutz ist) erfuhr ich, dass dies in solchen Fällen die Regel ist.

mit großkalibrigen Waffen ist im Schützenverein ab 14 Jahren erlaubt. – Warum eigentlich? Muss das sein? – „Nein“, meinte sogar der Vertreter des Schützenvereins.

Wie immer ging es in der Diskussion drunter und drüber, aber eine Beobachtung ist mir noch in guter Erinnerung: Während der Sendung wurden zwei kurze „Einspieler“ gezeigt, also aufgezeichnetes Material, um zu demonstrieren, was man bei einem Videospiel sieht bzw. erlebt: das sehr realistisch dargestellte sinnlose Abmurksen von irgendwelchen Gegnern. Jeweils nach diesen Einspielern saßen alle Teilnehmer sprachlos und erschrocken da, mit zwei Ausnahmen: die beiden erfahrenen Spieler – gleich ob in guter Behandlung oder gut im Geschäft – fanden das alles ganz normal, nicht weiter schlimm und schon gar nicht aufregend oder gar abstoßend. Sogar auf Nachfrage: Nein, warum sollte einen das irgendwie beeinträchtigen. Das sei doch nichts weiter, das lasse einen doch völlig kalt, sagte der junge Spielsüchtige. Die Leute hätten harmlosen Spaß, würden sich treffen und dadurch soziale Fertigkeiten lernen und er verbinde das Ganze sogar mit Jugendarbeit, meinte der Eventmanager.

Im Grunde genommen zeigte sich damit *während der Sendung* ein Effekt, der seit Jahrzehnten Gegenstand wissenschaftlicher Studien ist und der als *Desensibilisierung* bezeichnet wird. Man meint damit eine Form von unbewusst ablaufendem Lernen, das im Tierversuch gut nachgewiesen ist und beim Menschen sowohl Gedanken, Gefühle als auch Verhaltensweisen betrifft (7). Schon Cline und Mitarbeiter konnten 1973 zeigen, dass derjenige, der immer wieder Gewaltfilme anschaut, weniger stark auf einzelne Gewaltszenen in Filmen reagiert (4). Zudem generalisiert das Verhalten vom Film auf die Realität (5, 8, 15). Die Forschung beschränkte sich hierbei vor allem zunächst auf Film und Fernsehen: Zeigte man Jugendlichen entweder ein Gewaltvideo oder ein Video ohne Gewalt und brachte sie danach in eine Situation, wo sie in einem Kampf unter Einsatz körperlicher Gewalt zweier Kinder zusehen mussten, so griffen diejenigen, die zuvor einen Gewaltfilm gesehen hatten, später ein, waren also gegenüber realer Gewalt toleranter (9).

Was für das Fernsehen und für Filme gilt, sollte für das aktive Einüben von Gewalt in Form von Computer- und Videospielen erst recht gelten. Entsprechend konnten Funk und Mitarbeiter (7) bei 150 Grundschulkindern im Alter von zehn Jahren einen signifikanten Zusammenhang zwischen Gewaltvideospielen und der Abstumpfung gegenüber Gewalt nachweisen. Auch eine japanische Untersuchung an 307 Schülern der 5. und 6. Klasse fand eine Verminderung der grundlegenden menschlichen Fähigkeit zu Mitgefühl und Empathie durch Gewaltvideospiele (11). Das Gleiche zeigte eine Untersuchung von Barnett und Mitarbeitern an 229 Jugendlichen im Alter von 15 bis 19 Jahren (1). Die Desensibilisierung lässt sich auch mittels physiologischer Messungen nachweisen: Spielt man ein gewalttätiges Videospiel für gerade einmal 20 Minuten, lässt sich eine Verminderung der Hautleitfähigkeit und des Pulsschlags beim Betrachten von Videoszenen realer Gewalt nachweisen (3).

Die beiden US-amerikanischen Psychologen Brad Bushman und Craig Anderson (2) publizierten kürzlich eine weitere interessante experimentelle Studie zu den Desensibilisierungseffekten von medialer Gewalt auf das Verhalten der Menschen. Die Arbeit ist mit *Comfortably numb* überschrieben, was übersetzt etwa dem Titel dieses Kapitels entspricht.

An einem Experiment nahmen insgesamt 320 Personen teil, bei denen es sich um die üblichen Collegestudenten handelte, je 160 Männer und Frauen, die einzeln getestet, das heißt der folgenden Prozedur unterworfen wurden: Zunächst wurde ihnen gesagt, dass es sich um ein Experiment handelt, bei dem herausgefunden werden soll, welche Spiele besonders gerne gespielt werden. Per Zufallsauswahl wurden die Studenten entweder einem gewalttätigen Videospiel (*Carmageddon, Duke Nukem, Mortal Kombat* oder *Future Cop*) oder einem nicht gewalttätigen Videospiel (*Glider Pro, 3D Pinball, Austin Powers* oder *Tetra Madness*) zugeordnet; der Versuchsleiter stellte dann einen Wecker auf 20 Minuten, übergab der Versuchsperson einen längeren Fragebogen und sagte:

„Wenn der Wecker klingelt, füllen Sie bitte diesen Fragebogen aus. Ich habe für eine andere Studie ein paar Fragen einzugeben, aber ich verspreche Ihnen, dass ich in etwa 40 Minuten zurück bin.

Bitte verlassen Sie den Raum nicht bevor ich zurückkehre, denn ich muss Ihnen noch ein paar Fragen zum Videospiel stellen, bevor Sie gehen können. Alles klar?" (2, S. 274; Übers. durch den Autor). Der Versuchsleiter verließ daraufhin den Raum. Nachdem die Versuchsperson für 20 Minuten gespielt hatte, klingelte der Wecker und das Spiel war im Hinblick auf zwölf Variablen hin einzuschätzen, unter anderem nach Action, Spaß, Langeweile, und Gewalthaltigkeit. Dies diente zur Überprüfung, ob auch tatsächlich die experimentelle Manipulation (gewalthaltiges versus nicht gewalthaltiges Videospiel) entsprechend erlebt wurde. Weiterhin enthielt der Fragebogen 200 langweilige Fragen zur Persönlichkeit, die letztlich dazu da waren, die Versuchsperson zu beschäftigen.

Drei Minuten nach Beendigung des Videospiels startete der Versuchsleiter dann außen vor der Tür des Versuchsraums ein Tonband, auf dem eine sechsminütige von Schauspielern gespielte tätliche Auseinandersetzung zu hören war. Zwei Versionen hiervon wurden bereit gehalten: Versuchsteilnehmer vernahmen zwei sich streitende Männer, Teilnehmerinnen hingegen zwei sich streitende Frauen. Der Streit eskalierte vernehmbar, es war ein krachender Stuhl zu hören sowie Schmerzäußerungen und Stöhnen:

> „‚Es ist mein Knöchel, du Bastard ...'
> ‚Ach, zu dumm aber auch.'
> ‚Ich kann nicht aufstehen.'
> ‚Ich hab kein Mitleid.'
> ‚Du könntest mir wenigstens helfen, mich aufzurichten!'
> ‚Ich glaub du spinnst wohl! Helfen, dir? Ich bin dann mal weg' – sprach's, verließ den Raum und knallte die Türe zu" (2, S. 275; Übers. durch den Autor).

Mit dem Schlagen der Tür startete der Versuchsleiter seine Stoppuhr, um zu messen, wie lange die Person im angrenzenden Raum (die an ihrem Fragebogen saß) brauchte, um der einzelnen im Raum verbliebenen Person zu Hilfe zu eilen, die noch immer vernehmbar vor Schmerzen stöhnte (Abb. 16-3).

Es zeigte sich hierbei nicht nur, dass die Probanden, die gerade (bis 3 Minuten zuvor) das Gewalt-Computerspiel gespielt hatten,

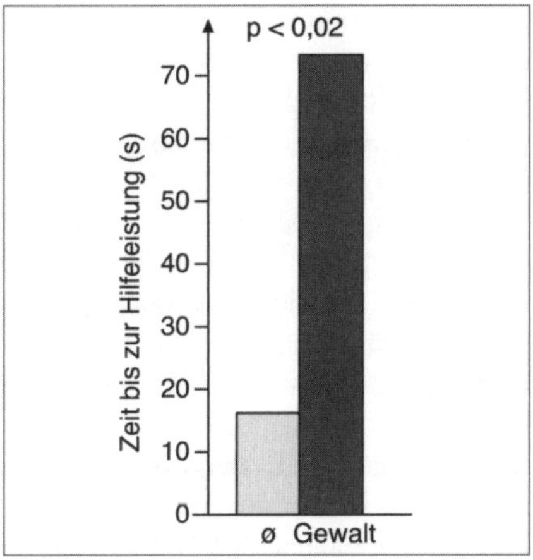

Abb. 16-3 Zeit bis zum Helfen (in Sekunden) in Abhängigkeit davon, ob die Probanden gerade ein gewaltfreies Computerspiel (linke Säule) oder ein Gewalt-Computerspiel (rechte Säule) für 20 Minuten gespielt hatten. Der Unterschied ist mit $p < 0{,}02$ signifikant (nach Daten aus 2, S. 276).

etwa 4,5-mal länger brauchten als die Probanden, die gerade ein gewaltfreies Spiel gespielt hatten. Vielmehr nahmen die Gewalt-Spieler den Kampf überhaupt mit signifikant geringerer Wahrscheinlichkeit wahr und wenn, dann nahmen sie ihn signifikant weniger schwerwiegend wahr. Kurz: Wer gerade Gewalt medial geübt hatte, der war gegenüber der real wahrgenommenen Gewalt abgestumpft.

In einer zweiten Feldstudie überprüften die Autoren ihre Ergebnisse außerhalb des Labors: In einem Kinoausgang fielen einer jungen Frau mit Gips und Krücken diese aus der Hand und sie versuchte vergeblich, auf dem Boden liegend wieder ihre Krücken zu erfassen. Das Ganze war von einer Schauspielerin gespielt und wurde unbemerkt von einem Wissenschaftler beobachtet. Gemessen wurde die Zeit, die Passanten (nach dem Kinobesuch) brauchten, um der vermeintlich hilflosen Frau wieder zu ihren Krücken zu verhelfen. Bei insgesamt 162 Passanten zeigte sich in diesem Feldversuch, dass diese Zeit bis zur Hilfe vom zuvor gesehenen Film abhing: enthielt er Gewalt (*The Ruins*, 2008) dauerte es 26% länger als nach einem gewaltfreien Film (*Nim's Island*, 2008). Man könnte nun meinen, dass gewaltbereite Menschen eben eher einen Gewaltfilm ansehen und daher der Effekt nicht auf den Film, sondern auf den Charakter der jeweiligen Person zurückzuführen sein könnte. Um dies auszuschließen, wurde als Kontrolle das Ganze auch jeweils am Kinoeingang *vor* dem Film durchgeführt, wobei sich *kein* Effekt zeigte (Abb. 16-4).

Man könnte nun fragen, warum die Kinobesucher deutlich schneller waren als die Versuchspersonen im Labor, aber die generell andere Situation (man läuft vorbei und sieht die Not) der Feldstudie im Vergleich zum Laborexperiment (man sitzt und macht eine langweilige Arbeit und vernimmt etwas im Nebenraum) erklärt dies aus meiner Sicht unschwer. Was bleibt, ist die unangenehme Einsicht, dass das aktive oder passive Konsumieren von Gewalt zu einer messbaren Abstumpfung führt, die zur Verminderung der Neigung zu realer Hilfeleistung führt. „Was kann gut daran sein, dass Menschen so etwas überhaupt tun?" fragte Gisela Mayer, Mutter einer in Winnenden sinnlos erschossenen jungen Lehrerin, mehrmals während der Talkshow in die Runde. „Ist das wirklich die Geschmackssache eines jeden Einzelnen?"

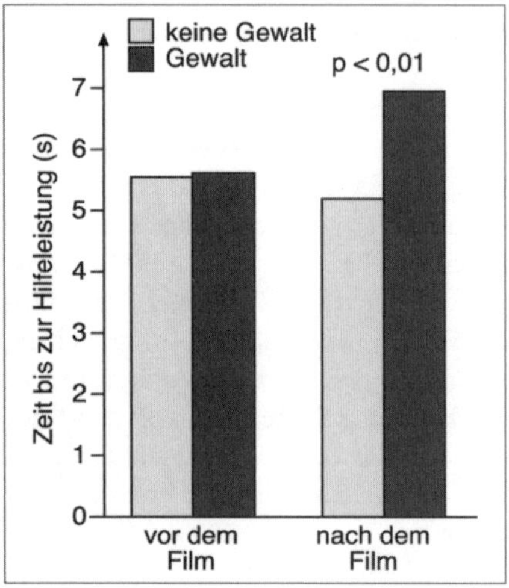

Abb. 16-4 Zeit bis zur Hilfeleistung (Aufheben von Krücken) durch Passanten vor und nach dem Besuch eines Kinofilms, der Gewalt enthielt oder nicht. Der Unterschied der beiden rechten Säulen ist mit $p < 0{,}01$ sehr signifikant.

Literatur

1. Barnett MA, Vitaglione GD, Harper KK et al. Late adolescents experiences with and attitudes toward video games. J Appl Soc Psychol 1997; 27: 1316–1334.
2. Bushman BJ, Anderson CA. Comfortably numb: desensitizing effects of violent media on helping others. Psychol Sci 2009; 20: 273–277.
3. Carnagey NL, Anderson CA, Bushman BJ. The effect of video game violence on physiological desensitization to real-life violence. J Exp Soc Psychol 2007; 43: 489–496.
4. Cline VB, Croft RG, Courrier S. Desensitization of children to television violence. J Pers Soc Psychol 1973; 27: 360–365.
5. Drabman RS, Thomas MH. Does media violence increase children's tolerance for real-life aggression? Dev Psychology 1974; 10: 418–421.
6. Drabman RS, Thomas MH. Does watching violence on television cause apathy? Pediatrics 1976; 57: 329–331.
7. Funk JB, Baldacci HB, Pasold T et al. Violence exposure in real-life, video games, television, movies, and the internet: ist there desensitization? J Adolesc 2004; 27: 23–39.
8. Linz D, Donnerstein E, Adams SM. Physiological desensitization and judgments about female victims of violence. Hum Commun Res 1989; 15: 509–522.
9. Molitor F, Hirsch KW. Children's toleration of real-life aggression after exposure to media violence: A replication of the Drabman and Thomas studies. Child Study J 1994; 24: 191–207.
10. Mullin CR, Linz D. Desensitization and resensitization to violence against women: Effects of exposure to sexually violent films on judgments of domestic violence victims. J Pers Soc Psychol 1995; 69: 449–459.
11. Sakamoto A. Video game use and the development of sociocognitive abilities in children: three surveys of elementary school children. J Appl Soc Psychol 1994; 24: 21–42.
12. Spitzer M. Vorsicht Bildschirm. Klett, Stuttgart 2004.
13. Spitzer M. Achtung: Baby-TV. Nervenheilkunde 2007; 26: 1036–1040.
14. Spitzer M. Werbung für Kinder? Nervenheilkunde 2008; 27: 705–709.
15. Thomas MH, Horton RW, Lippincott EC et al. Desensitization to portrayals of real life aggression as a function of television violence. J Pers Soc Psychol 1977; 35: 450–458.

17 Multitasking – Nein danke!

Unser Leben im „digitalen Zeitalter“ zeichnet sich dadurch aus, dass wir beständig alles Mögliche gleichzeitig tun: Wir arbeiten am Computer, hören Musik, schreiben zwischendurch Kurznachrichten auf dem Mobiltelefon und lesen eigentlich gerade einen Artikel oder ein Buch. Der Fernseher läuft im Hintergrund und dann klingelt das Telefon. Für diejenigen, die nicht glauben, dass viele Menschen heute so leben, sind die folgenden Zitate aus einer US-amerikanischen Studie zum Multitasken (2) gedacht:

- „I multitask every single second I am online. At this very moment, I am watching TV, checking my email every two minutes, reading a newsgroup about who shot JFK, burning some music to a CD and writing this message“, sagt ein 17-jähriger Junge.
- „I'm always talking to people through instant messenger and then I'll be checking email or doing homework or playing games AND talking on the phone at the same time“, berichtet ein 15-jähriges Mädchen.
- „I get bored if it's not all going at once, because everything has gaps – waiting for a website to come up, commercials on TV, etc.“, langweilt sich ein 17-jähriges Mädchen.
- „I usually finish my homework at school … but if not, I pop a book open on my lap in my room, and while the computer is loading, I'll do a problem or write a sentence. Then, while mail is loading, I do more. I get it done a little bit at a time“, kommentiert ein 14-jähriger Junge die Art, wie er seine Hausaufgaben erledigt.

Was macht dieser gleichzeitige Umgang mit mehreren Medien mit uns? Werden wir durch multimediale Umgebungen intelligenter, schlauer? – Die Gehirnforschung des letzten Jahrzehnts hat die Flexibilität unseres Gehirns eindeutig nachgewiesen: Es ist biologische Hardware, das sich ständig an die Software, die auf ihm läuft (sprich: unsere Lebenserfahrung) anpasst. Anders und ganz kurz ausgedrückt: Es ist nicht egal was wir erleben, denn jede geistige

Aktivität hinterlässt Spuren im Gehirn, und diese Spuren beeinflussen dessen zukünftige Funktion. Wer viel Geige übt bekommt nicht nur mehr Platz für die Finger der linken Hand in seinem Gehirn. Langfristig ändert sich auch die Art, wie Geigen im Kopf abgespeichert sind: Viel vernetzter und vor allem vernetzt mit akustischen Bereichen. Sieht ein Musiker eine Geige, so hört er sie gleichsam schon. Bei einem Musiker findet man akustische Gehirnareale rein durch das Betrachten von Instrumenten aktiviert, bei Nichtmusikern hingegen nicht (4).

Nicht nur die neuronale Repräsentation von Einzelheiten ist abhängig von der Art wie diese gelernt werden, sondern auch die Repräsentation von allgemeinen Bedeutungen (kategorialem Wissen; s. Kap. 12 Werkzeuge des Geistes, S. 115) und sogar die Repräsentation der Art, wie wir Aufgaben lösen. So hat jeder Chinese neun Schuljahre damit zugebracht, tausende von Schriftzeichen auswendig zu lernen und rasch zu unterscheiden und zu erkennen. Vergleicht man nun die Art wie Chinesen im Vergleich zu Ulmer Studenten geometrisch-räumliche Muster lernen, so zeigt sich Folgendes: Sowohl deutsche als auch chinesische Studenten lernen diese Muster etwa gleich schnell und gut, sie tun dies aber in anderen Bereichen ihres Gehirns. Die Deutschen verwenden den „Wo-Verarbeitungspfad" (where-pathway), das heißt, die Information fließt vom visuellen vor allem zum parietalen Kortex, wo relationale Aspekte des Musters (räumliche Beziehungen der Teile) kodiert sind. Chinesen hingegen lernen solche Information mit ihrem „Was-Pfad" (what-pathway) der vom visuellen Kortex zum medialen und lateralen temporalen Kortex führt, wo einzelne ganze Muster im Sinne einer Gestalt abgespeichert werden (3).

Multitasking steht in engem Zusammenhang mit dem, was man heute in der Psychologie und kognitiven Neurowissenschaft als kognitive Kontrolle bezeichnet (s. Kap. 6 Selbstkontrolle, S. 60): Schon in der frühen Kindheit lernen wir, Herr über unsere Gedanken zu sein, das heißt zum Beispiel, Irrrelevantes auszublenden und uns auf die vor uns liegende Aufgabe zu konzentrieren (1). Es handelt sich also um eine gelernte Fähigkeit, über die das Individuum mehr oder weniger verfügt, ähnlich etwa wie es sich mit der

Sprache verhält. Die Sprachzentren sind genetisch angelegt, müssen jedoch Sprach-Input erhalten, um ihre Funktion aufzunehmen, was mehr oder weniger gut gelingt und damit zu Unterschieden in der Beherrschung der Sprache in Wort und Schrift zwischen den Menschen führt. Wenn also kognitive Kontrolle gelernt ist und wenn sich die Art, wie wir unser Denken kontrollieren, durch das Eintauchen in eine multimediale Welt verändert wird, dann sollte Multitasking einen Einfluss auf die Fähigkeit haben, unsere Gedanken zu kontrollieren. Dieser Einfluss könnte positiv sein: man wächst mit der Aufgabe, und die Kontrolle ist umso schwieriger, je mehr es zu kontrollieren gibt. Er könnte aber auch negativ sein, denn wenn wir beständig vieles gleichzeitig tun, dann könnte dies zu einer oberflächlicheren Verarbeitung des (vielfältigen und ständig wechselnden) Inputs führen. Denkbar ist also, dass wir durch langfristiges intensives Multitasking unsere Aufmerksamkeit trainieren; oder dass wir, im Gegenteil, uns dadurch eine Aufmerksamkeitsstörung antrainieren. – Ist diese Fragestellung relevant?

Die Kaiser-Family-Foundation hat diese Frage im Rahmen einer Studie des Mediennutzungsverhaltens von Kindern und Jugendlichen im Alter von 8 bis 18 Jahren untersucht (6). Ein detaillierter Fragebogen zur Mediennutzung an einem bestimmten Tag und zum Mediennutzungsverhalten wurde von 2032 Kindern und Jugendlichen ausgefüllt. Eine Untergruppe (n = 694) dieser Kinder und Jugendlichen führte zudem über eine Woche ein ausführliches Tagebuch über ihre Mediennutzungsgewohnheiten. Es zeigte sich, dass Jugendliche täglich 6,5 Stunden mit Mediennutzung verbringen, die Mediennutzungszeit auf alle Medien bezogen jedoch 8,5 Stunden beträgt. Die jungen Leute „packen" also 8,5 Stunden Mediennutzung in 6,5 Zeitstunden und tun dies, indem sie mehr als ein Medium gleichzeitig nutzen (2, 6). Dabei sind das Mobiltelefon und der Computer die am häufigsten vom Multitasking betroffenen Medien, das Fernsehen ist am geringsten betroffen (Abb. 17-1). Wer seine Hausaufgaben am Computer erledigt, macht in 60% dieser Zeit medial noch zusätzlich irgendetwas anderes.

Es zeigte sich weiterhin, dass Mädchen eher zum Multitasken neigen als Jungs und dass etwa 15% der Befragten „meistens" mehr

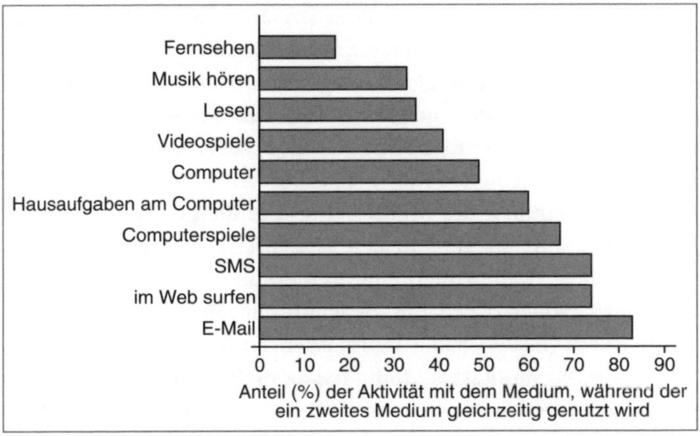

Abb. 17-1 Medienmultitasking: Anteil der mit einem bestimmten Medium verbrachten Zeit, während der zusätzlich mindestens ein zweites Medium gleichzeitig benutzt wurde (nach Daten aus 2). Man kann Medienmultitasking und allgemeines Multitasking unterscheiden: Wer also beispielsweise eine Mahlzeit zu sich nimmt während er vor dem Fernseher sitzt, verfolgt zweierlei Aktivitäten, wobei die eine jedoch keine Mediennutzung ist, sondern Essen. Wer jedoch gleichzeitig liest und Musik hört betreibt Medienmultitasking. Nur darum geht es hier.

als zwei Medien gleichzeitig nutzen. Die 15% am anderen Ende des Spektrums betreiben praktisch kein Multitasking, sie geben an, dass sie „ausschließlich" oder „fast immer" nur ein Medium verwenden. Die Medienkonsumzeit insgesamt beträgt bei der ersten Gruppe 12 Stunden und 29 Minuten, bei der zweiten Gruppe 6 Stunden und 38 Minuten pro Tag (2). Bemerkenswert ist im Hinblick auf das schulische Lernen noch der Befund, dass 30% der Zeit der ganz normalen mit Heft und Stift bearbeiteten Hausaufgaben mit Multitasken verbracht wird, also andere Medien verwendet oder beispielsweise telefoniert wird. Wenn die Hausaufgaben am Computer gemacht werden, beträgt der Anteil der Zeit, die während dieser Hausaufgaben mit einer zweiten Aufgabe (Medien und anderes) verbracht wird, 65%. Anders gewendet: Fast zwei Drittel der Zeit, die man mit Hausaufgaben am Computer verbringt, macht man noch etwas anderes als Hausaufgaben.

Halten wir fest: Das gleichzeitige Benutzen mehrerer Medien und das damit verbundene gleichzeitige Bearbeiten mehrerer Aufgaben spielt definitiv im geistigen Leben vieler junger Menschen eine nicht unbedeutende Rolle. Was aber bewirkt dies?

Um den Einfluss des Multitaskings auf die geistige Leistungsfähigkeit zu untersuchen, führten Wissenschaftler von der Universität Stanford, Kalifornien, eine Reihe von kognitiven Tests mit Versuchspersonen durch, die zuvor entweder als „schwere Medienmultitasker" (heavy media multitasker, HMM) bzw. als „geringfügige Medienmultitasker" (light media multitasker, LMM) mittels eines eigens hierfür entwickelten Fragebogens identifiziert worden waren. Aus 262 Studenten der Universität wurden 19 Studenten ermittelt, die in dem Fragebogen mehr als eine Standardabweichung über dem Mittelwert lagen (HMM) sowie 22 Studenten die mehr als eine Standardabweichung unter dem Mittelwert lagen (LMM); man bediente sich also des Extremgruppenvergleichs zwischen schweren/heftigen und geringgradigen bzw. Nichtmultitaskern.

Die Fähigkeit der Versuchspersonen, irrrelevante Stimuli herauszufiltern und nicht zu beachten, wurde mit einer speziellen Filteraufgabe, die bereits zuvor deutliche Unterschiede zwischen einzelnen Menschen gezeigt hatte (7), getestet. Die Studenten sahen zwei rote Rechtecke für 100 Millisekunden, sollten sie dann für 900 Millisekunden memorieren und wurden dann aufgefordert, das Bild aus dem Gedächtnis mit einem für zwei Sekunden dargebotenen Bild zu vergleichen, um zu entscheiden, ob die Rechtecke in der gleichen Orientierung oder in einer anderen Orientierung abgebildet sind (Abb. 17-2). Um die Aufgabe schwierig zu machen, waren auf dem Bildschirm auch blaue Rechtecke zu sehen, die als Distraktoren fungierten. Die Anzahl dieser Distraktoren betrug entweder null, zwei, vier oder sechs.

Insgesamt zeigte sich eine hochsignifikante Interaktion zwischen Gruppe und Distraktor: Die Nichtmultitasker konnten die Aufgabe gut lösen, unabhängig davon, wie viel zusätzliche Distraktoren vorhanden waren. Bei den Multitaskern hingegen ging die

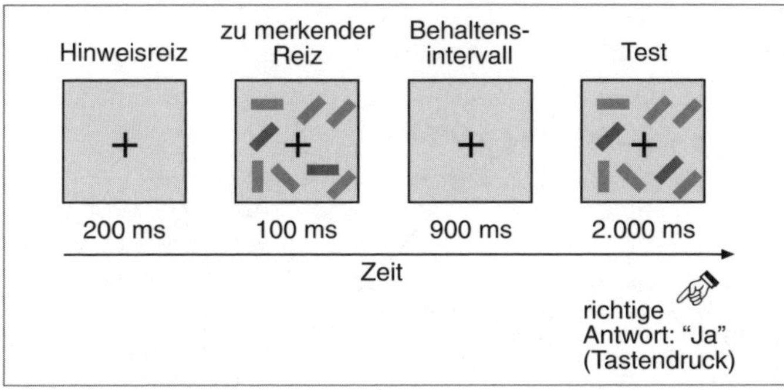

Abb. 17-2 Ablauf eines Durchgangs im Test für die Fähigkeit, Unwesentliches auszublenden (nach 5, Fig. 1A). Die Versuchspersonen wurden gebeten anzugeben, ob eines der dunklen (roten) Rechtecke in seiner Orientierung verändert war, das heißt, ob es 45 Grad im oder gegen den Uhrzeigersinn rotiert war. War dies der Fall war mit „Ja" zu antworten, war dies nicht der Fall war mit „Nein" zu antworten (mittels Tastendruck). Gemessen wurde die Leistung der Probanden dahingehend, dass man die Anzahl der korrekt identifizierten Rotationen bestimmte und hierzu die Anzahl der „falschen Alarme", der inkorrekt als rotiert identifizierten, jedoch in Wahrheit nicht rotierten Rechtecke, abzog.

Leistung mit zunehmender Anzahl der Distraktoren signifikant zurück (Abb. 17-3).

Auch in einer anderen Standardaufgabe zur Messung geistiger Leistungsfähigkeit, dem Continuous-Performance-Test (CPT-AX), zeigten sich Defizite bei den Multitaskern. Die Aufgabe ist ganz einfach und besteht im Betrachten einer Folge von Buchstaben, die in roter Schrift auf schwarzem Hintergrund am Computerbildschirm für jeweils 300 Millisekunden erschienen. Zwischen den Buchstaben war eine Pause von knapp fünf Sekunden, während derer der gerade gesehene Buchstabe zu memorieren war. Folgte auf ein A ein X – und nur dann – sollte die „Ja"-Taste gedrückt werden (AX). In allen anderen Fällen – also A gefolgt von nicht-X (AY), B gefolgt von X (BX) sowie nicht-A gefolgt von nicht-X (BY) – war

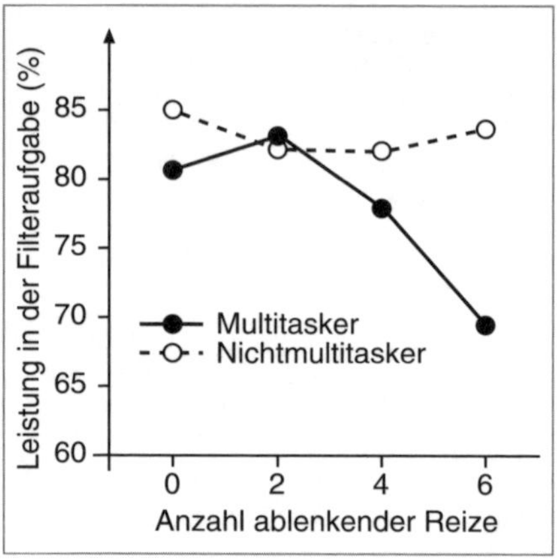

Abb. 17-3 Leistung von Menschen, die viel bzw. wenig bis gar kein Multitasking betreiben beim Herausfiltern unwichtiger Reize in Abhängigkeit von der Anzahl ablenkender Reize (nach 5, Fig. 1B).

die „Nein"-Taste zu drücken. In einer erschwerten Version des Tests erschienen zwischen den roten Buchstaben noch drei andere Buchstaben in weißer Schrift für ebenfalls 300 Millisekunden, die nicht beachtet werden sollten, auf die aber jeweils mit „nein" zu reagieren war. In der einfachen Version dieses Tests gab es keine Unterschiede zwischen den Gruppen. Bei der schwereren Version mit den zusätzlichen ablenkenden Reizen (Distraktoren) jedoch brauchten die Multitasker signifikante 77 Millisekunden länger (Abb. 17-4).

Des Weiteren wurde ein bewährter Test zur Prüfung der Arbeitsgedächtnisleistung, die n-back-Aufgabe, durchgeführt. Hierbei sehen die Probanden wiederum einen Strom von Buchstaben, Schwarz auf Weiß, für jeweils eine halbe Sekunde mit einer Pause zwischen den Buchstaben von drei Sekunden. Die Aufgabe bestand darin, die „Ja"-Taste zu drücken, wenn der Buchstabe identisch war mit dem vorletzten Buchstaben (2-back) oder mit dem drittletzten Buchstaben (3-back), der jeweils davor gesehen wurde. Man muss also jeden Buchstaben auf dem Schirm kurzfristig speichern (was mittels des Arbeitsgedächtnisses geschieht) und zudem einen Vergleich (ebenfalls im Arbeitsgedächtnis) mit dem jeweiligen gesehenen Reiz durchführen. Als 1-back-Aufgabe ist dieser

Abb. 17-4 Mittelwerte der Reaktionszeiten im erschwerten Continous-Performance-Test (CPT) der Gruppe der Nichtmultitasker und der Multitasker. Der Unterschied ist mit p < 0,002 signifikant (nach Daten aus 5, Fig. 2).

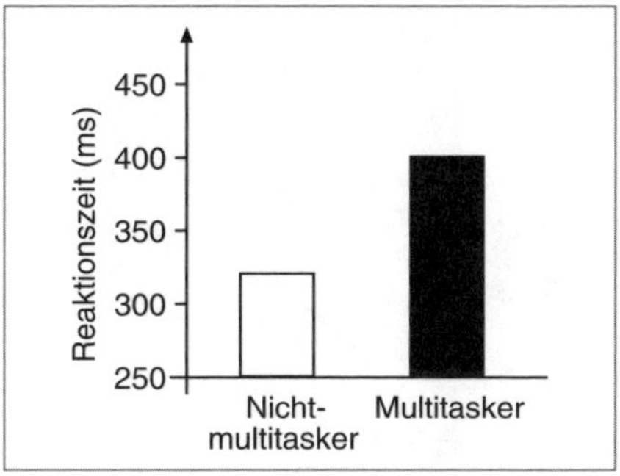

Test sehr leicht, der 2-back geht gerade so und der 3-back ist richtig schwierig, das heißt, man macht Fehler, vor allem wenn der Test über längere Zeit geht.

Auch in dieser Aufgabe zeigten sich Defizite bei den Multitaskern im Vergleich zu den Nichtmultitaskern (Abb. 17-5). Die Probanden in beiden Gruppen waren erwartungsgemäß beim 3-back schlechter als beim 2-back, aber bei den heftigen Mutitaskern stiegen die falschen „Ja"-Antworten (man spricht von der „false alarm rate") beim 3-back stärker an.

Interessanterweise waren diese falschen Ja-Antworten der Multitasker vor allem dadurch bedingt, dass früher im Verlauf des Tests gesehene Buchstaben sich noch immer im Arbeitsgedächtnis zu befinden schienen und für eine Ja-Antwort sorgten, was als Hinweis dafür gewertet werden kann, dass die Probanden Schwierigkeiten hatten, irrelevante Inhalte aus ihrem Bewusstsein auszuschließen.

Schließlich kam noch ein Test zur Verwendung, bei der es um das „Umschalten" zwischen unterschiedlichen Aufgaben ging. Die Probanden sahen zunächst eine Instruktion für 200 Millisekunden, entweder „ZAHL" oder „BUCHSTABE". Nach 226 Millisekunden Pause sahen sie dann ein Zahlen-Buchstaben-Paar wie beispielsweise „2b" oder „b2". Dann sollten sie je nach Aufgabe eine Taste drücken, wenn es sich um eine gerade Zahl handelte und eine andere Taste, wenn die Zahl ungerade war. Oder die entsprechenden Tasten waren zu drücken bei einem Konsonanten bzw. bei einem

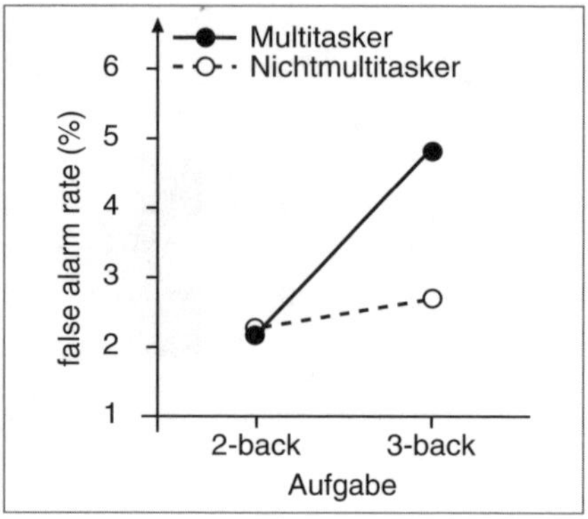

Abb. 17-5 Ergebnisse (Rate der fälschlichen „Ja"-Antworten bei der 2-back- und 3-back-Aufgabe (nach Daten aus 5, Fig. 3).

Vokal. Es war also entweder die Zahl oder der Buchstabe zu klassifizieren. Kommt bei diesem Test die gleiche Aufgabe noch einmal (Zahl und noch einmal Zahl), reagiert man schneller als beim Wechsel der Aufgabe, wenn also erst die Zahl und danach der Buchstabe, oder umgekehrt erst der Buchstabe und dann die Zahl zu klassifizieren sind.

Auch in dieser Aufgabe zeigte sich, dass die Multitasker Schwierigkeiten hatten, die jeweils angesagte Aufgabe zu lösen: Die Verlangsamung ihrer Reaktionszeiten bei Aufgabenwechsel war um 167 Millisekunden größer als in der Gruppe der Nichtmultitasker ($p < 0{,}01$).

Man könnte nun einwenden, dass diese Ergebnisse einfach nur zeigen, dass „dümmere" Leute mehr Multitasken. Dies ist jedoch nicht der Fall, denn eine ganze Reihe von Tests wurde zusätzlich gemacht, um nachzuweisen, dass sich die Gruppen ansonsten nicht weiter unterschieden. Weder bei Schulnoten noch bei Persönlichkeitstests oder anderen kognitiven Tests gab es Unterschiede.

Zusammengefasst zeigen die Ergebnisse, dass Menschen, die häufig mehrere Medien zugleich benutzen, Probleme bei der Kontrolle ihres Geistes aufweisen. In den Worten der Autoren: „Multitasker haben größere Schwierigkeiten, irrelevante Reize der Umgebung hinwegzufiltern (wie die Filteraufgabe und der CPT mit

Distraktoren zeigte), können weniger gut irrelevante Reize in ihrem Gedächtnis ignorieren (2-back- und 3-back-Aufgabe) und sind weniger effektiv beim Unterdrücken irrelevanter Aufgabenstellungen (Aufgabenwechsel). Dieses letzte Ergebnis ist besonders bedeutsam, bedenkt man die zentrale Rolle, die der Wechsel der Aufgabe beim Multitasking spielt" (5).

Gerade der letzte Satz ist wichtig: es ist also nicht so, dass Multitasker besser zwischen Aufgaben wechseln können. Nein, sie können es weniger gut! Was man anhand dieser Experimente nicht beantworten kann, ist die Frage, wie es zu diesen Unterschieden kommt. Es könnte sich um einen Selektionseffekt handeln, es könnte also sein, dass bestimme Menschen lieber ganz breit ganz viele Informationen aufnehmen und sich dadurch gerne ablenken lassen. In diesem Fall würden sie eine mindere Leistung bewusst oder unbewusst in Kauf nehmen, um eben ihren kognitiven Stil – und sei er noch so ineffektiv – auszuleben.

Es könnte jedoch auch sein, dass chronisches heftiges Multitasking zu einer Veränderung des kognitiven Stils führt, das heißt, dass die gemessenen Effekte gelernt sind. Da andere Studien bereits gezeigt haben, dass Aufmerksamkeitsprozesse durch Lernen geändert werden können und dass chronische heftige Mediennutzung zu Störungen der Aufmerksamkeit führen kann, ist diese Erklärung aus meiner Sicht wahrscheinlicher. Multitasker würden sich in diesem Fall Oberflächlichkeit und Ineffektivität aktiv antrainieren. Die Meinung, man könne eben gut zwischen Aufgaben hin- und herspringen und brauche das für effektive Informationsverarbeitung, wird durch die vorliegenden Ergebnisse auf jeden Fall als Selbsttäuschung entlarvt.

Wie auch immer, Multitasking ist nichts, wozu man die nächste Generation ermuntern oder was man fördern sollte. Konzentrieren wir uns lieber ganz auf das Wesentliche!

Literatur

1. Diamond A, Barnett WS, Thomas J, Munro S. Preschool program improves cognitive control. Science 2007; 318: 1387–8.
2. Foehr UG. Media multitasking among American youth: Prevalence, predictors and pairings. Kaiser Family Foundation. Menlo Park, CA 2006 (www.kff.org).
3. Grön G, David Schul D, Bretschneider V, Wunderlich AP, Riepe MW. Alike performance during nonverbal episodic learning from diversely imprinted neural networks. European Journal of Neuroscience 2003; 18: 1–9.
4. Hönig et al. Experience-dependent neuroplasticity of auditory semantic maps in professional musicians. Eingereicht.
5. Ophir E, Nass C, Wagner AD. Cognitive control in media multitaskers. PNAS 2009 doi/10.1073/pnas.0903620106
6. Roberts DF, Foehr UG, Rideout V. Generation M: Media in the lives of 8–18 year olds. Kaiser Family Foundation, Menlo Park, CA 2005 (www.kff.org).
7. Vogel EK, McCollough AW, Machizawa MG. Neural measures reveal individual differences in controlling access to working memory. Nature 2005; 438: 500–503.

18 Die Farben des Denkens

Mein Freund Thomas[1] ist wie eine nicht so ganz kleine Minderheit der Männer rot-grünblind. „Ich glaube, ich habe einen grünen Pullover an, er könnte aber auch rot sein" – so oder so ähnlich höre ich ihn manchmal schmunzelnd über seine „Krankheit" reden. Ihn stört es nicht weiter und er weiß auch nicht, wie man sich den Unterschied vorstellen soll. Blau und gelb kennt er schon, aber rot und grün sehen irgendwie gleich aus, je nach Helligkeit.

Was ihm auf jeden Fall fehlt, sind Farbassoziationen zur Wahrnehmung von rot und grün, also etwa „Blut und Gefahr" bzw. „Wald und Ruhe", wenn die entsprechenden Farben vorliegen. Vielleicht ist er aber genau deswegen auch kaum aus der Ruhe zu bringen. Anders geht es uns Normalfarbensichtigen: Die Farbe Rot macht uns aufmerksam (deswegen sind wichtige Schilder in rot), lässt uns Gefahr wittern und bereitet uns auf Kampf oder Flucht bzw. Vermeidungsverhalten vor. Wenn „die rote Lampe angeht", vermeiden wir das Risiko. Grün sind Blätter und Bäume, blau sind der Himmel und das Meer. Diese Farben stehen daher eher für Aufgeschlossenheit, Ruhe und Frieden, wie sich nicht zuletzt mittels Wortassoziationstest nachweisen lässt. Zwar ist die Sache nicht ganz konsistent (rot ist auch die Liebe; grün das Gift; der „Blues" ist depressiv), aber es überwiegen die genannten Effekte doch deutlich (Abb. 18-1).

Wenn die Farben Rot und Blau diese Assoziationen haben, dann sollte sich dies nicht nur auf die Inhalte des Denkens auswirken (2–8; s. auch Kap. 10 Unordnung ist nicht Ordnung, S. 89 und Kap. 8 Seid nett zu den Alten!, S. 79), sondern auch auf dessen Form: Sind Ruhe und Frieden im Gehirn aktiv, dann sollte sich eine entsprechende Motivationslage (man könnte auch von Neuromodulationszustand sprechen) einstellen, die – das weiß man aus der Kreativitätsforschung – weites Assoziieren und damit Kreativität fördert. Wir verhalten uns annäherungsorientiert. Ganz anders bei

---

1 Name nach Rücksprache mit Thomas („das weiß doch eh jeder") nicht geändert.

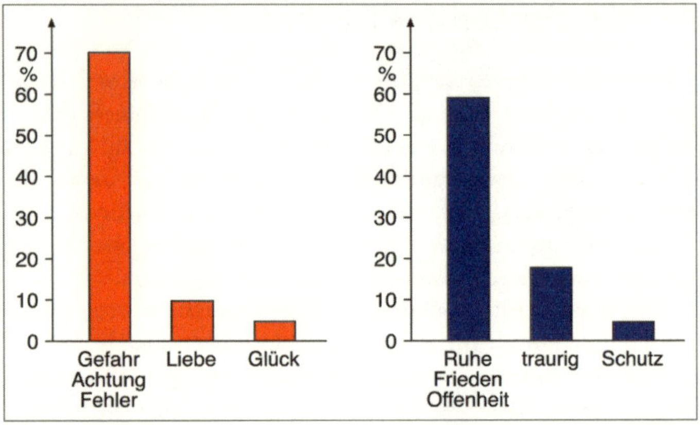

Abb. 18-1 Was fällt ihnen zur Farbe Rot (Blau) ein? Schriftliche Antworten von 23 (15 weiblich) kanadischen Probanden (durchschnittlicher Prozentwert der von jeder Einzelperson generierten Assoziationen, nach Kategorien geordnet) im Alter von 17 bis 38 Jahren (nach 1).

Gefahr, die wir zu vermeiden suchen. Um dies effektiv zu tun, müssen wir genau sein, uns auf das Wichtige beschränken und alles Unnötige ausblenden.

Die entsprechenden sich körperlich und geistig einstellenden Änderungen sind ein Produkt der Evolution und recht gut erforscht: Wer sich angesichts des Säbelzahntigers entspannt zurücklehnte, das Problem erst einmal auf sich wirken ließ, um es dann kreativ zu lösen ... gehörte nicht zu unseren Vorfahren. Umgekehrt gilt aber auch: Wer satt unter blauem Himmel mit gutem Ausblick vor Augen und einer Felswand im Rücken (mit Höhle) nicht auch einmal loslassen, die Gefahren vergessen und einmal weiter denken konnte, um den Pflug, das Rad oder die Schrift zu erfinden, ist auch nicht unser Vorfahre.

Um den Auswirkungen der Farben Rot und Blau auf den kognitiven Stil (die Form des Denkens) empirisch nachzugehen, führten Ravi Mehta und Juliet Zhu von der University of British Columbia im kanadischen Vancouver eine Reihe von Experimenten an 689 Studenten durch, die im Folgenden kurz beschrieben werden.

Im ersten Experiment mussten die Studenten jeweils zwölf Wort-Anagramme lösen, also Buchstaben in die richtige Reihenfolge bringen, sodass ein Wort aus ihnen wurde. Drei der Lösungswörter waren annäherungsorientiert (Abenteuer, Fortschritt, Olympiade), drei vermeidungsorientiert (Verpflichtung, verhindern, Garantie) und sechs weitere waren im Hinblick auf die experimentelle Fragestellung neutral (Geige, Getränk, Telefon, zählen, Computer, Farm). Experimentell verändert wurde der Bildschirmhintergrund, der bei jedem Studenten in randomisierter Reihenfolge entweder durchgängig rot, blau oder weiß (neutral) war. Wenn die Farbe des Bildschirmhintergrundes einen Einfluss auf den Denkstil hat, dann sollte sich dies in der Zeit zeigen, in der die Anagramme korrekt gelöst wurden: Ein roter Hintergrund sollte das Finden von Gefahr-Wörtern erleichtern, ein blauer Hintergrund hingegen sollte es erleichtern, auf Wörter der Annäherung zu kommen. Dass es tatsächlich so war, zeigt Abbildung 18-2.

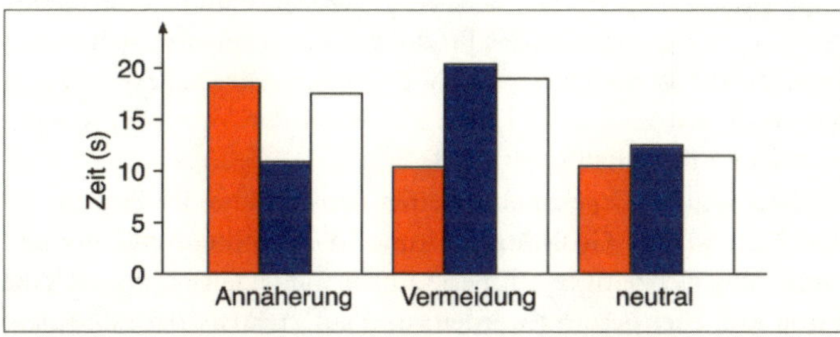

Abb. 18-2 Zum Lösen der Anagramme gebrauchte Zeit (nur korrekte Lösungen) in Sekunden in Abhängigkeit von der Bedeutung der Lösungswörter (Vermeidung, Annäherung oder neutral) und der Farbe des Bildschirmhintergrundes (rot, blau, weiß). Rot bahnt Vermeidung (Mitte), blau bahnt Annäherung (links). Ein weißer (neutraler) Hintergrund hatte keinen differenziellen Effekt (nach 1). Die Interaktion zwischen Farbe und motivationalem Hintergrund war mit $p < 0{,}001$ hochsignifikant.

Die Anagramme mit Annäherungslösungswörtern wurden von denjenigen Studenten vergleichsweise signifikant schneller gelöst, die vor einem blauen Bildschirmhintergrund arbeiteten als von Studenten vor rotem ($p < 0,01$) oder weißem ($p < 0,03$) Bildschirmhintergrund. Umgekehrt wurden Wörter der Vermeidung leichter vor einem roten Bildschirmhintergrund gefunden als vor einem blauen ($p < 0,01$) oder weißen ($p < 0,01$).

Die Studenten hatten eine zweite Aufgabe mit ähnlicher dahinter steckender Logik zu lösen und mussten die Beschreibung von drei Produktpaaren (Produkte A und B) lesen und die Produkte hinterher danach bewerten, wie gut sie ihnen im Vergleich zueinander gefallen. Sie hatten ihre Bewertung hierzu auf einer Skala von eins (ziehe A vor) bis sieben (ziehe B vor) anzugeben. Jeweils eines der beiden Produkte wurde mit der Vermeidung eines negativen Effekts „beworben“ (Beispiel Zahncreme: „gegen Karies“), das andere mit der Herbeiführung eines positiven Effekts („für weiße Zähne“). Die anderen beiden Produktpaare waren Snacks („schmeckt gut“ vs. „ist gesund“) und Autos („sportlich“ vs. „sicher“). Wieder zeigte sich ein Effekt der Farbe des Bildschirmhintergrundes in dem Sinne, dass bei der Darbietung der Produkte vor blauem Hintergrund das Produkt mit dem vermeintlich positiven Effekt (Motivation der Annäherung) signifikant besser bewertet wurde als das Produkt, das einem bei der Vermeidung eines negativen Effekts half (Abb. 18-3).

Zwei weitere Experimente hatten den Einfluss der Farben Rot und Blau auf die Gedächtnisleistung (diese sollte durch Vermeidung mit gleichzeitiger Aufmerksamkeit auf Details, also durch die Farbe Rot, eher gestärkt werden) und auf kreative Prozesse (diese sollten durch die Farbe Blau mit ihrer Annäherungsmotivation eher verstärkt werden) zum Gegenstand. Der Gedächtnistest bestand darin, eine Liste von 36 Wörtern zwei Minuten lang zu lernen, die dann nach 20 Minuten abgefragt wurde („erinnern Sie bitte soviel Wörter wie möglich“). Bei rotem Bildschirmhintergrund war die Leistung in diesem Test besser als bei blauem. Darüber hinaus führte ein blauer Bildschirmhintergrund zu mehr Fehlern (false recalls) als ein roter oder ein weißer (Abb. 18-4).

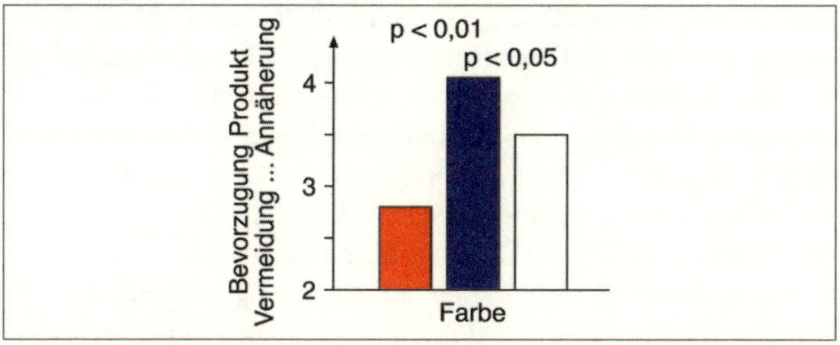

Abb. 18-3 Bei drei Vergleichen jeweils zweier Produkte, von denen das eine eher gekauft wurde, um etwas zu vermeiden (Karies, Krankheit, Unfall) und das andere eher, um etwas zu erreichen (weiße Zähne, Genuss, Fahrvergnügen), hatte der Bildschirmhintergrund einen deutlichen Effekt: Ein roter Hintergrund führte zur Bevorzugung von Produkten der Vermeidung, ein blauer zur Bevorzugung von Produkten der Annäherung (nach 1).

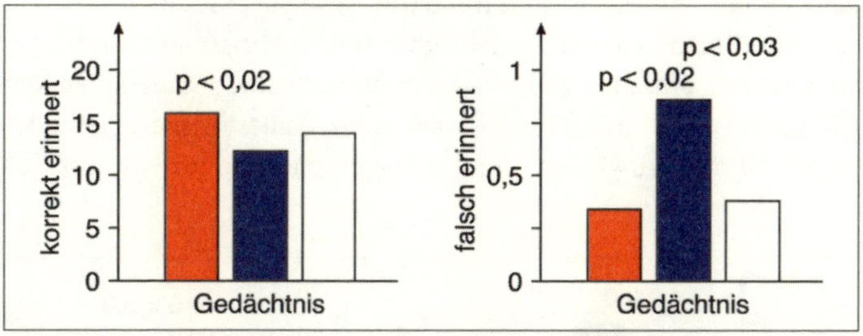

Abb. 18-4 Auswirkung der Farbe des Bildschirmhintergrundes auf die Gedächtnisleistung. Rot macht sie besser (links), blau macht zusätzlich mehr falsche Erinnerungen (rechts; nach 1).

Der Kreativitätstest bestand aus der Frage, wofür man einen Ziegelstein neben dem üblichen Verwendungszweck noch alles gebrauchen könnte (Instruktion am Computer mit unterschiedlichem Bildschirmhintergrund). Es handelt sich um ein in der Kreativitätsforschung recht häufig verwendetes und damit gut untersuchtes Testverfahren. Man kann die Gesamtzahl der Ideen bestimmen, den mittleren Kreativitätswert der einzelnen vorgeschlagenen Verwendungen sowie die Gesamtzahl sehr kreativer Lösungen (jeweils durch unabhängige Bewerter anhand klarer Regeln eingestuft). Wie in Abbildung 18-5 dargestellt, führte die Farbe Blau sowohl zu einem höheren Kreativitätswert der Lösungen als auch zu mehr wirklich kreativen Lösungen.

Ein Test zum Korrekturlesen auf Fehler zeigte erneut, dass die Hintergrundfarbe Rot die Aufmerksamkeit auf Details verbessert und Fehler vermeiden hilft (Abb. 18-7 links). Beim Test für indirekte Assoziationen – ebenfalls Standard in der Kreativitätsforschung – wird ein Wort gesucht, das mit drei vorgegebenen Wörtern in engem Zusammenhang steht (Abb. 18-6). Es wird gemessen, für wie viele von insgesamt fünf solcher Wort-Tripel der Kandidat eine Lösung findet. Ein blauer Hintergrund steigerte die Kreativität (Abb. 18-7 rechts).

Um die Auswirkungen der Farben Rot und Blau in einer einzigen Aufgabe zu zeigen (und um damit spezielle, hier nicht interessierende Effekte auszuschließen und die Ergebnisse noch robuster zu machen), erhielten 42 Probanden die Aufgabe, aus 20 Teilen, die auf einem Blatt entweder in roter oder blauer Farbe abgebildet waren, fünf auszuwählen, um damit ein Spielzeug für ein fünf- bis

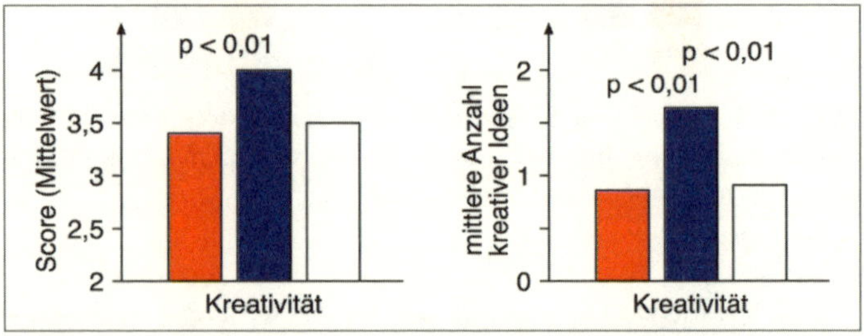

Abb. 18-5 Auswirkung der Farbe des Bildschirmhintergrundes auf die Kreativität, die durch blau signifikant gefördert wird, sowohl im Mittelwert (links) als auch im Hinblick auf die Zahl kreativer Lösungen (rechts; nach 1).

Abb. 18-6 Test zur Kreativität: zu drei Wörtern wird ein Wort gesucht, das mit ihnen in engem Zusammenhang steht. Diese Wörter wurden entweder vor rotem oder vor blauem Hintergrund gezeigt. Die Lösung oben ist Laub, unten heißt die Lösung Zug.

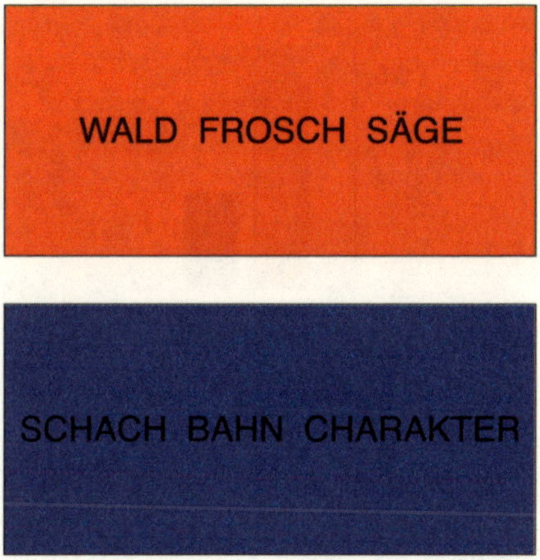

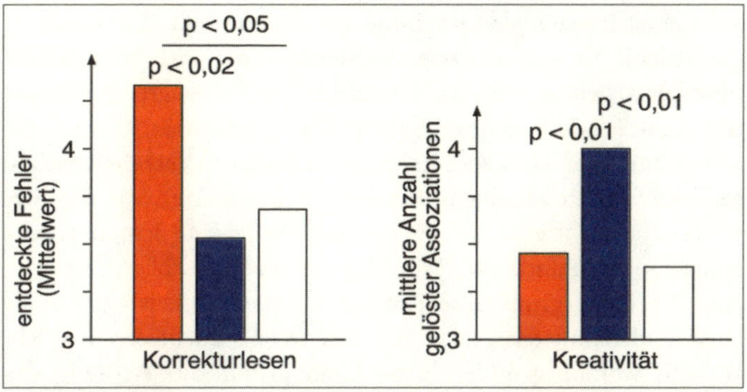

Abb. 18-7 Fehler beim Korrekturlesen (links) werden eher vor rotem Hintergrund gefunden, entfernte Assoziationen (rechts) eher vor blauem (nach 1).

elfjähriges Kind zu zeichnen. Schwarz-weiß-Kopien dieser Zeichnungen wurden dann von zwölf Auswertern dahingehend beurteilt, wie originell und neu sie waren (Fokus: Kreativität) und wie praktisch und sinnvoll (Fokus: Detail). Rote Teile führten zu eher

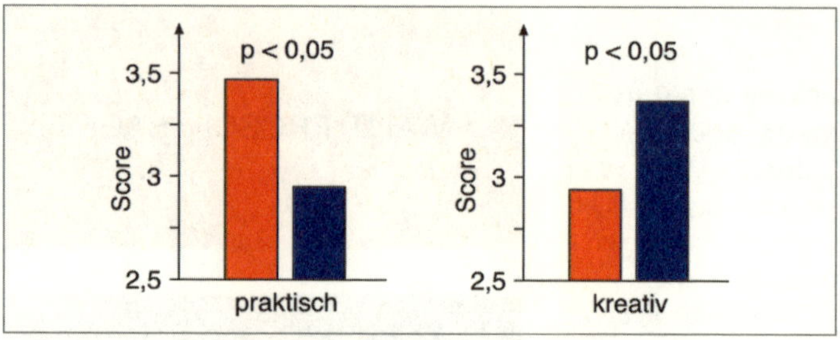

Abb. 18-8 Die Farbe der Teile bestimmt, ob die Aufgabe eher praktisch oder kreativ gelöst wird (nach 1).

praktischen, blaue dagegen zu eher kreativen Lösungen dieser Aufgabe (Abb. 18-8).

In einem weiteren Experiment wurde der Einfluss der Farben auf die Effektivität der Werbung für ein Produkt (Fotoapparat) untersucht. Es wurden zwei Versionen einer Art Werbeplakat produziert, wobei die eine vor allem Details zeigte, die direkt mit dem Produkt zu tun hatten (Film, Blitzgerät, Stativ), die andere hingegen vor allem Reisemotive enthielt (Verkehrszeichen, gedeckter Tisch in einem Restaurant, Landkarte), die mit der Kamera nur entfernt zu tun hatten. Die Plakate hatten jeweils einen breiten Rand, der blau oder rot war. Die Idee dabei war, dass die Hintergrundfarbe Rot die Aufmerksamkeit auf Details lenkt und damit das Plakat mit den Details zu besserem Effekt verhilft, wohingegen der blaue Hintergrund die Wirkung des Plakats mit den indirekten Reiseassoziationen eher verstärken sollte. In einem 2 x 2 Design wurde jedem Studenten eine von vier Versionen des Werbeplakats gezeigt, was mittels dreier Fragen auf einer Skala von eins bis sieben im Hinblick auf Ansprechen, Bevorzugung und Effektivität zu bewerten war. Aus diesen drei Bewertungen wurde ein Mittelwert gebildet. Wie in Abbildung 18-9 zu sehen, macht ein roter Hintergrund das Plakat mit den Details effektiver, ein blauer hingegen das mit den entfernten Assoziationen.

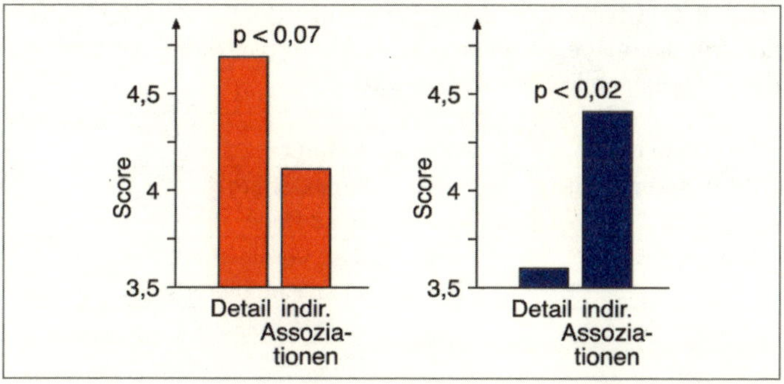

Abb. 18-9 Der Hintergrund eines Werbeplakats beeinflusst die Wirkung seines Inhalts: Wird mit Details geworben, macht ein roter Hintergrund das Plakat attraktiver bzw. effektiver, wird mit entfernten Assoziationen und den mit ihnen verbundenen Gedanken geworben, sorgt ein blauer Hintergrund für deren bessere Verfügbarkeit und damit Wirksamkeit (nach 1).

Besonders interessant ist das letzte von Mehta und Zhu berichtete Experiment. Es sollte die Frage beantworten, ob den Menschen die Auswirkungen der Farben bekannt sind. Bereits die Tatsache, dass in der Literatur hierzu kontroverse Befunde vorliegen, zeigt, dass es kaum um explizites Wissen geht. Es kann den Menschen also ihr Ansprechen auf Farben nicht bewusst sein. Es könnte nun aber sein, dass Menschen über implizites diesbezügliches Wissen verfügen. Um dies zu überprüfen, wurde ihnen gesagt, dass sie nun zwei Aufgaben zu lösen hätten: bei der einen käme es auf Details besonders an, die andere würde hingegen Kreativität erfordern. Dann wurden den Probanden die Farben Rot und Blau in Form großer ausgefüllter Rechtecke gezeigt und es wurde ihnen erklärt, dass sie sich den farblichen Hintergrund für die Aufgabenpräsentation aussuchen können. Hierbei zeigte sich eine Präferenz für die Farbe Blau, die von 70% der Probanden gewählt wurde – unabhängig von der Art der Aufgabe.

Tab. 18-1 Übersicht zu den Experimenten (1). Die Zahl der Probanden (n), die mehrere Experimente durchführten, ist bei entsprechenden Dopplungen in Klammern gesetzt.

Art/Thema	**n**	**Befund**
Wort-Assoziationstest	23	Rot: Gefahr; Blau: Ruhe
Anagramme	69	Rot: Vermeidung; Blau: Annäherung
Produkt-Präferenz	(69)	Rot: Vermeidung; Blau: Annäherung
Gedächtnistest	208	Rot: Gedächtnis besser
Kreativitätstest	(208)	Blau: Kreativität besser
Korrekturlesen	118	Rot: Korrekturlesen besser
indirekte Assoziationen	(118)	Blau: mehr indirekte Assoziationen
visuelle Praktikabilität und Kreativität	42	Rot: eher praktisch; Blau: eher kreativ
Werbung	161	Rot: Details wirken besser; Blau: entfernte Assoziationen wirken besser
Aufgabenauswahl: Detail vs. Kreativität	68	Menschen wissen nichts von den Farbwirkungen
(Gesamt)	689	

Farben haben einen Einfluss auf unser Fühlen und Denken. Schon Goethe bemerkte in seiner Farbenlehre (9) zu Blau: „Wie wir einen angenehmen Gegenstand, der vor uns flieht, gern verfolgen, so sehen wir das Blaue gern an, nicht weil es auf uns dringt, sondern weil es uns nach sich zieht", brachte es also mit Annäherung-Motivation in Verbindung. Die Gefahrseite von Rot hingegen scheint er nicht gekannt zu haben, zumindest findet sich keine entsprechende Erwähnung bei seinen Ausführungen zu dieser Farbe. Bis in jüngster Zeit wurden die subjektiven Wirkungen von Farben kontrovers diskutiert, nicht zuletzt im Hinblick auf kulturelle Unterschiede (10). Genaue experimentelle Studien können hier weiterhelfen und erstaunlich starke Effekte anzeigen, die man lange vermutet, aber bislang nicht nachgewiesen hat. Es ist nicht egal, mit welchen Farben wir uns umgeben. Sie färben ab – auf uns und auf unser Denken.

Literatur

1. Mehta R, Zhu R. Blue or red? Exploring the effect of color on cognitive task performances. Science 2009; 323: 1226–1229.
2. Spitzer M. Gefühle Be-schreiben. Nervenheilkunde 2007; 26: 9–12.
3. Spitzer M. Geld macht einsam. Nervenheilkunde 2007; 26: 119–124.
4. Spitzer M. Mord und Moral im Namen Gottes? Nervenheilkunde 2007; 26: 545–552.
5. Spitzer M. Blond – dummerweise! Nervenheilkunde 2008; 27: 83–84.
6. Spitzer M. Freiheit – eine gute Idee. Nervenheilkunde 2008; 27: 339–341.
7. Spitzer M. Gemeinschaft wärmt. Nervenheilkunde 2008; 27: 1079–1082.
8. Spitzer M. Sich rein waschen. Nervenheilkunde 2008; 27: 1147–1149.
9. Goethe JWv. Farbenlehre. Stuttgart: Verlag Freies Geistesleben 2003.
10. Zollinger H. Color: A multidisciplinary approach. Weinheim: Wiley-Vch 1999.

19 Das Geld, die Einsamkeit und der Schmerz

Schmerzensgeld bekommt jemand, der aufgrund des Verschuldens eines anderen Schmerzen erleiden musste und den man dafür gewissermaßen entschädigen möchte. Die Relationen sind sehr abstrakt: Wie viel ist ein gebrochener Arm wert? Dem 10-jährigen Schuljungen oder dem 35-jährigen Pianisten? Oder: Was kostet ein Tag Kopfschmerz?

Fragt man die Menschen, so können sie es nicht beantworten, hängt doch die Antwort ganz davon ab, ob es um Schmerzen geht, die man jetzt gerade hat oder um Schmerzen, die man vielleicht zukünftig einmal erleiden wird. Wer jetzt schreckliche Zahnschmerzen hat, der gibt ein Königreich für einen guten Zahnarzt. Eine ganz andere Sache ist es, abzuwägen, welche Versicherung ich abschließe und welche gesundheitlichen oder zahnheilkundlichen Tatbestände die Versicherung abdeckt oder welche nicht. Genau hieran krankt ja unser Gesundheitssystem: Jeder Kranke bezahlt „alles", um wieder gesund zu werden. Gesunde hingegen fahren lieber schon mal in die Türkei, um dort für das Geld eines künstlichen Zahns auch noch zwei Wochen zusätzlich Urlaub zu machen. Es ist mittlerweile sogar wissenschaftlich nachgewiesen, dass der Mechanismus des Marktes zur Bestimmung von Preisen für die Behandlung von Schmerzen nicht funktioniert (7): Der Markt funktioniert deswegen nicht, weil der Preis, den Gesunde für die Behandlung möglichen Leidens bezahlen würden, ein ganz anderer ist als derjenige, den Kranke tatsächlich bezahlen.

Geld macht einsam. – So war der Titel einer in der *Nervenheilkunde* erschienenen Übersichtsarbeit (6) zu neun in der Fachzeitschrift *Science* publizierten Experimenten, in denen Folgendes nachgewiesen werden konnte: Die Aktualisierung bzw. Aktivierung von Gedanken an Geld führt zu dissozialen bzw. antisozialen Tendenzen. Man sucht weniger Hilfe, gibt weniger Hilfe, hält die anderen lieber auf Distanz und ist lieber alleine als in der Gemeinschaft. Der dahinter steckende Gedanke ist in etwa der, dass Geld eng mit eigener Stärke und daher mit Macht (über andere) sowie mit Unabhängigkeit (von anderen) verbunden ist. Wenn ich Geld habe, brauche ich niemanden anzubetteln und ich brauche mich nicht auf andere zu verlassen, denn ich bin unabhängig.

Ebenso wie es einen Zusammenhang zwischen Geld und Schmerzen sowie zwischen Geld und Einsamkeit gibt, so gibt es auch einen Zusammenhang zwischen Einsamkeit und Schmerzen: Bereits vor mehr als zehn Jahren hat Panksepp (3) auf den Zusammenhang von Schmerzen und sozialer Isolation im Tierexperiment hingewiesen. Beim Menschen ist die Stärke von Schmerzen im anterioren Gyrus cinguli (ACC) repräsentiert, wie man durch Studien mittels funktioneller Bildgebung weiß und was mittlerweile in Neurofeedback-Studien zur Schmerzreduktion (1) erfolgreich therapeutisch genutzt wird (5). Hinzu kommt die wichtige Studie von Eisenberg und Mitarbeitern (2) zur Aktivierung des ACC beim Verlassenwerden von zwei Spielkameraden während eines Ballspiels zu dritt, das heißt, bei akuter sozialer Isolation. Dieser enge Zusammenhang zwischen Schmerzen und Einsamkeit entspricht zwar dem Volksmund („Einsamkeit tut weh"), erscheint jedoch bei wissenschaftlicher Betrachtung zunächst kontraintuitiv. Eine einfache Überlegung zeigt, dass es um mehr geht als um bloße Metaphorik: Schmerzen zeigen die Bedrohung körperlicher Integrität an und sind daher lebenswichtig. Wer keine Schmerzen erfahren kann, stirbt in aller Regel noch vor dem 30. Lebensjahr. Soziale Wesen sind jedoch im Hinblick auf ihr Überleben nicht nur auf die Integrität ihres Körpers, sondern auch auf die Integrität ihres Sozialverbandes angewiesen. Der Vertreter einer in Gemeinschaft lebenden Art überlebt nicht lange, wenn er allein gelassen wird. Im Laufe der Evolution wurde nun dasjenige Areal der Gehirnrinde, das akute Gefahr im Sinne einer Bedrohung des Überlebens signalisiert, somit gleichsam von der Unversehrtheit des Körpers auf die Unversehrtheit des Sozialverbandes übertragen. Die Evolution ist eben manchmal wie ein Klempner, der neue Probleme unter Rückgriff auf das gerade vorhandene Material löst.

Schmerzen und Einsamkeit sollten aufgrund ihrer ähnlichen zentralnervösen Repräsentation mit Geld in ähnlicher Weise interagieren. Um dieser Hypothese experimentell nachzugehen, führten

Tab. 19-1 Übersicht zu den Experimenten (9).

Experiment Nr.	n	Ergebnis
1	72	soziale Ablehnung erhöht den Wunsch nach Geld
2	92	Schmerzen erhöhen den Wunsch nach Geld
3	84	Geld dämpft soziale Ablehnung
4	96	Geld lindert Schmerzen
5	108	Geldverlust verstärkt den Schmerz sozialer Ablehnung
6	96	Geldverlust verstärkt Schmerzen
Gesamt	546	

Zhou und Mitarbeiter (9) sechs Experimente an 546 Studenten einer chinesischen Universität durch (Tab. 19-1).

Am ersten Experiment nahmen 72 Studenten teil (48 weiblich), die zunächst in gleichgeschlechtlichen Gruppen zu jeweils vier Probanden eine kleine fünfminütige Kennenlernrunde absolvierten. Danach ging man mit jedem Probanden in ein eigenes Zimmer und jeder Proband durfte entscheiden, mit wem der anderen drei er gerne ein Experiment als Paar durchführen würde. Diese Prozedur diente zur Herbeiführung des Gefühls der sozialen Annahme oder sozialen Ablehnung, denn der Versuchsleiter ging kurze Zeit später zu jedem Einzelnen hin und erklärte ihm entweder, dass sich alle für ihn entschieden hätten und deswegen das Experiment in Gruppen zu jeweils zwei nicht durchgeführt werden könne, oder dass sich niemand für ihn entschieden hätte und aus genau diesem Grund das Experiment nicht durchgeführt werden könne. Der Zufall entschied, welcher Proband welche Auskunft erhielt. Es erfolgte also eine randomisierte Zuteilung der Probanden zur Gruppe der sozial abgelehnten oder zur Gruppe der sozial erwünschten Personen. Danach wurden mit dem Probanden einzeln noch drei Aufgaben durchgeführt, die vermeintlich mit dem Experiment nichts weiter zu tun hatten: Zunächst mussten sie ein bekanntes Geldstück zeichnen (hierzulande würde die entsprechende Aufgabe lauten: „Zeichnen Sie bitte eine Ein-Euro-Münze größengetreu mit einem Bleistift auf dieses Blatt Papier."). Seit Jahrzehnten gilt dieser Test als Indikator für den unbewussten Wunsch nach Geld: Je größer dieser Wunsch ist, desto größer wird die Münze gezeichnet. Als zweite Aufgabe mussten die Probanden von einer Liste von sieben angenehmen Dingen angeben, worauf sie für den Rest ihres Lebens bereit wären zu verzichten, wenn man ihnen eine Million Euro dafür geben würde[1]. Die Liste enthielt sieben so unterschiedliche Items wie Sonnenschein, Frühling, Schokolade oder Strand. Als die Versuchsteilnehmer auch mit dieser Aufgabe fertig waren und dabei waren, den Raum zu verlassen, betrat ein zweiter (als solcher nicht erkenntlicher) Versuchsleiter den Raum und bat um eine Spende für ein Waisenhaus.

Die Ergebnisse dieses Experiments waren eindeutig: Im Vergleich zur Gruppe der von allen akzeptierten Probanden zeichneten die vermeintlich zurückgewiesenen Probanden eine größere Münze; auch waren sie bereit, auf mehr Annehmlichkeiten zu verzichten, um Geld zu erhalten, und sie spendeten weniger für das Waisenhaus. Die drei Variablen waren alle signifikant miteinander korreliert, was die Hypothese stützt, dass durch alle drei der Wunsch nach Geld abgebildet wird. Das Ergebnis des Experiments war damit eindeutig: Soziale Zurückweisung verstärkt den Wunsch nach Geld.

Am zweiten Experiment nahmen 92 Studenten (64 weiblich) teil. Sie wurden wiederum zufällig in Kontrollgruppe und Experimentalgruppe eingeteilt, wonach mit beiden Gruppen das Wortergänzungsverfahren durchgeführt wurde.

---

1 Da das Experiment in China durchgeführt wurde, erfolgte diese Frage natürlich unter Verweis auf die chinesische Währung. In der Arbeit ist für den genannten Betrag ein Gegenwert von 1,4 Millionen Dollar angegeben, der beim gegenwärtigen Wechselkurs (Sommer 2009) etwa einer Million Euro entspricht.

Hierbei müssen dreißig Wörter, deren Anfänge zu lesen sind, ausgeschrieben werden „Sandst…“ wäre zu „Sandstein“ zu ersetzen, „Kopfschm…“ zu „Kopfschmerz“. Die Kontrollgruppe bearbeitete auf diese Weise 30 neutrale Wörter, die Experimentalgruppe hingegen 20 neutrale Wörter, zwischen die zehn Wörter eingestreut waren, die mit Schmerzen und Leiden assoziativ verknüpft waren. Danach erhielten alle Teilnehmer ein Blatt Papier mit zehn geringgradig verschieden großen Kreisen in Münzgröße, von denen diejenigen drei angekreuzt werden sollten, deren Größe drei bekannten Münzen der Landeswährung entsprachen. „Kreuzen Sie denjenigen Kreis an, der genauso groß ist wie ein Euro“ – würde die Instruktion hierzulande beispielsweise lauten. Danach sollten die Teilnehmer zehn Dinge nennen, die ihnen, abgesehen von Geld, in ihrem Leben wichtig waren und danach angeben, auf welche sie für den Rest ihres Lebens für eine Million Euro verzichten würden. Wieder zeigte sich ein deutlicher Effekt der experimentellen Manipulation auf die beiden gemessenen Variablen, die zudem hoch korrelierten ($r = 0,68$; $p < 0,001$), was anzeigt, dass beide den latenten Wunsch nach Geld erfassen. Unbewusst angeregte Gedanken an Leiden und Schmerzen vergrößern, ebenso wie soziale Ablehnung, den Wunsch nach Geld.

Wenn sowohl Schmerzen als auch Einsamkeit den Wunsch nach Geld vergrößern, liegt der Umkehrschluss nahe, dass Geld sowohl Schmerzen als auch Einsamkeit zu lindern vermag. Wie lässt sich diese Hypothese testen? – 84 chinesische Studenten (52 weiblich) wurden zufällig auf vier Gruppen verteilt. Das Experiment hatte ein 2x2-Design, das heißt, es wurden zwei Bedingungen unabhängig voneinander variiert: Um den Gedanken an Geld zu aktivieren, erhielten die Teilnehmer einen Stapel Hundert-Dollar-Noten, von dem sie 80 Scheine abzählen mussten. Die Kontrollgruppe hingegen erhielt einen Stapel ganz gewöhnlichen Papiers und musste hiervon 80 Blätter abzählen. Danach spielten die Versuchspersonen das virtuelle Ballspiel. Es wurde ihnen erklärt, dass sie mit drei Mitspielern, von denen sie annahmen, dass sie real existierten und in einem anderen Raum säßen, zusammen spielen würden. In Wahrheit jedoch wurden die drei anderen Partner durch einen Computer simuliert. Anfangs wurde der Ball von allen Spielern etwa gleich häufig einander zugeworfen und in der Bedingung „normales Spiel" ging das bis zum Spielende so weiter. In der Bedingung „sozialer Ausschluss" hörten die simulierten Mitspieler nach zehn Würfen auf, der Versuchsperson den Ball zuzuwerfen. Sie musste sich damit aus dem Spiel und damit aus der sozialen Situation ausgeschlossen fühlen. Dies konnte sie anhand eines entsprechenden Fragebogens auch dokumentieren, der unter anderem Fragen wie „Ich fühlte mich wertgeschätzt" oder „Ich fühlte mich ausgeschlossen" beinhaltete. Ein weiterer Fragebogen zu den Emotionen der Versuchspersonen sowie zur Anzahl ihrer Ballwürfe beendete das Experiment. Die Ergebnisse dieses Experiments zeigt Abbildung 19-1: Wer vorher Geld gezählt hat, dem macht der soziale Ausschluss fast nichts mehr aus. Demgegenüber hat derjenige, der

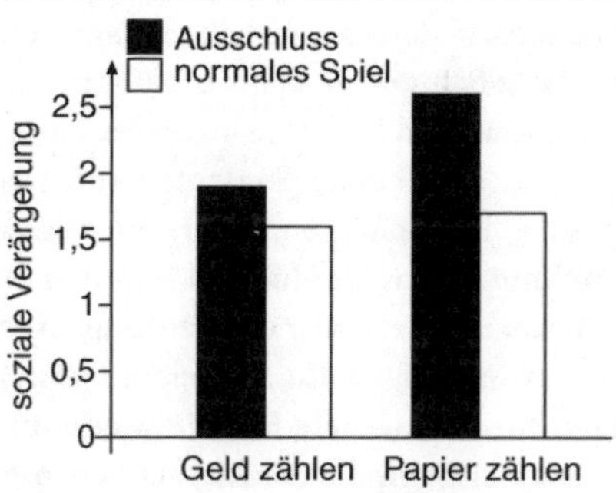

Abb. 19-1 Ergebnisse des dritten Experiments: Die Y-Achse zeigt das Ausmaß der durch soziale Ablehnung ausgelösten unangenehmen Gefühle („distress"). Man sieht deutlich die Wechselwirkung zwischen den Bedingungen „Geldzählen" versus „Papier zählen" und den Bedingungen „sozialer Ausschluss" versus „gemeinsam spielen". Sowohl die Haupteffekte (sozialer Ausschluss bewirkt unangenehme Empfindungen; Geldzählen verringert unangenehme Empfindungen) waren jeweils mit $p < 0{,}001$ sowie $p < 0{,}005$ signifikant. Auch die Interaktion der beiden Bedingungen war mit $p < 0{,}05$ signifikant (nach Daten aus 9).

vorher nur Papier gezählt hat, entsprechend unangenehme Empfindungen, wenn er nicht mit Kameraden weiterspielen kann, sondern von diesen ausgeschlossen wird.

Im Hinblick auf den Emotionsfragebogen ergaben sich keine signifikanten Unterschiede zwischen den Bedingungen. Ein interessantes Detail sei jedoch erwähnt: Im Hinblick auf das Item „stark sein" gab es einen signifikanten Haupteffekt. Diejenigen, die Geld gezählt hatten, fühlten sich hoch signifikant ($p < 0{,}001$) stärker als diejenigen, die Papier gezählt hatten; und je stärker sie sich fühlten, desto weniger machte ihnen das Abgelehntwerden (die Vereinsamung) im Spiel aus ($r = -0{,}32$; $p < 0{,}01$). Die Autoren kommentieren zu Recht: „Diese Ergebnisse passen gut zur Theorie, dass Geld als eine Ressource funktioniert, sodass das Zählen von Geld den sozialen Ausschluss dadurch abfedert, dass es die Menschen sich selbst als stärker erleben lässt" (9; Übersetzung durch den Autor).

Wenn soziale Ablehnung und Schmerzerleben letztlich die gleiche neurobiologische Grundlage haben, dann sollte das Zählen von Geld körperliche Schmerzen ebenso lindern, wie es den sozialen Schmerz der Einsamkeit dämpft. Um diese Hypothese zu untersuchen, mussten 96 chinesische Studenten (60 weiblich) erneut entweder Geld oder Papier zählen. Dann mussten sie den linken Zeige- und Mittelfinger entweder für drei Minuten in 43°C warmes Wasser halten (leicht schmerzhaft) oder zunächst für 90 Sekunden in 43°C warmes Wasser, dann für 30 Sekunden in 50°C warmes Wasser und dann für eine weitere Minute wieder in 43°C warmes Wasser. Da die Schmerzschwelle der menschlichen Haut bei ungefähr 47°C liegt, tut dies richtig weh. Danach mussten die Versuchspersonen auf einer Neun-Punkte-Skala angeben, wie schmerzhaft die gesamte Prozedur war. Schließlich füllten sie noch einen Emotionsfragebogen aus.

Wie Abbildung 19-2 zeigt, gab es wieder die zwei erwarteten Haupteffekte sowie die Wechselwirkung: Die Schmerzprozedur bereitete tatsächlich Schmerzen ($p < 0{,}001$) und das Zählen von Geld linderte die Schmerzen ($p < 0{,}001$). Die Wechselwirkung zwischen den beiden Bedingungen war mit $p = 0{,}02$ signifikant. Der direkte Vergleich zeigte, dass das Zählen von Geld nur in der Bedingung

Abb. 19-2 Geschätzte Stärke der Schmerzen in Abhängigkeit von temperaturinduzierten starken und leichten Schmerzen sowie in Abhängigkeit vom vorherigen Zählen von Geldscheinen oder von Papierblättern (nach Daten aus 9).

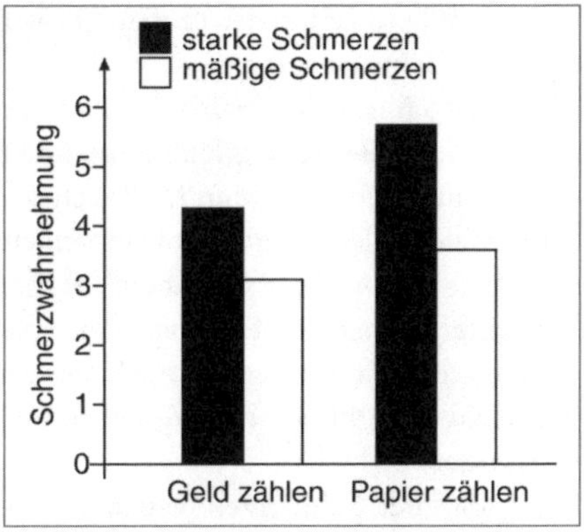

„starke Schmerzen" zu einer Verminderung des Schmerzerlebens führte ($p < 0{,}001$).

Wieder erlebten sich diejenigen Versuchspersonen, die zuvor Geld gezählt hatten als signifikant stärker ($p < 0{,}01$) als die Probanden, die nur Papier gezählt hatten, und wieder zeigte sich eine signifikante negative Korrelation zwischen dem Gefühl der Stärke und der erlebten Schmerzen ($r = -0{,}30$; $p < 0{,}01$).

Man könnte die Ergebnisse der Experimente 3 und 4 dahingehend interpretieren, dass der Gedanke an Geld ganz einfach aufregend ist (Wer hält schon jeden Tag 80 Einhundert-Dollar-Scheine in der Hand?) und dass man *aus diesem Grund* von den Schmerzen oder der Einsamkeit abgelenkt ist. Es könnte also nicht der Gedanke an Geld, sondern vielmehr die allgemeine Aufregung sein, die für das verminderte Schmerzerleben bei körperlichen Schmerzen oder bei sozialer Einsamkeit sorgt.

Um dies zu untersuchen wurden zwei weitere Experimente durchgeführt, bei denen die Gedanken an *verlorenes* Geld aktualisiert wurden. Im fünften Experiment mit 108 Studenten (76 weiblich) musste jeweils die Hälfte nach zufälliger Gruppenzuteilung entweder ihre Ausgaben im vergangenen Monat auflisten oder über das Wetter des letzten Monats schreiben. Dann wurde wieder virtuell Ball gespielt, und in einem 2x2-Design spielte die Hälfte normal und die andere Hälfte der Probanden wurde vermeintlich von den anderen alleine gelassen.

Die Ergebnisse des Experiments (Abb. 19-3) zeigten klar, dass der aktivierte Gedanke „Geldverlust“ den gegenteiligen Effekt vom Gedanken „Geld“ hat: Man fühlt sich nach Gedanken an ausgegebenes Geld schlechter als beim Gedanken an das Wetter ($p < 0{,}001$) und (wie schon in Experiment 3) nach akuter Vereinsamung schlechter als nach einem normalen Spiel ($p < 0{,}001$). Zudem gab es eine Wechselwirkung dahingehend, dass das Denken an verlorenes Geld den Effekt der Vereinsamung signifikant ($p < 0{,}01$) verstärkte.

Ist das bei Schmerzen genauso? Sollten Sie also besser am Monatsanfang zum Zahnarzt gehen, um nicht durch den Gedanken an Ihr bereits leeres Konto unter mehr Schmerzen zu leiden? Hierzu wurde Experiment 6 mit 96 Studenten (56 weiblich) durchgeführt, methodisch als Kombination von Experiment 4 (Schmerzinduktion) und Experiment 5, was die erwarteten Ergebnisse

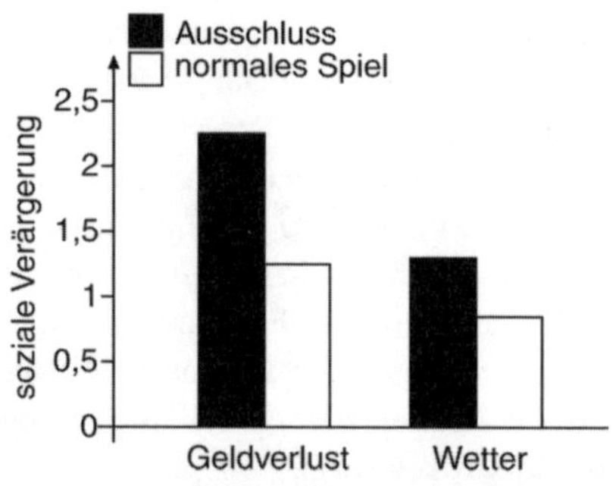

Abb. 19-3 Ausmaß der unangenehmen Gefühle („distress") nach Gedanken an ausgegebenes Geld oder an das Wetter, jeweils nach einem normalen Ballspiel oder nach einem Ballspiel, bei dem die Mitspieler einen nach kurzer Zeit nicht mehr mitspielen ließen. Man sieht deutlich die Wechselwirkung zwischen den Bedingungen „Geldverlust" versus „Wetter" und den Bedingungen „Ausschluss" versus „gemeinsam spielen" (nach Daten aus 9).

brachte (Abb. 19-4): Heißeres Wasser bereitete mehr Schmerzen (trivial, aber es zeigt immerhin, dass alles geklappt hatte) und die Auflistung von Ausgaben auch, insbesondere, wenn man stärkere Schmerzen hat (mit $p < 0{,}025$ signifikante Interaktion).

Die Analyse des Gefühls der Stärke im Emotionsfragebogen zeigte in beiden Experimenten 5 und 6, dass Gedanken an Geldverlust zu einer Verminderung des Erlebens eigener Stärke führten und dass dies mit einer Vermehrung der unangenehmen Gefühle bzw. der Schmerzen korrelierte (Experiment 5: $r = -0{,}32$; Experiment 6: $r = -0{,}29$).

Die sechs Experimente zeigen damit klar, dass Geld nicht nur – wie man heute sagt – realwirtschaftliche Effekte hat, sondern auch (und zusätzlich) psychologische Wirkungen. Diese sind recht komplex: Geld macht nämlich nicht einfach glücklich, ja, es macht sogar einsam, wie eine der Koautorinnen der berichteten Studie bereits vor drei Jahren gefunden hatte (8). Warum lindert es dann aber zugleich den Effekt von Einsamkeit? Lassen wir die Autoren

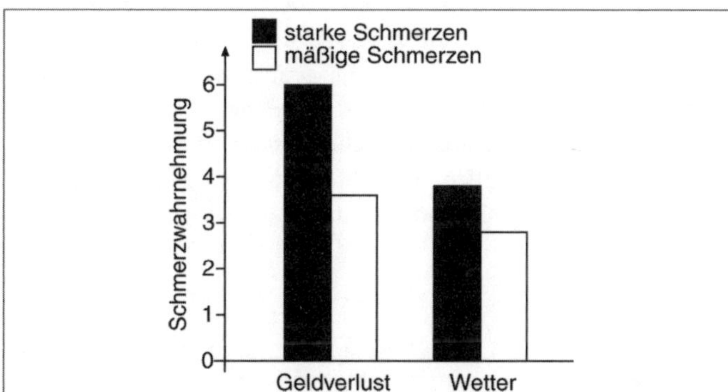

Abb. 19-4 Geschätzte Stärke der Schmerzen in Abhängigkeit von Gedanken an ausgegebenes Geld oder an das Wetter sowie in Abhängigkeit von temperaturinduzierten starken und leichten Schmerzen. Man sieht deutlich die Wechselwirkung zwischen den Bedingungen „Geldverlust“ versus „Wetter“ und den Bedingungen „mäßige“ versus „starke“ Schmerzinduktion (nach Daten aus 9).

erklären: „... Geld ist eine soziale Ressource, die eine allgemeine Fähigkeit verleiht, mit Problemen fertig zu werden und Vorteile zu sichern. Daher vertreten wir die Hypothese, dass der Gedanke des Verfügens über Geld mit Gefühlen der Stärke, Effizienz und Konfidenz einhergeht, und dass diese Gefühle soziale Zurückweisung und Schmerzen abfedern helfen können" (9).

Kurz: „Ich hab was, kann was und bin was" scheint in uns unbewusst gedanklich aktiv zu werden, wenn wir an Geld denken. Daher sind wir zugleich weniger auf andere Menschen angewiesen (weswegen wir lieber alleine sind, auf Distanz gehen und weniger Hilfe leisten sowie weniger um Hilfe bitten), neigen also zur Vereinsamung und ertragen zugleich Einsamkeit und Schmerzen besser.

Man könnte nun meinen, dass solche Studien doch recht belanglos sind, allenfalls hilfreich beim perfekten Timing von Zahnbehandlungen, Beziehungskrisen (nicht gleichzeitig!) oder Finanzplanungen (Ausgaben wirken anders als Einnahmen, auch wenn man nur dran denkt!). Aus meiner Sicht sind die Einsichten für unser Selbstverständnis weitaus bedeutsamer: Sie zeigen, dass wir durch und durch kulturelle Wesen sind, dass einfachste Reaktionen, die wir mit niederen Tieren gemeinsam haben (Schmerzen), in uns kulturell überformt sind und daher in enger Beziehung zur Gemeinschaft (und unserer Stellung in ihr) stehen. Die Experimente zeigen also letztlich, wie sehr wir Menschen tatsächlich ein Gemeinschaftswesen sind, wie schon Aristoteles vermutete.

Literatur

1. DeCharms RC et al. Control over brain activation and pain learned by using real-time functional MRI. PNAS 2005; 102: 18626–31.
2. Eisenberger NL et al. Does rejection hurt? An fMRI study of social exclusion. Science 2003; 302: 290–2.
3. Panksepp J. Affective Neuroscience: The foundations of human and animal emotions. London: Oxford University Press 1998.
4. Spitzer M. Verstoßen im Scanner: Ablehnung schmerzt. Nervenheilkunde 2003; 22: 486–7.

5. Spitzer M. Therapie mit dem Scanner? Nervenheilkunde 2006; 25: 390–2.
6. Spitzer M. Geld macht einsam. Nervenheilkunde 2007; 26: 119–24.
7. Vleav I et al. The price of pain and the value of suffering. Psychological Science 2009; 20: 309–17.
8. Vohs KD et al. The psychological consequences of money. Science 2006; 314: 1154–6.
9. Zhou X et al. The symbolic power of money. Psychological Science 2009; 20: 700–6.

20 Aus Wissen wird Handlung

Medizin als Modell translationaler Forschung

In der Medizin gibt es sie schon sehr lange; früher sprach man von *Anwendungsforschung* und weil Praktiker und Theoretiker notwendig zusammen arbeiten müssen, sprach man auch von *interdisziplinärer Forschung*. Seit einigen Jahren hat die Sache einen neuen Namen: Man spricht von *translationaler Forschung*. Der Grundgedanke der translationalen Forschung ist einfach und im Bereich der Medizin gut entwickelt: Erkenntnisse aus der Grundlagenforschung werden auf ihre praktische Anwendbarkeit hin geprüft, sodass sie nicht im sprichwörtlichen wissenschaftlichen Elfenbeinturm verbleiben, sondern dem Wohl der Gemeinschaft dienen. Es geht also um Strategien, mit deren Hilfe der intellektuelle Reichtum der biomedizinischen Forschung in praktischen Reichtum für die Gesellschaft umgesetzt werden kann. In der Medizin wird dadurch *aus Wissen Heilung*.

Aus Sicht vieler Grundlagenwissenschaftler haftet dieser Anwendungsforschung etwas Zweitklassiges an, geht es doch „nur" um die Anwendung bereits vorhandenen Wissens. Das sei Sache der (Pharma-)Industrie, hört man des Öfteren. Vergessen wird dabei gerne, dass Grundlagenforschungsergebnisse nichts nützen, wenn sie nicht Eingang in das praktische Handeln erhalten. Daher gibt es auch die Warnung, man dürfe die Anwendungsforschung nicht vernachlässigen und müsse ihr einen größeren Stellenwert einräumen.

Im Bereich der Medizin wurden in den vergangenen Jahrzehnten klare Standards translationaler Forschung entwickelt, zu denen Randomisierung und Verblindung ebenso gehören wie die objektive und reliable Datenerhebung sowie die inferenzstatistischen Verfahren zu deren Auswertung. Man belächelt heute gerne das „Streben nach Signifikanz", und es ist in manchen Kreisen sogar üblich, sich darüber lustig zu machen: „Ein p-Wert von 5% bedeutet auch, dass die Ergebnisse jeder zwanzigsten wissenschaftlichen Studie nicht zutreffen", „Wissenschaft ist Jagd nach Signifikanz" und so weiter. Dieser Hochmut ist jedoch unangebracht: Sobald wir in die Apotheke gehen und ein Medikament gegen Kopfschmerzen oder irgendein anderes Gebrechen erwerben, haben wir die „Jagd nach Signifikanz" schon unterschrieben. Völlig daneben ist es, wenn der auf translationaler Forschung gegründeten medizinischen Praxis die „Erfahrungsmedizin" gegenüber gestellt wird (s. Kap. 1 Aufklärung 2.0, S. 1). Translationale Forschung besteht ja gerade darin, Grundlagenforschung in Erfahrungen umzusetzen. Und das Besondere an ihr ist, dass nicht jeder seine eigenen Erfahrungen macht („bei mir hat es geholfen" – „bei mir nicht" – Ende der Diskussion), sondern dass man auf eine kontrollierte und nachvollziehbare Weise Erfahrungen gewinnt, die ein Maß an Allgemeingültigkeit haben, das sich sogar quantifizieren lässt. Schulmedizin (die immer nur dann so heißt, wenn sie verteufelt wird) ist daher Erfahrungsmedizin im besten Sinne des Wortes. „Erfahrungsmedizin" ist dagegen einfach nur schlechte Medizin, weil die Erfahrungen gerade nicht auf eine nachvollziehbare und allgemeingültige Weise gewonnen wurden.

Wie wichtig translationale Forschung in der Medizin ist, zeigt sich immer dann, wenn althergebrachte „Erfahrungen" auf den Prüfstand kommen. Betrachten wir ein Beispiel: Fuß verknackst. Was tun? „Das ist doch klar: Früh bewegen, damit die Beweglichkeit des so wichtigen Sprunggelenkes erhalten bleibt und die Funktion rasch wiederhergestellt wird." – sagen die meisten und handeln entsprechend. „Ist doch klar: Ruhigstellen", sagen die anderen und können sich hierbei auf Erfahrungen berufen, die an anderen Gelenken gewonnen wurden: Eine Zerrung im Bereich der Schulter oder des Ellenbogens wird in aller Regel durch Ruhigstellung behandelt. Beim Sprunggelenk war dies – ebenso in aller Regel, ohne dass irgendjemand hätte angeben können, warum – anders und man bewegte früh. Was ist nun richtig? In diesem Fall ist klar, dass kein großer Industriekonzern Interesse daran hat, Geld in die Hand zu nehmen, um diese Frage zu lösen. „Die Industrie" beforscht verknackste Füße also nicht. Umso ehrenhafter ist es daher, wenn Ärzte sich der Mühe unterziehen, über tausend Patienten zunächst einmal zu rekrutieren, genau zu untersuchen und dann per Zufall in verschiedene Behandlungsgruppen aufzuteilen, wobei das Gelenk entweder auf verschiedene Weise ruhiggestellt oder früh bewegt wird. Nach drei Monaten schaut man sich das Behandlungsergebnis an und findet: Die bislang gängige Behandlungspraxis (früh bewegen) war falsch. Zehn Tage Ruhigstellung im Gips bringt dagegen die besten langfristigen Ergebnisse (2).

Diese Studie ist ein schönes Beispiel dafür, wie wichtig translationale Forschung ist: Jeder Arzt hat mit Verstauchungen und Zerrungen zu tun und manchmal heilt es besser, manchmal schlechter. Jeder wird seine Beobachtungen anstellen, wird aber dabei leicht z. B. Selbsttäuschungen, Beobachtungsfehlern, systematischen Wahrnehmungsverzerrungen aufsitzen und damit „seine eigenen Erfahrungen" machen.

In praktisch allen Bereichen außerhalb der Medizin befindet sich translationale Forschung noch in den Anfängen. Wie lange sollte eine Schulstunde dauern? Bei Kindern welchen Alters? In welchem Fach? Wie sieht der richtige Mix aus Freiheit, Gerechtigkeit und Gleichheit aus, in dem menschliche Gemeinschaften nachhaltig und dauerhaft funktionieren? In ländlichen Gesellschaften? In Großstädten? In Bezug auf Gesundheitssystem, Besteuerung, Arbeitslosen- und Rentenversicherung? Fragen wie diese werden hierzulande praktisch ausschließlich politisch und damit ideologisch diskutiert. Dabei wird übersehen, dass solche Fragen auch als Gegenstand empirischer Forschungsbemühungen gesehen werden können. Die empirische Sozialforschung der letzten Jahrzehnte hat klar gezeigt, dass mit methodisch sauber durchgeführten Studien Fragen beantwortet werden können, die bislang ohne entsprechende evidenzbasierte Grundlage politisch entschieden wurden. Betrachten wir zwei Beispiele:

- Wann sollten Kinder spätestens aus einem Heim in eine Pflegefamilie gebracht werden? – Die Antwort lautet: Spätestens mit Vollendung des zweiten Lebensjahres (3)!
- Sollten die öffentlich-rechtlichen Fernsehanstalten den privaten Anbietern folgen und ebenfalls ein spezielles Babyfernsehen anbieten? – Nein, weil die Form des Mediums Fernsehen, ganz unabhängig vom Inhalt, der natürlichen Entwicklung von

Wahrnehmungs- und Aufmerksamkeitsprozessen nicht förderlich ist (4, 5).

Ein Grund, warum translationale Forschung im Bereich des Lernens und Lehrens (also dem der Pädagogik) kaum stattfindet, besteht möglicherweise darin, dass als Grundlagenwissenschaft für die Pädagogik lange Zeit die Psychologie galt und hier insbesondere die Lernpsychologie im Sinne des Behaviorismus. Versuche von „Theoretikern", die Prinzipien des Behaviorismus beispielsweise im Rahmen eines programmierten Unterrichts in die Praxis zu überführen, scheiterten kläglich. Hierdurch sahen sich die „Praktiker" bestätigt, deren Zielsetzung man sogar dadurch charakterisieren kann, dass sie den Unterricht vor allzu viel „grauer Theorie" zu bewahren suchen. Man stelle sich dieses Verhältnis einmal zurückübertragen auf die Medizin vor: Der praktische „Barfußdoktor", der auf Biochemie und Pharmakologie schimpft und Medizin ohne all diese „graue Theorie" betreibt.

Aber es geht bei translationaler Forschung keineswegs nur um eine bessere Pädagogik. Auch die Frage, wie Menschen am besten zusammenleben, unter welchen Bedingungen also Gemeinschaft langfristig und nachhaltig gelingt, ist keineswegs eine rein ideologische. Diese Frage enthält vielmehr sehr viele empirisch angehbare Teilfragen, wie die nach Vertrauen, Fairness, Begabung oder Glück, um nur einige zu nennen (s. Kap. 3 Kindertheater, S. 19). Aber wo sind die Studien, die Wissen aus der Grundlagenforschung in die gesellschaftliche Praxis einbringen? Wo die Institute, die solche Grundlagenforschung betreiben? – Es ist schon eigenartig: Wenn es um Medizin geht, vom Zahnweh bis zur Krebstherapie, gelten klare Richtlinien für das, was zu tun ist. Mit Karl Jaspers (1) geredet: Es ist klar, „was man weiß, wie man es weiß und was man nicht weiß". Wenn es dagegen darum geht, wie wir unsere Kinder unterrichten, damit sie zu leistungsfähigen und glücklichen Menschen werden, oder darum, wie wir uns organisieren, damit wir langfristig gerecht, stabil und demokratisch leben können, dann reden wir uns lieber in Diskussionen die Köpfe heiß, als dass wir Fragen formulieren, die wir beforschen könnten.

Gewiss werden immer Bewertungen bleiben, werden Entscheidungen immer unterbestimmt sein. Das folgt aus ihrer Definition; vollständig bestimmte Entscheidungen sind gar keine, sondern logische Schlüsse. Aber Entscheidungen sind um so besser, auf je mehr gesicherten Erkenntnissen sie beruhen. Translationale Forschung dient der Generierung solchen praktisch relevanten Wissens. Gerade in Anbetracht der weltweiten Probleme (um das Wort *Krise* zu vermeiden) wird es höchste Zeit, das wir translationale Forschung auch außerhalb des medizinischen Bereichs ernst nehmen (statt sie zu belächeln)! In der Medizin wird durch diese Forschung aus Wissen Heilung, überall könnte durch translationale Forschung in ähnlicher Weise aus Wissen *begründete* Handlung werden.

Literatur

1. Jaspers K. Autobiographie. In: Schilpp PA (Hg.). Philosophen des 20. Jahrhunderts, Karl Jaspers. Stuttgart: Kohlhammer 1957.
2. Lamb SE, Marsh JL, JL, Nakash R, Cooke RMW, on behalf of The Collaborative Ankle Support Trial. Mechanical supports for acute, severe ankle sprain: a pragmatic, multicentre, randomised controlled trial. The Lancet 2009; 373: 575–581.
3. Nelson CA, Zeanah CH, Fox NA, Marshall PJ, Smyke AT, Guthrie D. Cognitive recovery in socially deprived young children: The Bucharest early intervention Project. Science 2007; 318: 1937–1940.
4. Spitzer M. Achtung: Baby-TV. Nervenheilkunde 2007; 26: 1036–1040.
5. Zimmerman FJ, Christakis DA, Meltzoff AN. Associations between media viewing and language development in children under age 2 years. J Pediatr 2007; 151: 364–368.

21 Pandemie! Und wer geht hin?

Die Schweinegrippe kommt. Wie gefährlich sie noch wird, weiß gegenwärtig niemand, aber mit vielen Neuinfektionen wird gerechnet. Nach gegenwärtigem Stand (Juli 2009) hat es weltweit knapp 100 000 Erkrankte gegeben. Vielleicht wird es weniger schlimm, als manche befürchten, und nicht mit jeder Mutation des Virus (ja, es mutierte bereits) steigt automatisch dessen Gefährlichkeit. Vielleicht wird es erst im Spätherbst gefährlich, wenn sich alle schon mit der leichten Form angesteckt hatten und damit praktisch auf natürliche Weise „geimpft" sind. Vielleicht kümmert man sich in Kontinentaleuropa auch genau aus diesem Grunde derzeit kaum um die Erkrankung, hoffend, dass sich jetzt sehr viele schon mal anstecken. Sicher ist, dass man in den USA schon auf Schweinegrippeparties gehen kann, um sich – rechtzeitig und mit der milden Form – anzustecken. Dort wird die Anzahl der Infizierten mittlerweile auf über eine Million geschätzt, viel mehr als die wenigen hundert in Deutschland.

Wie die Sache auch immer ausgeht, man kann sich fragen, was im Ernstfall geschehen würde. Es gibt Katastrophenpläne für solche Fälle, aber diese gehen davon aus, dass alles funktioniert, vor allem: dass alle mitmachen. Was aber wäre, wenn wir eine Pandemie hätten und keiner ginge ins Krankenhaus zur Arbeit? Wer würde helfen, wenn ein mutiertes und sehr gefährliches Virus viele Menschen in ansteckende Schwerstkranke verwandeln würde?

Aus den Erfahrungen mit unbehandelbarer Tuberkulose in New Yorker Krankenhäusern sowie mit AIDS weiß man, dass das Pflegepersonal auch schon mal selber vorsichtshalber „krank" ist, wenn die Aussichten, sich mit einer potenziell tödlichen Krankheit anzustecken, nicht gering sind. Und auch auf dem Höhepunkt der Epidemie des schweren akuten Atemwegsyndroms (SARS), die 2003 China am härtesten getroffen hatte und in deren Rahmen auch Ärzte und Pflegepersonal erkrankten und verstarben, hatte mindestens ein chinesisches Krankenhaus Mühe, die Versorgung aufrechtzuerhalten, weil die Ärzte und das Pflegepersonal aus Angst, sich anzustecken, einfach wegblieben (3).

Mittlerweile liegen Studien vor, die nicht nur das Ausmaß der Problematik verdeutlichen, sondern auch Wege zur Lösung aufzeigen. Balicer und Mitarbeiter (1) befragten von März bis Juli 2005 308 Mitarbeiter dreier Kliniken des US-Bundesstaates Maryland nach ihrer Einstellung zur Arbeit und ihren Gedanken zu einer möglichen Grippe-Epidemie. Sie sandten hierzu einen Fragebogen (Tab. 21-1) an alle Mitarbeiter dreier repräsentativer Kliniken, erhielten 58% der Bögen zurück und werteten die Antworten statistisch aus. Wenn man die Sorgen und Probleme der Mitarbeiter kennt, kann man besser damit umgehen und Fehler vermeiden, so die einfache Logik der Studie.

Das wichtigste Ergebnis der Studie vorweg: Nur gut die Hälfte der Mitarbeiter (53,8%) würde im Falle eines Pandemie-Notfalls zur Arbeit gehen. Das Alter und Geschlecht der Mitarbeiter spielte bei dieser Entscheidung keine Rolle, wohl aber die Berufsgruppe: Klinisch tätige Mitarbeiter (Pflege, Ärzte) waren zweieinhalb mal eher bereit, zur Arbeit zu gehen, als andere, nicht direkt am Patienten tätige Berufsgruppen. Zudem nahmen sich diese Mitarbeiter als kompetenter wahr, das heißt, sie wussten besser Bescheid, und hielten sich auch für bedeutender für das Funktionieren der gesamten Klinik.

Insgesamt korreliert die Bereitschaft, auch bei einem gefährlichen Notfall zur Arbeit zu kommen, mit den Kenntnissen, der wahrgenommenen Bedeutung der eigenen Rolle, der Klarheit der Aufgabenstellung sowie der Fähigkeit, darüber zu kommunizieren. Die Mehrheit (83%) gab an, dass Schulung und Training wichtig seien, interessanterweise unabhängig davon, für wie gut trainiert sich die Leute hielten. Mit anderen Worten: Wer schon viel weiß, der weiß auch, dass es noch mehr zu wissen gibt. Psychologische Unterstützung während bzw. nach einem solchen Pandemie-Notfall wurde von 57 bzw. 61% für wichtig erachtet.

Die Einschätzung des persönlichen Risikos war unabhängig von der ausgeübten Tätigkeit und hing mit einer ganzen Reihe von Variablen zusammen: dem Wissen über Pandemien, der Sicherheit und der Vorbereitung der Familie, der wahrgenommenen guten Information durch die Klinikleitung, der eigenen Fähigkeit zur Kommunikation, der Einschätzung der eigenen Bedeutung und der

Tab. 21-1 Fragen (Auswahl) an die Mitarbeiter, was sie bei einer Grippe-Pandemie tun würden (übersetzt aus 1). Neben den Antworten auf die Fragen wurden noch die üblichen demografischen Variablen und die Art der Arbeit erfasst.

Frage	Fünfstufige Antwort von (1) ... bis (5)
Würden Sie zur Arbeit gehen?	sehr unwahrscheinlich ... sehr wahrscheinlich
Was wissen Sie über die Bedeutung einer Pandemie für die Gesundheit der Menschen?	sehr wenig ... sehr viel
Wie sicher fühlen Sie sich am Arbeitsplatz?	sehr wenig sicher ... sehr sicher
Wie gut ist Ihre Familie auf Ihre Arbeitsabwesenheit vorbereitet? Wird sie damit klar kommen?	sehr unwahrscheinlich ... sehr wahrscheinlich
Für wie wahrscheinlich halten Sie es, dass die Klinikleitung Sie gut und zeitnah informiert?	sehr unwahrscheinlich ... sehr wahrscheinlich
Wie gut kennen Sie Ihre Aufgaben in einem solchen Fall?	gar nicht ... sehr gut
Wie gut könnten Sie Fragen von besorgten Kranken und Angehörigen beantworten?	gar nicht ... sehr gut
Wie wichtig ist Ihre Rolle für die Arbeit des Gesamtklinikums bei einer Pandemie?	ganz unwichtig ... sehr wichtig
Für wie wichtig halten sie Schulungen und Trainings für einen solchen Ernstfall?	ganz unwichtig ... sehr wichtig
Wie wichtig ist Ihnen psychologische Unterstützung bei einem Ernstfall?	ganz unwichtig ... sehr wichtig
Wie wichtig ist Ihnen psychologische Unterstützung nach einem Ernstfall?	ganz unwichtig ... sehr wichtig

Klarheit der eigenen Rolle bei einem Notfall. Kurz: Wer sich medizinisch auskennt, weiß was er zu tun hat, gut informiert wird und weiß, dass er gebraucht wird, der kommt auch dann zur Arbeit, wenn es ernst wird. Als wichtigster Einzelfaktor erwies sich die Wahrnehmung der eigenen Bedeutung für das Funktionieren der Gesamtklinik. Weniger als ein Drittel der Befragten schätzte sich als wichtig oder bedeutsam ein; 86,8% genau dieser Mitarbeiter würden auch kommen, wenn es ernst wird.

Eine australische Studie zur Arbeitsmoral der im Krankenhaus tätigen Menschen angesichts der drohenden Schweinegrippe trägt den Titel „Will they just pack up and leave?" (2). Wiederum wurde ein Fragebogen an 1 200 Mitarbeiter zweier Hospitäler versandt, von denen 894 (74,5%) ausgefüllt zurückgesandt wurden. Von weiteren 185 Personen wurde eine elektronische Version des Fragebogens ausgefüllt, was in 1 079 Datensätzen resultierte. Weniger als die Hälfte der Befragten (43,8%) wusste, was eine Influenza-Pandemie ist, und weniger als ein Viertel (24,8%) hielt seine Station bzw. seine Abteilung für dafür vorbereitet. Die überwiegende Mehrheit (83,3%) der Mitarbeiter gab an, am Arbeitsplatz zu erscheinen, auch wenn Patienten auf ihrer Station Grippesymptome aufwiesen. Klinisch tätige Mitarbeiter waren sich hierbei eher sicher, Unsicherheiten gab es bei den nicht im klinischen Bereich tätigen Mitarbeitern. Nur 42,5% der Befragten hielten antivirale Medikamente (Oseltamivir) für wirksam, mehr als drei Viertel jedoch hielten eine Impfung für wirksam. Interessanterweise hielten 18,2% des nicht medizinischen Personals Antibiotika für wirksam und 65,8% des medizinischen Personals hielten gesundes Essen für wichtig.

Wenn auch das Ergebnis dieser Studie die in ihrem Titel gestellte Frage verneint – nur jeder sechste im Bereich der Medizin tätige Befragte gibt an, der Arbeit fernzubleiben, sollte eine Pandemie auftreten –, sollte man sich dennoch Gedanken darüber machen, was man tun kann, um die Lage der „Gesundheitsarbeiter" im Falle einer Pandemie und damit den Erfolg medizinischer Maßnahmen einschließlich der Katastrophenpläne zu verbessern.

Die jüngste mir vorliegende Studie zur Arbeitsmoral des medizinischen Personals kommt aus Großbritannien und gibt sehr zu denken (4). Ein Fragebogen wurde an 3 000 im Gesundheitsbereich tätige Menschen (Ärzte, Pflegepersonal, Pharmazeuten, Radiologen, medizinisch-technische Assistenten, Verwaltungsangestellte, Manager, Pförtner, Reinigungskräfte) versandt und ergab bei einer Rücklaufquote von 34,4% 1 032 auswertbare Datensätze. Ein interessantes Detail: Die Rücklaufquote war bei den Managern mit 50,3% mehr als doppelt so hoch wie bei den praktischen Ärzten (23,5%).

Man fragte nicht nur danach, ob jemand im Falle einer Grippe-Pandemie zur Arbeit kommen würde, sondern auch danach, unter welchen Umständen (zwölf verschiedene wurden aufgeführt, wie beispielsweise „bin selbst infiziert“ oder „eines meiner Kinder ist infiziert“) man mit welcher Wahrscheinlichkeit („unwahrscheinlich“, „wahrscheinlich“, „weiß nicht“, „nicht anwendbar“) noch zur Arbeit kommen würde. Zudem wurde gefragt, welche zusätzlichen positiven Bedingungen das Erscheinen zur Arbeit verbessern könnten („flexiblere Arbeitszeiten“, „Kinderbetreuung für meine Kinder“), wobei wiederum eine Liste von zwölf solcher Bedingungen abzuarbeiten und entsprechend zu bewerten war („würde wahrscheinlicher zur Arbeit kommen“, „macht keinen Unterschied“). Das wichtigste Ergebnis: Nur 14,4% der Befragten gaben an, unter allen (genannten negativen) Umständen zur Arbeit zu erscheinen. Im Mittel aller Befragten würden sie beim Vorliegen von etwa sechs bis sieben der genannten ungünstigen Umstände dennoch arbeiten.

Man sieht deutlich, dass es sehr auf die Art des Fragens und die Interpretation der Antworten ankommt. Wer krank ist, ein krankes Kind zuhause hat und noch zehn weitere ungünstige Umstände verkraften muss, der geht vielleicht auch ohne Angst vor einer Grippe-Pandemie nicht zur Arbeit. Wer hätte das gedacht? So betrachtet ist das Ergebnis harmlos. „Results suggest absenteeism may be as high as 85% at any point during a pandemic“[1] (4) liest

1 „Die Ergebnisse legen nahe, dass die Quote der Abwesenden zu jedem Zeitpunkt der Pandemie bis zu 85% betragen kann“ (Übersetzung durch den Autor).

sich dagegen dramatisch, im Englischen nach meiner Wahrnehmung ganz besonders. Frauen fehlen eher als Männer, Teilzeitkräfte eher als Vollzeitkräfte, und Menschen, die sich um Kinder oder Eltern kümmern müssen, eher als solche ohne derartige Verantwortung für andere, nahe stehende Menschen. Pflegekräfte, Hilfspersonal und „Gemeindeschwestern" (community health care workers) fehlen im Vergleich zu den anderen Berufsgruppen eher, Ärzte fehlen weniger. Nach dem Alter aufgegliedert, fehlen die 40- bis 50-Jährigen am wenigsten.

Das persönliche Risiko einer Infektion hält Ärzte verglichen mit allen anderen Berufsgruppen am wenigsten von der Arbeit ab, ebenso ein krankes Kind oder ein kranker Partner. Und wenn es darum geht, unbekannte Aufgaben zu erledigen, die Station zu wechseln oder mit neuen weniger gut ausgebildeten Menschen zusammenzuarbeiten (oder mit bereits in Rente befindlichen älteren Menschen, auf die man im Notfall zurückgreifen würde), dann wäre die Berufsgruppe der Pflegekräfte hierzu am wenigsten bereit. Die Hausärzte hingegen hätten ihren ganz besonderen Spaß, so ergab die Befragung, wenn sie mit älteren bereits in Rente befindlichen Kollegen zusammenarbeiten könnten.

Im Hinblick auf die Frage, was man tun kann, um eher arbeitsunwillige Mitarbeiter zum Erscheinen bei der Arbeit zu bewegen, ergab sich Folgendes: Befragte unter 30 Jahre zeigten sich am ehesten bereit, unter bestimmten Bedingungen dann eben doch zur Arbeit zu kommen; Pflegekräfte waren hierzu am wenigsten bereit. Was kann man anbieten? – Die Impfung des Befragten und von dessen Familie erwies sich als wichtigster Motivator, auch bei einer Pandemie zur Arbeit zu kommen; gefolgt von zusätzlichem Urlaub für den Mitarbeiter und dessen Familie. Danach kommen einerseits Schutzkleidung und andererseits gute Informationen über die Notfallpläne durch die Arbeitgeber. Am wenigsten motivierend erwiesen sich die Möglichkeit, näher am Wohnort zu arbeiten, eine Wohnung am Arbeitsplatz, die Übernahme des Berufswegs durch Fahrdienste sowie Kinderbetreuung. Mäßige Motivationskraft hatten ein Haftungsausschluss bei möglichen Fehlern, flexiblere Arbeitszeiten, mehr Gehalt oder eine Lebens- bzw. Arbeitsunfähigkeitsversicherung. Dies alles ist wichtig, denn, wenn es wirklich ernst wird, macht es einen großen Unterschied, ob fünf von sechs, drei von sechs oder nur einer von sechs Mitarbeitern da sind, um sich um die Grippekranken zu kümmern.

Geld allein rettet uns nicht im Ernstfall. Die Impfung derer, die Risiko auf sich nehmen (und von deren Familien) schon eher. Des Weiteren werden sich Offenheit, Ehrlichkeit, ein gutes Arbeitsklima und eine Vertrauensbasis zwischen allen Beteiligten ebenso auszahlen wie Investitionen in Schulung und Training. Wissen bewirkt Autonomie, Vertrauen auch, Offenheit und Ehrlichkeit auch. Dies mögen Verwaltungen in Zeiten ohne Pandemie bedenken. Kontrolle mag gut sein; Vertrauen ist im Ernstfall wesentlich besser!

Literatur

1. Balicer RD et al. Local public health workers' perceptions toward responding to an influenza pandemic. BMC Public Health 2006; 6: 99–106.
2. Seale H et al. Will they just pack up and leave? – attitudes and intended behaviour of hospital health care workers during an influenza pandemic. BMC Health Services Research 2009; 9: 30.
3. Shiao JS et al. Factors predicting nurses' consideration of leaving their job during the SARS outbreak. Nurs Ethics 2007; 14: 5–17.
4. Damery S et al. Will the NHS continue to function in an influenza pandemic? A survey of healthcare workers in the West Midlands, UK. BMC Public Health 2009; 9: 142.

22 Die Mondtäuschung und die Form des Himmelszelts

Welche Form hat eigentlich das Himmelszelt? – „Dumme Frage", werden Sie sagen, „das Himmelszelt gibt es doch gar nicht; ebenso wenig wie die flache Scheibe Erde. Beides sind Erlebnisse, die sich aus den Größenverhältnissen von Mensch (klein), Erde (groß) und Weltall (riesengroß) ergeben. In Wahrheit ist die Erde eine Kugel und das Himmelszelt ist in Wahrheit ein Raum, der zwar endlich aber zugleich so groß ist, dass wir große Mühe haben, uns dessen Größe wirklich zu vergegenwärtigen." Dieser Einwand übersieht jedoch, dass auch unser vermeintlich ganz subjektives, persönliches Erleben Gesetzmäßigkeiten unterworfen ist, denen es lohnt nachzugehen. Und er übersieht, dass die Standardantwort sogar der Astronomie auf die oben gestellte Frage ganz anders lautet, nämlich schlicht und einfach: Das Himmelszelt hat die Form einer Halbkugel (vgl. hierzu auch Kap. 2 Neugier und Lernen, Abb. 2-1, S. 12).

Sich das Himmelszelt als Halbkugel vorzustellen, ist für die Astronomie sehr praktisch, denn man kann dann die Sterne des nördlichen und südlichen Himmels auf einem Globus auftragen, den man sich nur als von innen betrachtet vorstellen muss. Wenn wir uns dann auf der Erde drehen, dann dreht sich vermeintlich dieser ganze Globus um uns herum und die Phänomene am Himmel werden durch diese geozentrische Heuristik, wie man sie heute wissenschaftstheoretisch korrekt nennen könnte, für unsere Wahrnehmung und Vorstellung handhabbar. Wir haben uns an diese Idee des kugelförmigen Himmelszelts so gewöhnt, dass schon die Frage, ob denn dessen Form auch wirklich so ist, eigenartig oder gar falsch gestellt erscheint.

Ich möchte im Folgenden zeigen, dass die Idee eines halbkugelförmigen Himmelszelts zwar praktisch ist, aber eben nur als Idee, die vor allem dazu taugt, zwei Halbkugeln zu einer Kugel zu verschmelzen und dadurch den Himmel kartographisch in gleicher Form wie die Erde in den Griff zu bekommen. Nehmen wir jedoch unser Erleben einmal ernst, dann hat das Himmelszelt eine andere Form.

Fällt Ihnen auch gelegentlich auf, wie groß der Mond ist, wenn er gerade auf- oder untergeht? Orangerot und riesengroß steht er tief am Horizont. Befindet er sich hingegen hoch über Ihnen, so ist er hell und klein (Abb. 22-1a und b).

Auf Gemälden aller Art und Herkunft wurde diese Erfahrung festgehalten, wie die Abbildungen 22-2a und b zeigen: zu verschiedenen Zeiten, an verschiedenen Orten und vor dem Hintergrund unterschiedlicher Kulturen hält sich diese Wahrnehmung konstant, ist also durch die genannten Variablen nicht beeinflusst.

So schön man den über dem Horizont groß erscheinenden Mond *malen* kann, *fotografieren* kann man diese Wahrnehmung nicht. Wer es dennoch versucht, den werden die Resultate enttäuschen: Auf den Fotos ist der Mond immer gleich groß, ganz egal, wo er gerade steht. Man braucht übrigens gar keinen Fotoapparat, um dies herauszubekommen, denn der Vergleich beispielsweise mit dem Daunen der ausgestreckten Hand (nach Art eines Kunstmalers) zeigt das Gleiche: verglichen mit dem Daumen hat der Mond immer die gleiche Größe, ganz egal, wo er am Himmel steht.

Damit entfallen physikalische Erklärungen dieses Wahrnehmungserlebnisses wie die, dass die Mondumlaufbahn elliptisch ist und der Mond sich daher manchmal weiter entfernt von der Erde befindet und manchmal näher an der Erde ist. Dies ist zwar richtig, kann aber erstens die Stärke des Effekts nicht erklären (die Ellipse ist nicht sehr stark ausgeprägt: die Entfernung des Mondes von der Erde schwankt zwischen 356000 und 408000 km) und zweitens auch nicht, warum der Effekt vom Stand des Mondes am Himmel abhängt. Auch die Idee, dass der Mond vom Betrachter einen Erdradius weiter entfernt ist, wenn er am Horizont steht als wenn er im Zenit steht, greift nicht, denn der Erdradius (von gut 6000 km) ist verglichen mit der durchschnittlichen Entfernung des Mondes (384000 km) einfach zu klein, um überhaupt wahrgenommen zu werden.

Auch andere physikalische Erklärungen entfallen, wie beispielsweise die, dass das Licht in der Nähe des Horizonts stärker ge-

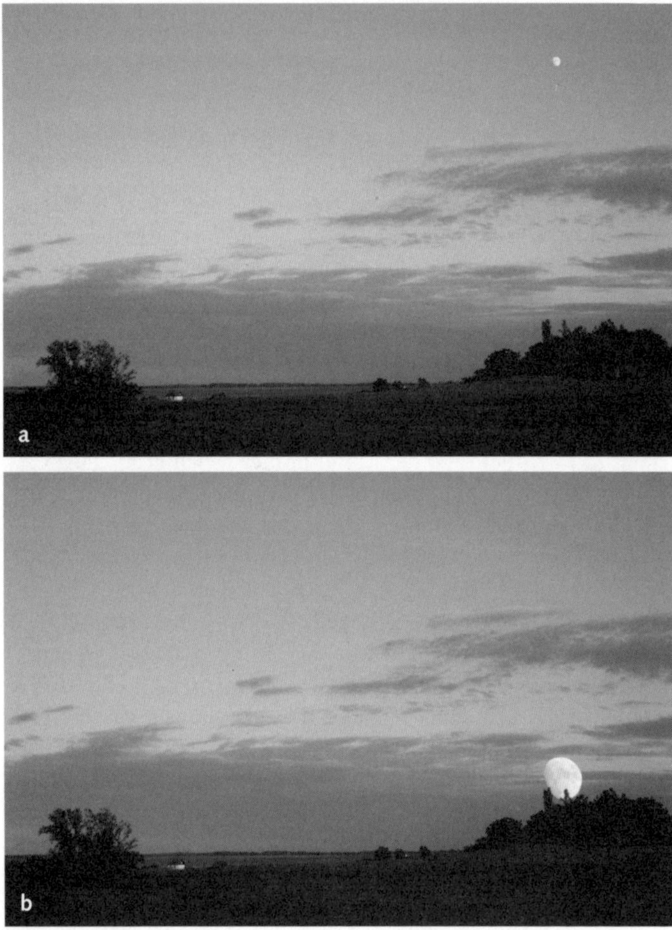

Abb. 22-1 Fotomontage zur Illustration der Wahrnehmung des unterschiedlich großen Mondes in Abhängigkeit davon, wo er steht: **a)** Hoch am Himmel wirkt er klein, **b)** in der Nähe des Horizonts hingegen groß.

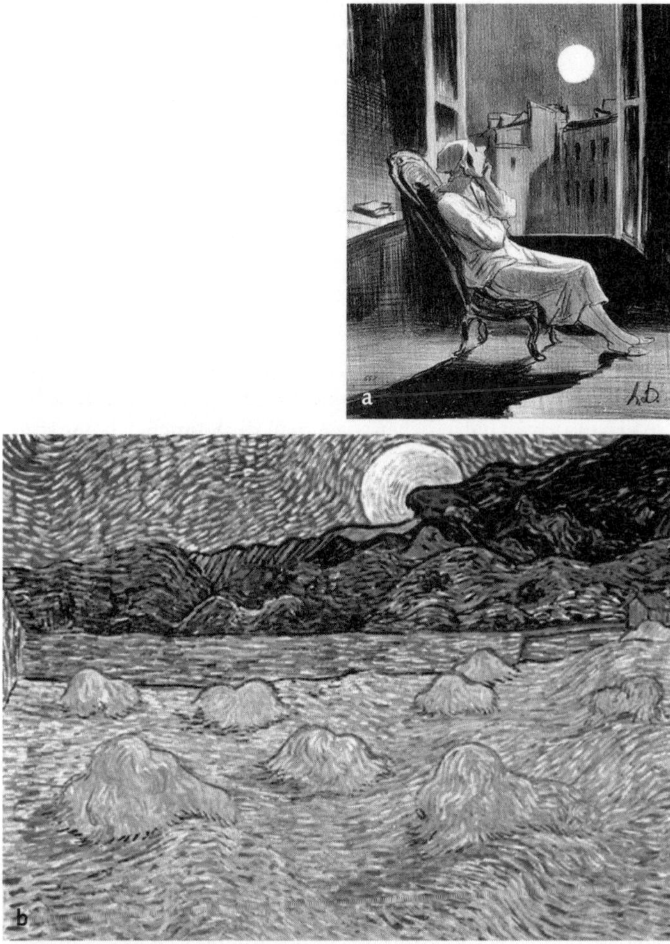

Abb. 22-2 Der Mond in der Kunst.
a) Das bekannte Bild vom Mond im Fenster (Honoré Daumier, Lithographie, 1844).
b) Van Goghs Abendlandschaft mit aufgehendem Mond (Öl auf Leinwand, 1889).

brochen wird (das ist richtig) und daher den Mond vergrößere (das ist falsch). Schließlich ist dieses Wahrnehmungserlebnis auch nicht durch die Farbe des Mondes – weißgelb hoch am Himmel und orangerot am Horizont – bedingt, wenn diese auch dessen Dramatik verstärken mag. Der große Mond am Horizont ist also kein physikalisches Phänomen (wie beispielsweise der Regenbogen oder eine Luftspiegelung in der Wüste), sondern ein psychologisches, vergleichbar etwa der Müller-Lyer-Täuschung oder der Poggendorf-Täuschung. Man spricht daher in ganz analoger Weise auch von der Mondtäuschung.

Diese Bezeichnung ist insofern nicht ganz richtig, da diese Täuschung auch für die Sonne und sogar für Sternbilder zutrifft. Warum spricht man dann von Mondtäuschung? Der Grund hierfür dürfte zum einen darin liegen, dass man die Sonne hoch am Himmel aufgrund ihrer großen Helligkeit nicht wirklich gut betrachten kann. Das zum Erkennen der Täuschung nötige „kontemplative Schauen" klappt beim Mond einfach besser bzw. schont die Augen. Zum zweiten spricht man nicht von „Sternbildtäuschung", weil in den gemäßigten Breiten Europas (und an diesem Fleck der Erde hat man sich nun einmal schon seit mehr als zweieinhalb Jahrtausenden über die Mondtäuschung Gedanken gemacht) nicht alle Sternbilder niedrig genug am Horizont stehen, um ihre Größe scheinbar zu verändern. Der kleine Wagen beispielsweise oder das W der Casiopeia stehen hierzulande immer hoch am Himmel, unterliegen also dem Effekt nicht. Der Schwan allerdings schon, denn dieses Sternbild ist so am Himmelszelt gelegen, dass es zuweilen hoch und zuweilen tief über dem Horizont steht. Man könnte also auch von der Schwan-Täuschung sprechen, aber nicht jeder kennt den Schwan ... Weil der Mond also täglich auf- und untergeht, weil er nach der Sonne das bekannteste Gestirn ist und weil nur er in jeder Stellung am Himmel betrachtet werden kann, ohne dass einem die Augen schmerzen, spricht man von der Mondtäuschung.

Warum aber erscheint uns der Mond am Horizont größer als hoch oben am Himmelszelt? Um diese Frage zu beantworten, muss man verstehen, wie wir überhaupt die Größe eines Objektes wahrnehmen (1). In unserer unmittelbaren Umgebung ist dies leicht: auf kleinere Dinge schaue ich hinab und zu großen Dingen schaue ich hinauf. Liegen die Dinge jedoch weiter entfernt, klappt das nicht mehr. Jetzt ziehe ich andere Dinge zum Vergleich heran: Ein Schloss hinter dem Wald in der Ferne erscheint groß, wenn es die Baumwipfel überragt. Ein Auto hingegen verschwindet im Wald am Horizont, ebenso wie die Straße, auf der es fährt. Beides ist also nicht allzu groß. Von einem hohen Turm aus betrachtet sieht die Welt unten wie eine Spielzeugeisenbahn aus, weil wir es nicht gewohnt sind, die Welt aus dieser Perspektive zu betrachten und weil von oben alles gleich weit entfernt ist und keine weiteren Objekte zwischen dem Betrachter und den Objekten bei der Abschätzung von deren Größe behilflich sind.

Allgemein gilt Folgendes: Wenn zwei Objekte A und B auf unserer Netzhaut ein gleich großes Bild hinterlassen, wir jedoch wissen, dass Objekt B weiter entfernt von uns ist als Objekt A, dann erscheint uns Objekt B größer (Abb. 22-3). Nun erscheinen uns Himmelskörper am Horizont größer, weil wir sie mit anderen Dingen am Horizont vergleichen können, *hinter* denen sie ja ganz offensichtlich sind. Bei Himmelskörpern hoch am Himmel ist es wie bei der Spielzeugwelt vom Turm aus betrachtet (nur ist die

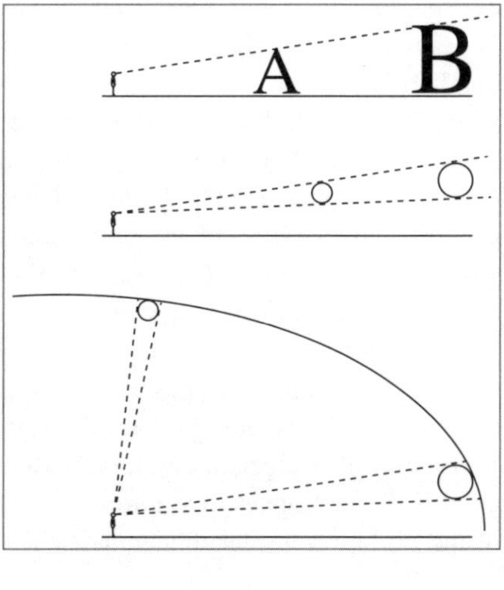

Abb. 22-3 Prinzip der Mondtäuschung: Bei gleichem Sehwinkel erscheint dasjenige Objekt größer, von dem wir (aus anderen Gründen) wissen, dass es sich weiter von uns entfernt befindet. So erscheint uns oben das B größer als das A, und unten der Körper über uns kleiner als der Körper am Horizont.

Betrachtungsrichtung umgekehrt): nichts ist zwischen uns, weswegen uns die Entfernung nicht so weit vorkommt und uns daher die Dinge entsprechend kleiner erscheinen.

Man kann es auch anders ausdrücken: Die Tatsache, dass wir der Mondtäuschung unterliegen, zeigt an, dass wir das Himmelszelt nicht als Halbkugel, sondern abgeflacht wahrnehmen: zur Zeltspitze über mir ist es nicht so weit wie zum Horizont. Und wenn dann der Mond am Horizont steht und er mit gleichem Sehwinkel betrachtet wird, muss er folglich größer sein.

Wer schon einmal einen Sonnenuntergang am Meer erlebt hat, der weiß, dass auch hier ein riesiger Feuerball im Wasser zu versinken scheint. Die Täuschung klappt also auch ohne Objekte am Horizont, weil die Ober*fläche* des Meeres unserem Wahrnehmungsapparat genug Perspektive zur Verfügung stellt, sodass er seine Leistung der Entfernungsschätzung vollziehen kann. Beim Blick nach oben (oder vom Turm nach unten) fehlt diese flächige Perspektive und deshalb werden Entfernungen von unserem Wahrnehmungsapparat als kürzer eingeschätzt.

So betrachtet entpuppt sich die Mondtäuschung als Leistung unseres Wahrnehmungsapparats, der zwar keine rationalen Schlüsse zieht, aber sich analog zur Vernunft, wie Konrad Lorenz und andere gesagt haben, *ratiomorph* verhält (2).

Halten wir fest: Das Himmelszelt ist keine Halbkugel, sondern deutlich abgeflacht. Das jedenfalls sagt uns unser unmittelbares Erleben und dies wiederum lässt sich mit dem Phänomen der Mondtäuschung (und damit auch mit jedem Sonnenauf- oder -untergang) eindrucksvoll belegen. Die Himmelshalbkugel ist etwas ganz anderes, nämlich eine brauchbare, praktische Idee. Gerade in der kalten Jahreszeit hat man gute Gelegenheit, das Firmament zu betrachten: Es ist früher dunkel und die kalte Luft lässt das Licht der Sterne weniger verwirbelt auf unser Auge treffen, was zu klareren Wahrnehmungen führt. Wenn Sie das nächste Mal nach oben schauen, achten Sie auch einmal auf die Form der riesigen Himmelskuppel über Ihnen und nicht nur auf deren viele kleine helle „Löcher". *Sie* sind es, der dieser Kuppel ihre Form verleiht. Das zeigen uns Sonne, Mond und manche Sternbilder, jeden Tag.

Literatur

1. Kaufmann L, Kaufmann JH. Explaining the moon illusion. PNAS 2000; 97: 500–505.
2. Lorenz K. Kants Lehre von Apriorischen im Lichte gegenwärtiger Biologie. Blätter für Deutsche Philosophie 1941; 15: 94–125.

Sachverzeichnis

R

S

Z